HAUSMITTEL FÜR KINDER

ANNETTE SABERSKY | DR. JÖRG ZITTLAU

HAUSMITTEL FÜR KINDER

Das kranke Kind verstehen und natürlich behandeln

südwest

Kranke Kinder sind anders

Das kennen Sie vielleicht: Ihr Kind weint, hält sich die Hände an den Kopf. Manchmal steckt es sogar den Finger ins Ohr, weil es den lästigen „Pfropfen" rausziehen will – um die Hand gleich wieder jaulend zurückzuziehen. Eine Ohrenentzündung kann schmerzhaft sein. Vielleicht ist dieses Szenario für Eltern und Ärzte gleichermaßen so unerträglich, dass sie dem kleinen Patienten ohne zu zögern Antibiotika geben. Die sind zwar, wie Studien der letzten Jahre zeigen, oft überflüssig und sogar riskant, weil sie Resistenzen bei Bakterien fördern. Doch man will ja dem Kind helfen – oder vielleicht einfach Ruhe haben, weil es bereits die vierte Mittelohrentzündung in diesem Winter ist. Jedenfalls nimmt die Zahl der Antibiotikaverordnungen bei dieser Krankheit laut Erhebungen der Techniker Krankenkasse jährlich um über zehn Prozent zu.

So etwas gehört wohl in die Kategorie „Mit Kanonen auf Spatzen schießen". Denn bei einer Mittelohrentzündung helfen meist schon abschwellende Nasentropfen oder der gute alte Zwiebelwickel. Viele Eltern finden Hausmittel auch durchaus interessant, scheuen am Ende aber deren Einsatz. Sie gehen lieber auf Nummer sicher – und das, obwohl die Gabe von Antibiotika bei Erkrankungen, die infolge eines viralen Atemweginfekts auftreten, alles andere als sicher ist.

Zur Wirksamkeit traditioneller Hausmittel fehlen oft klinische Belege. Doch allein die Tatsache, dass sie bereits seit vielen Jahrhunderten überall auf der Erde zum Einsatz kommen, belegt, dass sie sich unzählige Male bewährt haben. Dies sollte man keinesfalls weniger gewichten als eine klinische Studie, die oft von interessierten Kreisen gesponsert und dirigiert wird, ganz zu schweigen davon, dass nicht selten wenige Jahre nach ihrer Veröffentlichung eine andere Studie erscheint, die genau das Gegenteil postuliert.

Tatsache ist auch: Die wissenschaftliche Datenlage zu einigen Hausmitteln ist sehr gut. Heilpflanzen wie Zaubernuss, Ringelblume und Salbei sind wissenschaftlich ausgiebig dokumentiert. Die Wirksamkeit anderer Klassiker – etwa des „Zwiebelsäckchens" bei Ohrentzündungen – ist gut vorstellbar, weil die antibiotischen und entzündungshemmenden Sulfide der Gemüsezwiebel leicht ins Gewebe vordringen und sich schnell über den Blutkreislauf im ganzen Körper verteilen können.

Für den Einsatz von Hausmitteln bei Kindern spricht zudem, dass ihr Körper noch sehr empfänglich für sanfte Reize ist. Kritiker könnten nun zwar einwenden, dass Kinder auch empfänglicher sind für Placebo-Effekte: Wenn Eltern und Ärzte etwas geben, glauben sie auch an dessen Wirksamkeit. Damit wäre am Ende nicht klar, ob das Hausmittel oder aber der kindliche Körper selbst die Heilung beschleunigt hat. Doch im Sinne der klassischen Naturheilkunde ist das egal, da sie den Organismus zur Selbstheilung „anstupsen" will.

Gründe genug also, dem Hausmittelschatz zu vertrauen. Nichtsdestoweniger bedeutet dieser Schritt, der ja eine gewisse Emanzipation vom konventionellen Medizinbetrieb darstellt, natürlich auch, dass man sich Wissen aneignen muss. Nicht nur, was natürliche Heilmethoden angeht. Sondern auch, was den Körper des Kindes betrifft – und die Fähigkeit des kleinen Patienten, sein Leiden adäquat zu äußern. Denn je nach Altersstufe und individuellem Charakter interpretieren Kinder ihre Gesundheitsprobleme ganz anders als ein Erwachsener. Da hört man dann von einer Vierjährigen mit Übelkeit den Satz „Ich bin schwanger" (weil sie gesehen hat, wie auch die schwangere Mutter sich morgens übergeben hat) und von dem hustengeschüttelten Fünfjährigen, dass ihm der liebe Gott die bösen Viren geschickt hätte, weil er seine kleine Schwester drangsaliert hat. Die Eltern stehen dann vor dem Problem, dass sie die kleinen Patienten nicht nur beruhigen, sondern aus deren „Krankheitspoesie" auch das herausfiltern müssen, was für eine halbwegs zuverlässige Diagnose verwendbar ist.

Nicht wenige Mütter und Väter sind dann so verunsichert, dass sie doch lieber zum Arzt gehen, um die Diagnose abzusichern. Das ist im Falle des Falles auch gut so: Besser einmal mehr zum Arzt gehen, wenn man unsicher ist, als etwas zu versäumen. Doch Kinderärzte erleben auch, dass Eltern sofort zum Arzt fahren und dort das Kind vorstellen, ohne selbst überhaupt geprüft zu haben, was los sein könnte. Durch sich widersprechende Erfahrungen in Elternforen im Internet werden Eltern weiter verunsichert, sodass ihr eigenes Gespür für das Kind überlagert wird. Dabei können Eltern, die ihr Kind selbst gut kennen, darauf vertrauen, dass sie sein Verhalten und Befinden auch bei Krankheit gut einschätzen können.

Wir widmen uns im ersten Teil dieses Buchs dem kranken Kind: wie sein Körper auf Krankheiten und Medikamente reagiert, wie es seine gesundheitlichen Probleme artikuliert – und wie es das Kranksein psychisch bewältigt. Wir haben uns dabei nicht nur von unseren persönlichen Erfahrungen als Eltern leiten lassen, sondern auch bei den entsprechenden Experten nachgefragt. Die Wissenschaft vom Verhalten und der psychischen Befindlichkeit des kranken Kindes ist übrigens die pädiatrische Psychologie.

Eltern, die ihr Kind im Blick haben, gewinnen an Sicherheit. Sie können so viel selbstbewusster und selbstverständlicher zu Hausmitteln greifen und müssen nicht ohne tatsächlichen Grund mitten in der Nacht zur Notaufnahme des Kinderkrankenhauses fahren. Sie sollten aber auch spüren, ob dem Kind tatsächlich etwas wehtut, ob es „nur" kränkelt oder ob es richtig krank ist. Ob es wirklich leidet – oder durch ein vorgebliches Kranksein auf ein anderes Problem hinweisen, vielleicht aber auch von einem anderen Problem ablenken will. Dafür ist es wichtig, dass Mutter und Vater nicht in Panik geraten, sondern ruhig beobachten und ihre Schlüsse ziehen.

Wenn jedoch klar ist, dass das Kind tatsächlich Probleme mit den Ohren hat oder sein Hals entzündet ist, versuchen Sie es mit Hausmitteln – und beziehen Sie Ihr Kind ein. Viele Hausmittel werden von Kindern als angenehm empfunden, weil sie wärmend wirken oder angenehm kühlen. Weil das Kind anders als bei einer Tablette, einem Zäpfchen oder Saft viel mehr mitbekommt, was mit ihm angestellt wird, wird es bei vielen Behandlungen gut mitziehen.

Dennoch gibt es Hausmittel und Behandlungen, die Kinder nicht mögen. Mit Salzwasser zu gurgeln findet kein Kind lecker und mancher Kräutertee schmeckt bitter. Auch für solche Fälle gibt dieses Buch Rat. So viel sei schon verraten: Manchmal ist eine klare Ansage nötig, oft reichen kleine Tricks.

Man kann es eben drehen und wenden, wie man will: Wie gut ein Kind eine Krankheit überwindet, steht und fällt auch mit dem Nervenkostüm der Eltern. Das ist also ganz genauso wie in anderen Bereichen des Zusammenlebens und der Erziehung.

Dieses Buch gibt darum auch Hilfestellung, wie Eltern anstrengende Krankheitszeiten des Kindes durchstehen. Denn oft folgt auf eine Mittelohrentzündung der Magen-Darm-Infekt – und dann bekommen noch alle Kinder Scharlach. Wenn Eltern dann nicht auch auf sich selbst achten, können sie auch nicht mehr entsprechend für den Nachwuchs da sein. Gerade kranke Kinder benötigen aber entspannte, ausgeruhte Eltern.

Viel Erfolg und auch Freude beim Ausprobieren verschiedener Hausmittel wünschen Ihnen

Annette Sabersky und Dr. Jörg Zittlau

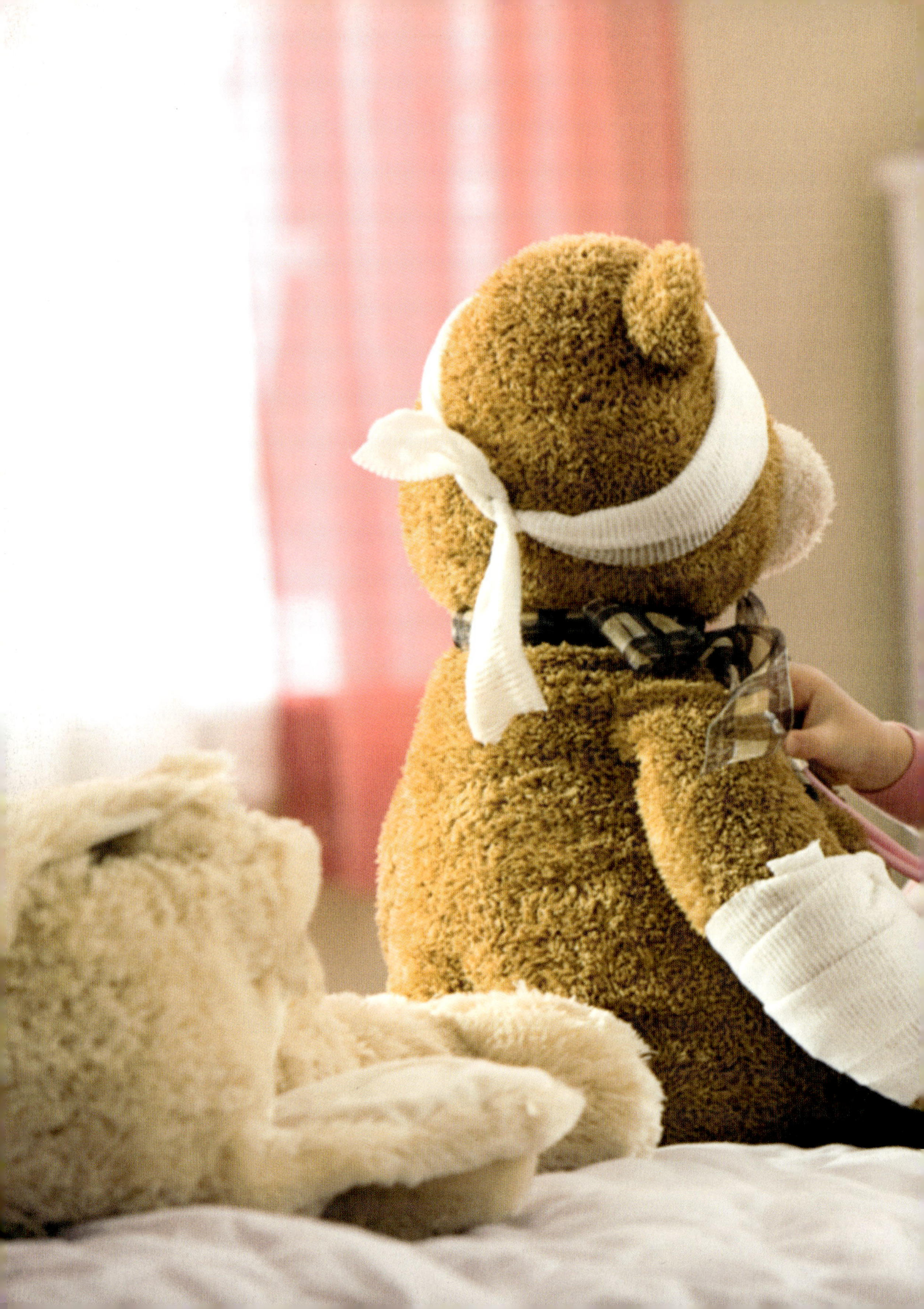

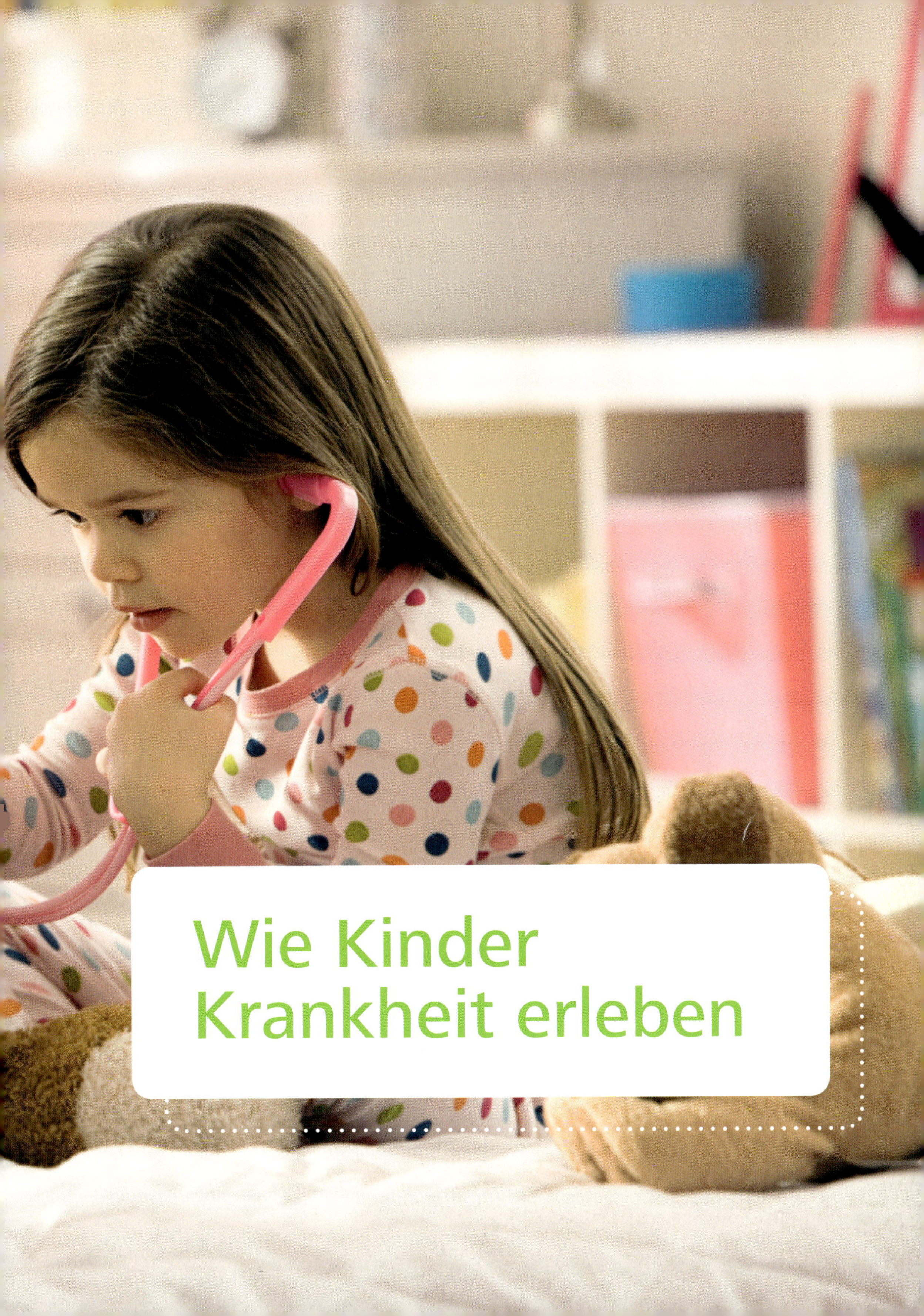

Wie Kinder Krankheit erleben

„Wie bekommt man eine Erkältung?"
„Von draußen", antwortet das kleine Mädchen auf diese Frage.
„Aber wie kommt das?"
„Die machen das einfach. Die kommen so, wenn jemand in deiner Nähe ist."
„Und wie?"
„Ich weiß nicht. Ich glaube, durch Zauberei."

Fragt man Kinder, wie ihrer Meinung nach eine bestimmte Krankheit entsteht, erfährt man: Sie wissen einfach noch nicht, dass der Körper ein fein ausbalancierter Organismus ist, der manchmal nicht reibungslos funktioniert. Je nach Alter verknüpfen Kinder vielmehr das, was sie hören oder auch „aufschnappen", mit dem, was sie selbst als Krankheit kennengelernt haben, was „Aua" macht. Sagt Mama also „Zieh dir die dicken Socken an, sonst bekommst du einen Schnupfen", dann glauben sie womöglich, die dünnen Strümpfe (die sie heimlich angezogen haben, weil die dicken kratzen) seien schuld an der Erkältung, die ein paar Tage später auftritt.

Mit jedem Lebensjahr nimmt das Verständnis der Kinder über Gesundheit und Krankheit zu und sie können das, was sie aufschnappen oder auch in der Schule lernen, immer besser zuordnen. Kinder können sogar zu richtigen Gesundheitsexperten werden, insbesondere dann, wenn sie unter einer chronischen Krankheit leiden, etwa einer Allergie oder Unverträglichkeit, oder gar krebskrank sind. Achtjährige verstehen also schon sehr gut, was Eltern oder Ärzte erklären oder was sie in einem guten Buch lesen.

Jahr für Jahr: Kinder verstehen immer mehr

Kinder denken nicht so wie Erwachsene, können aber auf einer anderen Ebene durchaus schon verstehen, was passiert. Erkrankt ein Schulkind an Krebs, kann es begreifen, was in ihm vorgeht. Man muss es ihm nur altersgerecht erklären. Gerade schwer kranke Kinder sind oft sehr motiviert, alles über ihre Erkrankung und ihren Körper zu lernen. Aber es gibt natürlich Unterschiede zwischen dem, was ein sehr kleines Kind begreift, und dem, was ein älteres Schulkind begreift. Der Entwicklungspsychologe Jean Piaget hat vor vielen Jahren ein Stufenschema entwickelt, das beschreibt, in welchem Alter das Kind was denkt, welches Verständnis es von den Vorgängen im Körper und Krankheit hat und wie es bestimmte Behandlungen akzeptiert. Es ist aber eben nur ein Schema, das die Gemeinsamkeiten der jeweiligen Altersstufe erklärt. Individuelle Entwicklungen und die Übergänge in die nächste Altersstufe bleiben unberücksichtigt. Auch sind Kinder bekanntlich verschieden. Darum sollte das Schema, das wir hier vorstellen, nicht als starrer Plan gesehen werden, sondern nur der Orientierung dienen. Es kann Eltern aber helfen, einzuschätzen, was ihr Kind wann versteht, denkt und fühlt.

Die Kleinsten be-greifen ihren Körper

Kinder bis zu zwei Jahren haben noch kein eigentliches Verständnis für den Körper. In den ersten Jahren erfahren sie dennoch viel über ihn, wenn auch unbewusst. Sie fangen an, Körperteile wie auch Gegenstände mit den Händen und auch mit dem Mund zu be-greifen. Sie stecken die Finger oder auch die Füße in den Mund. Sie krabbeln und laufen – und bauen so ihre Motorik auf. Sie lernen, die fünf Sinne kennen und zu benutzen: Kleinkinder riechen am Apfel, schmecken den Bauklotz, sie sehen, hören und fühlen. Sie verbinden auch körperliche Vorgänge und sinnliche Erfahrungen. Greifen mit der Hand nach dem Bauklotz, verfolgen den Vorgang mit den Augen und führen das Spielzeug schließlich zum Mund, um daran zu lecken.

Am Anfang des Lebens erforschen die kleinen Menschen mit Mund und Händen ihren Körper ebenso wie ihre nächste Umgebung.

Wird ein Kind von anderthalb Jahren krank, muss man ihm nicht groß erklären, was mit ihm los ist. Es würde noch nicht verstehen, dass es einen Magen-Darm-Infekt hat, den Viren ausgelöst haben und dass es ihm deshalb nicht gut geht. Das Kind spürt aber natürlich, dass ihm unwohl ist – und es wird sich entsprechend verhalten. Es wird müder sein als sonst, viel schlafen, häufiger auf den Arm und kuscheln wollen. Ausnahmen bestätigen natürlich die Regel (siehe auch ab Seite 29).

Was das kranke Kind in diesem Alter braucht, sind also keine Erklärungen, sondern die liebevolle Zuwendung der Eltern. In diesem Alter ist das Gefühlsleben sehr ausgeprägt. Das kleine Kind spürt, wenn es angenommen und geliebt wird. Aufgabe der Eltern ist es also, einfach für das Kind da zu sein: es zu trösten, wenn es unleidlich ist, es zu halten, wenn es spuckt (auch wenn's nicht schön ist) – und einfach bei ihm zu sein, falls es zum Arzt muss, der es untersucht und vielleicht auch unangenehme Dinge macht wie eine Blutabnahme.

Eltern sollten also vor allem für eine sichere Bindung zum Kind sorgen. Das ist wichtig, denn kleine Kinder merken durchaus, wenn es für sie beim Arzt unangenehm wird: Sie spüren den Piks und merken auch, dass sie – zack! – Augentropfen ins Auge geträufelt bekommen. Ein Kind, das dann Rückhalt spürt, wird sich schnell wieder beruhigen und sich auch beim nächsten Arztbesuch wacker schlagen. Bleibt es dagegen allein, ist niemand da, der ihm gut zuredet und es beruhigt, wird es beim nächsten Mal vermutlich schon beim Anblick des Wartezimmers weinen, also noch bevor es losgeht. Spricht der Papa aber mit dem Baby, hält es auf den Arm, singt er ihm vielleicht leise etwas vor, wird es sich schnell beruhigen und die Aktion Augentropfen beim nächsten Mal wenn auch nicht mögen, so doch akzeptieren.

Haut-Sack und Nabel der Welt

Bis zum sechsten Lebensjahr können Kinder schon viele Körperteile benennen: Arme, Beine, Finger, Zehen, Kopf, Gesicht… Ihr Wissen beschränkt sich aber vor allem auf das, was sie selbst sehen, erfahren und benutzen. Fordert man sie auf, ihren Körper mit allen Körperteilen zu zeichnen, wird's lustig. Hände und Füße sind meist riesige Pranken, der Kopf überdimensioniert, das Herz rutscht dann auch schon mal in die Hose oder zumindest in den Bauch.

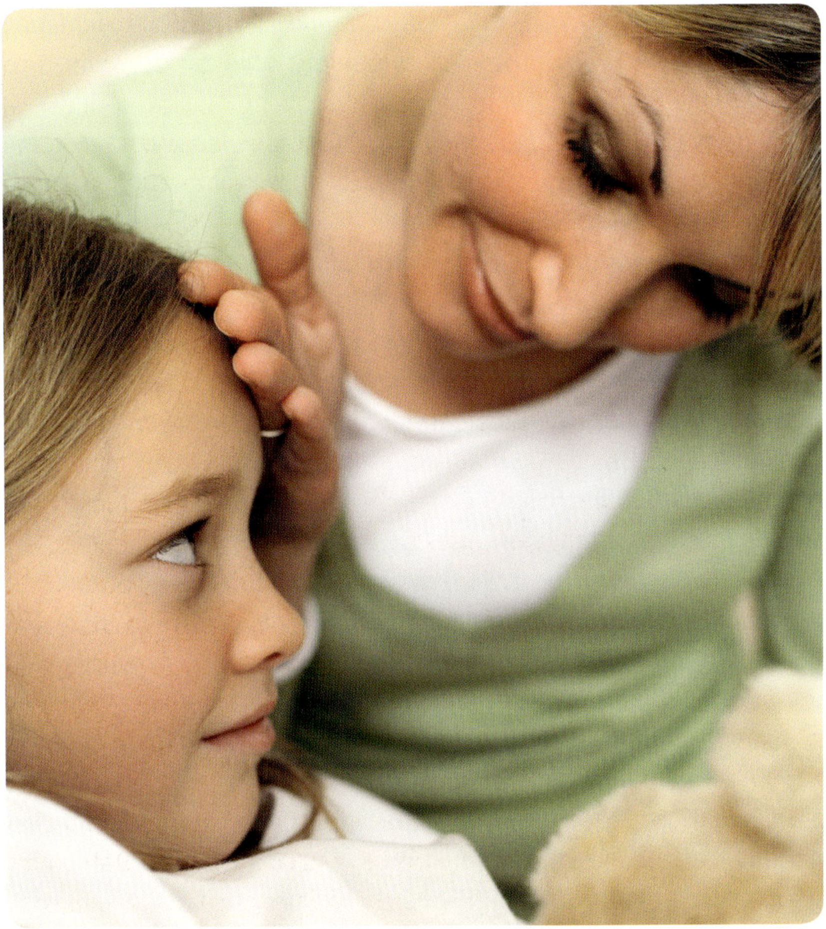

Liebevolle Zuwendung ist das, was Ihr Kind jetzt am meisten braucht – egal, wie alt es ist.

Wird aus dem Kindergarten- ein Schulkind, weiß es schon ein bisschen mehr darüber, was in seinem Inneren passiert. Dass es nicht nur ein Herz gibt, sondern dass es schlägt, dass die Adern Kanäle sind, in denen das Blut fließt, und dass die Knochen den Körper zusammenhalten. Sollen die Kinder jedoch genau sagen, wozu das Herz da ist, sagen sie vielleicht „weil man es braucht" oder „weil es schlägt". Sie wissen also, dass es das Herz gibt, aber sie wissen noch nicht, wozu es da ist. Sie können die Funktion noch nicht beschreiben. Die Erklärung leiten sie einfach aus dem Zweck ab: „Das Herz ist da, weil es schlägt."

Die meisten kleinen Kinder haben noch recht märchenhafte Vorstellungen von ihrem Körper und dessen Funktionen.

Das größte Organ, die Haut, sehen Kinder sehr pragmatisch. „Sie ist ein Sack, der den Körper zusammenhält", heißt es in einer Broschüre der Bundeszentrale für gesundheitliche Aufklärung. So ist wohl auch zu erklären, dass Kinder schnell weinen, wenn sie eine Spritze bekommen oder wenn sie sich auch nur ganz leicht verletzt haben: Die schützende Plane oder Folie, die alles zusammenhält, wird beschädigt, wenn auch nur ganz leicht. Das bereitet ihnen Angst.

Kinder zwischen dem zweiten und sechsten Lebensjahr haben eine rege Fantasie und vor allem magisch-animistische Vorstellungen über Krankheit. Wird ein Kindergartenkind krank, verknüpft es das gern mit äußeren Umständen. Das, was das Kind hört, erlebt, beigebracht bekommt und sieht, bekommt eine Bedeutung für den Schnupfen, das Fieber oder den Hautausschlag.

Fragt man das Kind: „Wie bekommt man Masern?", antwortet es vielleicht: „Von Gott".

Fragt man weiter: „Wie macht Gott Masern?", sagt es wohl etwas wie: „Das macht der im Himmel."

Hier verknüpft das Kind also den Hautausschlag, den es bekommen hat, mit dem, was in diesem Zeitraum vermutlich passiert ist. Die Eltern oder Großeltern haben mit dem Kind über den lieben Gott gesprochen, der im Himmel wohnt und über die Kinder wacht. Wenn das Kind dann Masern bekommt, bringt es dieses „Ereignis" mit dem lieben Gott in Verbindung. Weil der ja über die Kinder wacht.

Kinder meinen auch, sie seien krank, weil sie die Schwester gehauen haben oder weil sie heimlich etwas Süßes gegessen haben, obwohl die Eltern das untersagt haben. In diesem Alter lassen sich Kinder auch noch einreden, es würde gutes Wetter geben, wenn sie den Teller leer essen.

„Kleine Kinder halten sich für den Nabel der Welt", erklärt Iris Lein-Köhler von der Universitätsklinik für Kinder- und Jugendmedizin Ulm. Sie arbeitet als Psychologin auf der Kinderstation und erfährt hier Tag für Tag, wie Kinder ihre Krankheit erklären, sie erleben und damit umgehen. Zwar sind diese Kinder „richtig" krank, haben also nicht nur einen Schnupfen oder eine Mittelohrentzündung. Doch ihre Erklärungsmuster unterscheiden sich nicht so sehr von denen, die Kinder äußern, die „nur" eine Kinderkrankheit haben.

Die Psychologin beobachtet, dass die Erklärungen, die Kinder in Verbindung mit der eigenen Krankheit bringen, heute vielschichtiger sind als früher. Das liege daran, dass Kinder heute viel mehr Zeit mit Erwachsenen verbringen als Kinder früherer Generationen und dass sie unterschiedlichste Medien konsumieren. Sie werden nicht mehr aus dem Zimmer geschickt, wenn sich die Großen unterhalten. Sie gehen vielmehr mit den Eltern ins Café und treffen dort andere Erwachsene, sie besuchen mit Mama eine Ausstellung und gehen mit Papa auf eine Party. Hier schnappen sie in Gesprächen alles Mögliche auf, was dann vielleicht als Erklärung für die Ohrenschmerzen am nächsten Tag oder die Übelkeit herhalten kann. Jannis, ein kleiner Junge aus unserem Freundeskreis, erkrankte einmal an einem Magen-Darm-Infekt. Als er sich übergeben musste, erklärte er das damit, dass er ein Baby bekomme. In einem Gespräch zwischen seiner Mutter und einer Freundin hatte er mitbekommen, dass es der Mama nicht gut gehe in der Schwangerschaft und sie oft spucken müsse.

Bei kleinen Kindern ganz groß: das Bauchgefühl. Sie können Schmerzen auch noch nicht lokalisieren und projizieren darum alles in den Bauch.

Weil sich kleine Kinder für den Nabel der Welt halten, sehen sie sich auch manchmal als Verursacher der eigenen Krankheit. Sie sagen dann zum Beispiel „Ich bin schuld daran, dass ich krank bin oder Schmerzen habe oder dass es mir schlecht geht, denn ich habe meinen Bruder gehauen" oder auch „Ich habe die kranke Oma am Wochenende nicht besucht, das ist jetzt die Strafe dafür". Das Wichtigste sei in solchen Situationen, dem Kind sofort deutlich zu sagen, dass es keinerlei Schuld treffe, betont Iris Lein-Köhler. „Wir sagen dem Kind dann ganz klar drei Dinge:

„Du bist nicht schuld."

„Wir können dir helfen."

Und: „Die Ärzte wollen deinen Körper beim Gesundwerden unterstützen. Aber du kannst auch etwas dazu beitragen, dass du gesund wirst."

Eltern können möglichen Selbstverurteilungen aber auch vorbeugen, indem sie keine falschen Zusammenhänge in Bezug auf Krankheit herstellen. Sie sollten also nicht so etwas sagen wie: „Mach deine Jacke zu, wenn du draußen spielst, sonst bekommst du eine Erkältung" oder „Wenn du mehr als drei Gummibärchen isst, bekommst du Bauchschmerzen". Denn schneller als gedacht meint das Kind, das ohne Jacke zum Spielen gegangen ist, dass es schuld ist am Husten, der sich am nächsten Tage ankündigt. Ohnehin sind Schuldzuweisungen obsolet, wenn ein Kind krank wird. Eltern sollten dem Kind das Gefühl geben, dass sie für es da sind, ihm helfen und es unterstützen. Wenn das Kind nicht zu schlapp ist, kann es in diesem Alter auch schon in seine Genesung einbezogen werden. Man kann zusammen mit dem Kind die Zwiebelsäckchen herstellen (siehe Seite 205). Vielleicht lassen Sie Ihr Kind dabei eine Taucherbrille tragen, damit die Augen nicht tränen. Sie können auch gemeinsam die Wärmflasche bereiten oder zusammen eine kräftige Suppe kochen.

Schulkinder – wenn das Herz in die Hose rutscht

Grundschulkinder verstehen schon viele Zusammenhänge, die den Körper betreffen. Sechsjährige wissen, dass die Beine zum Laufen da sind, die Hände zum Greifen und die Augen zum Sehen. Was im Inneren des Körpers passiert, begreifen sie aber erst später, etwa mit neun bis zehn Jahren. Sie verstehen dann langsam, dass das Herz das Blut durch den Körper pumpt und das Atmen damit in Verbindung steht. Sie stellen sich das Innere des Körpers als System verschiedener Organe vor, die für den Transport von Luft, Nahrung und Blut zuständig sind. Die Organe selbst sind aus ihrer Sicht Behälter, die durch Kanäle verbunden sind. In den Kanälen, den Arterien, fließt Blut. In Röhren wird Nahrung transportiert.

Obwohl oder gerade weil Schulkinder nun schon viel verstehen, nehmen sie die Erklärungen und Aussprüche der Erwachsenen auch so manches Mal wörtlich. Sie glauben, dass einem „das Herz in die Hose rutschen" und Papa „die Nerven verlieren kann", wenn sie diese Aussprüche hören. Sie meinen in diesem Alter, dass überhaupt nur Erwachsene Nerven besitzen, denn die Großen sagen gern mal „Du gehst mir auf die Nerven" oder auch „Ich habe die Nerven verloren".

Ein achtjähriger Junge, der in der Berliner Universitäts-Kinderklinik eine Kochsalzinfusion erhalten sollte, wurde sogar richtig panisch, als er von der Maßnahme erfuhr. Er meinte, man würde ihm „kochendes Salz" verabreichen, erzählt der behandelnde Kinderarzt.

Mit dem Wechsel auf die weiterführende Schule, im Alter von zehn, elf Jahren also, nehmen Kinder weiteres Wissen auf und verstehen immer mehr von dem, was im Körper passiert. Etwa, dass das Essen in einzelne Baustoffe und Energie umgewandelt wird, die uns Power geben oder die Knochen stabil machen. In Bezug auf Krankheiten meinen sie, dass diese vor allem durch Substanzen von außen verursacht werden. Dass also Gifte, Bakterien und andere Erreger für den Schnupfen oder die Ohrenschmerzen verantwortlich sind.

Während Sechsjährige das Kranksein noch vage beschreiben mit „sich nicht gut fühlen", „schwach sein" und „im Bett liegen", können ältere Kinder schon sehr genau in Worte fassen, wie es ihnen geht.

Fragt man Kinder in diesem Alter danach, wie man eine Erkältung bekommt, antworten sie etwas wie: „Im Winter atmet man manchmal zu oft durch die Nase. Sie verstopft dabei."

Nach dem Grund dafür gefragt, erklären sie dann vielleicht weiter: „Die Bakterien kommen durch die Atmung und geraten so in die Nase."

Kinder verstehen jetzt auch, dass es einen Unterschied gibt zwischen dem Schmerz nach einem Unfall und dem, der durch Karies ausgelöst wird – eben Zahnweh. Sie wissen aus dem Unterricht, dass sich der Schmerz über Nervenbahnen ausbreitet und somit auch anderswo auftreten kann als dort, wo er verursacht wurde. Dass also eine verletzte Hand Schmerzen im ganzen Arm hervorrufen kann oder der kaputte Fuß beim Auftreten und auch im Bein Schmerzen verursacht. Und sie lernen auch verstehen, dass ihnen eine Behandlung helfen kann.

Darum werden Hausmittel von Kindern im Schulalter meist recht gut akzeptiert. Ein Kind, das Ohrenschmerzen hat und erfährt, dass Zwiebelsäckchen Linderung bringen, wird sie beim nächsten Mal wieder akzeptieren, obwohl sie streng riechen und man ein Stirnband oder eine Mütze zur Befestigung tragen muss. Sie akzeptieren meist auch Essigsocken (siehe Seite 222), Salzwasser-Nasendusche und Pfefferminzöl gegen Kopfschmerzen, wenn sie erlebt haben, dass sie ihnen einmal gut getan haben. Allerdings ist bei der allerersten Behandlung oft gutes Zureden nötig. Hier kann es wiederum helfen, wenn das Kind selbst bei der Zubereitung mitwirkt.

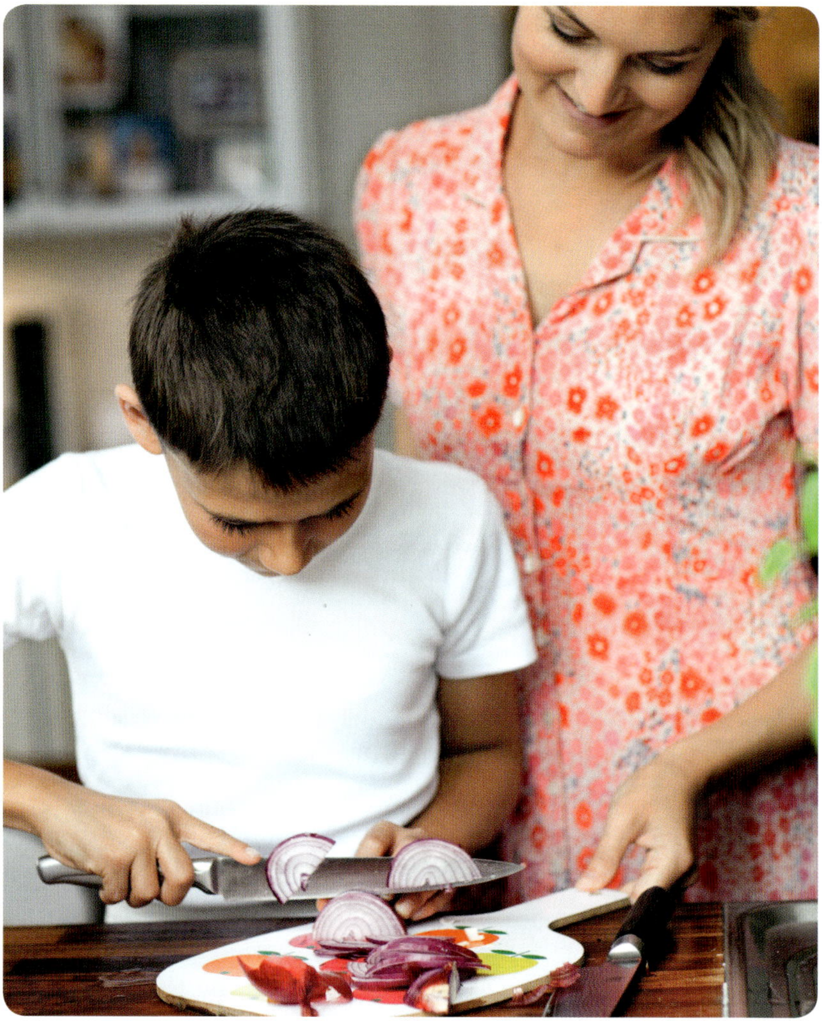

Viele Kinder finden es spannend, selbst beim Zubereiten der Hausmittel zu helfen.

Teenager: Keine Details bitte, sondern Action!

Fordert man ältere Kinder ab etwa zwölf Jahren auf, den Körper und seine Körperfunktionen zu zeichnen, ergeben sich oft sehr unvollständige Bilder. Herz, Leber, Magen, Darm und Lunge werden zwar in den Körper „gepackt", aber die Organe stehen in keiner sinnvollen Verbindung zueinander. Selbst wenn das Kind bereits komplexere Zusammenhänge im Biologieunterricht behandelt und abstrakte Funktionsbeschreibungen verstanden hat, kann es das Wissen nicht unbedingt bildhaft umsetzen. Das liegt dann möglicherweise daran, dass es die abstrakten Vorgänge noch nicht ganz verstanden hat und deshalb nicht zu Papier bringen kann. Doch wahrscheinlicher ist, dass es keine Lust hat. In dem Alter

Gesund sein heißt: Milch trinken

Wir haben beschrieben, was Kinder unter Krankheit verstehen – aber was bedeutet Gesundheit und gesund zu sein eigentlich für sie? Kinder sind zwar durchaus noch dafür zu begeistern, durch den Wald zu laufen, Rad zu fahren oder schwimmen zu gehen. Das tun sie aber nicht ihrer Gesundheit zuliebe, sondern vor allem, weil es ihnen einfach Spaß macht. Jugendliche gehen auch mal zum Joggen oder ins Fitnesszentrum, aber nicht, um gesund zu bleiben, sondern die Jungen vor allem, um die Muckis zu stärken und dem Sixpack näher zu kommen – und die Mädchen wohl eher, um nicht zuzunehmen. Gesundheit selbst ist für sie also ein eher abstrakter Begriff.

Fragt man Kinder, was für sie Gesundheit bedeutet, haben sie je nach Alter sehr unterschiedliche Vorstellungen. Während Jugendliche sagen: „sich gut fühlen" oder „nicht krank sein", antworten sechsjährige Kinder eher das, was sie bei den Gesprächen der Erwachsenen aufgeschnappt haben, etwa „glücklich sein", „gute Ernährung", „draußen spielen" und „Milch trinken".

Ebenso abstrakt wie Krankheit bleibt also auch die Gesundheit für Kinder lange noch.

interessiert anderes einfach mehr als Organe und Stoffwechselabläufe. Die Sexualorgane zum Beispiel, die Pubertät, das eigene Aussehen (und die damit einhergehende Veränderung) und nicht zuletzt auch die Abnabelung von den Eltern. Will man erkrankten Jugendlichen also erklären, was sie haben, sollte man nicht zu viel Wissen voraussetzen, alles in einfache Worte fassen oder anhand konkreter Beispiele erklären. Sehr genau wissen wollen ältere Kinder hingegen, welche Diagnoseverfahren zum Einsatz kommen, was das genau für eine Therapie ist, welche Nebenwirkungen sie hat und wie wahrscheinlich es ist, dass die Behandlung erfolgreich verläuft. Vor allem aber wollen sie eins: schnell wieder fit werden. Sie sind dafür auch bereit, mitzumachen und mitunter Unangenehmes über sich ergehen zu lassen. Das gilt insbesondere für die Therapie schwerer Erkrankungen.

Zwar sind die wenigsten Jugendlichen für Essigsocken und Zwiebelsäckchen zu gewinnen. Das ist nicht cool, sondern ziemlicher Babykram. Dafür kann man die „Großen" jetzt aber schon mal so behandeln, als wären sie fast erwachsen. Man kann ihnen ein pflanzliches Schmerzmittel geben, das auch für Jugendliche geeignet ist, oder ihnen eine exotische Therapie vorschlagen, die ihre Neugier weckt. Ein 13-Jähriger findet vielleicht den Gips absolut uncool, den er nach einem Fahrradunfall tragen muss. Wenn er jedoch in die „Röhre" muss, um ein MRT machen zu lassen, ist er womöglich total begeistert. Und er findet es wahrscheinlich auch aufregend, wenn ihm die Nägel, die nach der OP wieder aus dem Arm entfernt wurden, in einem Glasröhrchen überreicht werden. Zumindest hat er dann etwas, was er bei den Freunden vorzeigen kann.

Die Botschaften kranker Kinder verstehen

Wenn Kinder etwas ausbrüten oder krank sind, setzt bei Mama und Papa oft ein Rätselraten ein. Je kleiner das Kind, umso schwieriger ist es für Eltern herauszufinden, was los ist. Es kann ja noch nicht sprechen und sich ausdrücken oder auch den Schmerz richtig orten. Darum gehen Mütter und Väter mit kleinen Kindern verständlicherweise viel öfter zum Arzt als die mit älteren.

Am schwierigsten ist es bei Babys, weil die Eltern ihr Kind erst kennenlernen müssen. Weinen gehört jetzt noch zum Tag wie die frische Windel oder die Ausfahrt im Kinderwagen. Doch das Weinen eines Babys muss nicht bedeuten, dass es Schmerzen hat oder krank ist. Es ist erst einmal nur ein Ausdruck dafür, dass etwas los ist.

Nur was? Anfangs sind Eltern noch unsicher, können das Schreien des Babys nicht richtig deuten. Hat es Hunger? Ist ihm zu warm oder zu kalt? Ist die Windel voll? Hat es sich erschrocken, ist es überreizt ... oder ist es gar ernsthaft erkrankt?

Mit der Zeit finden Eltern aber heraus, was der Grund für das Schreien ist, ob das Kind also Hunger, eine volle Windel oder Bauchweh hat. Denn ein hungriges Kind schreit anders als eins, das krank ist oder eines, das nach seinen Eltern ruft, weil es Kontakt möchte. Hebammen, Kinderkrankenschwestern, Kinderärzte und alle, die sich viel mit Babys beschäftigen, können die unterschiedlichen Rufe gut unterscheiden. Sie kann man immer fragen, wenn sich das Kind gar nicht beruhigen lässt.

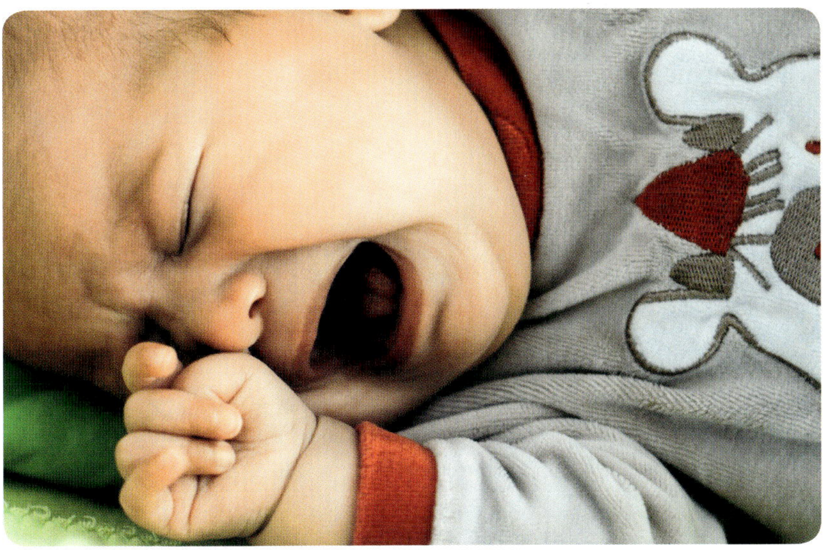

Schreit das Baby, ist es nicht unbedingt krank. Es teilt nur mit, dass etwas nicht stimmt. Nur: was?

Schreien ist nur ein Signal

Wenn Eltern verstehen, dass das Schreien ihres Babys erst einmal nichts Schlechtes ist, entwickeln sie Verständnis für ihr Kind. Dann wissen sie, dass es irgendeinen Kummer hat, einen Grund für sein Geschrei – und dass es nicht nur lärmt, um jemanden zu nerven oder zu quälen. Es möchte einfach zu seinem Recht kommen. Dennoch sind diese Stunden des Schreiens für Eltern ein wahrer Horror, weil sie eben oft nicht herausfinden, was dem Kind fehlt. Weil sie nur sehen und hören, dass etwas ist, aber nicht wissen, was – und das, obwohl das Kind satt und sauber ist, geknuddelt und getragen wurde und genug Schlaf hatte. Dazu kommt, dass Eltern in dieser Phase meist ohnehin schon übermüdet sind vom Babyalltag. Und über allem schwebt die Sorge, das Baby könnte ernsthaft krank sein.

Ein gleichmäßiger Tagesablauf, wenige Reize und angenehme Rituale können helfen, das Baby zu beruhigen.

Das ist zum Glück aber meist nicht der Fall. Nur rund fünf Prozent der Neugeborenen sind wirklich krank. Sie haben eine Nahrungsmittelunverträglichkeit, Beschwerden beim Schlucken oder Probleme mit der Verdauung (Koliken). Auch eine traumatische Geburt kann dazu führen, dass das Baby viel weint und sich nicht beruhigen lässt. Der Grund: Es muss die Geburt erst verarbeiten und das gelingt ihm auch durch das Weinen.

Von „unspezifischem Schreien" sprechen Fachleute, wenn sich ein Kind durch nichts beruhigen lässt und man auch keine körperliche Ursache findet. Fünf bis 25 Prozent der Säuglinge gehören zu den sogenannten „Schreibabys". Das bedeutet, dass sie mindestens drei Wochen lang an wenigstens drei Tagen pro Woche mehr als drei Stunden lang schreien. Dabei gibt es eine Art Schreimuster. Kurz nach der Geburt geht es los und steigert sich von Woche zu Woche. Mit sechs Wochen weinen die Kinder am meisten, dann flaut es langsam wieder ab.

Im Alter von drei Monaten schreien auch diese Babys nicht mehr aus scheinbar unerfindlichen Gründen, sondern wie andere Kinder einfach, sobald sie Hunger haben, ihre Windel voll ist oder sie Nähe brauchen. Das verzweifelte Schreien, das Eltern ratlos macht, ebbt dann weitgehend ab. Das normale „Ich-will-was"-Schreien gibt es natürlich weiterhin.

Doch so extrem kommt es meist nicht. Viele Babys weinen „nur" in den Abendstunden, weil sie dann den Stress des Tages verarbeiten. Oft gab es zu viele Eindrücke – etwa erst einen Besuch im Café, dann noch den Abend bei Freunden von Mama und Papa. Das Stress-Weinen wird meist durch eine krampfartige Körperhaltung begleitet. Eine echte Kolik ist das nicht, sieht aber sehr ähnlich aus, weil sich das Baby zusammenkrampft und vielleicht auch einen aufgeblähten Bauch hat – meist, weil es beim Schreien viel Luft geschluckt hat. Außerdem scheint der Darm mancher Kinder auf normale Reize wie Müdigkeit und Hunger mit besonders starken schmerzhaften Darmbewegungen zu reagieren, was sich dann ebenfalls in den Abendstunden durch stundenlanges Schreien äußert. Im Blut der betroffenen Kinder findet man eine erhöhte Konzentration an Motilin. Dieser Stoff steuert die Darmtätigkeit und ruft möglicherweise eine verstärkte Darmbewegung hervor, die das Kind als schmerzhaft empfindet.

Letztendlich ist in diesen Fällen die genaue Ursache aber auch gar nicht so wesentlich: Denn selbst wenn diese irgendwann entdeckt wird, hört ein Schreikind nicht einfach auf zu brüllen. Bestenfalls haben Eltern mehr Verständnis für den kleinen Schreihals. Aber das sollten sie auch ohne das Wissen um eine konkrete Ursache aufbringen, indem sie ein unruhiges Kind annehmen, wie es ist: als kleinen Schreihals, der gerade nicht anders kann – und sich irgendwann beruhigt.

Das ist natürlich leichter gesagt als getan. Will sich das Baby gar nicht beruhigen, kann man die Hebamme um Hilfe bitten, die die Nachsorge gemacht hat. Hebammen haben jede Menge Erfahrungen mit Babys und so manchen guten Tipp. Schreit das Kind aber tagelang, sollten Eltern es zur Sicherheit vom Kinderarzt untersuchen lassen. Lassen sich keine organischen Ursachen finden, ist auch der Besuch in einer der Schreiambulanzen sinnvoll (mehr Informationen siehe Anhang, ab Seite 282). Bundesweit gibt es heute über 300 Einrichtungen, die Eltern mit einem Schreikind helfen.

Feinfühligkeit lernen

Gerade beim ersten Kind sind Eltern sehr unsicher, wie sie die Signale des Nachwuchses zu deuten haben. Anfangs kennen sie sich noch nicht mit Kinderkrankheiten aus. Hinzu kommt, dass immer auch Verwandte, Freunde, Oma und Opa gut gemeinte Ratschläge erteilen. Teils helfen sie weiter. Oft aber auch nicht, weil die eigenen Eltern oder Geschwister anders mit einem umgegangen sind, als man das mit seinem eigenen Kind möchte. Dann vermischen sich Vergangenheit und Gegenwart – Konflikte sind vorprogrammiert, der Stresspegel steigt.

Doch Achtsamkeit und Feinfühligkeit lassen sich üben. Wer Unterstützung braucht, für den gibt es verschiedene Hilfsangebote. Sogenannte Familienhebammen begleiten die Eltern nicht nur während der Geburt und bieten Nachsorge an, sie stehen bis zu einem Jahr nach der Geburt mit Rat und Tat zur Seite und helfen Eltern, die Signale des Kindes besser zu deuten (Kontaktmöglichkeit siehe Anhang, Seite 282). Seit einigen Jahren gibt es zudem SAFE, die Sichere Ausbildung für Eltern. An zehn Kurstagen, beginnend vor der Geburt bis zum Ende des ersten Lebensjahres, unterstützen geschulte Beraterinnen Mütter und Väter bei Fragen rund ums Kind. Mithilfe von Videoaufzeichnungen lernen sie, die Signale eines Säuglings bei Müdigkeit, in Spiel- und Wickelsituationen sowie das Verhalten bei Krankheit zu deuten. Es werden auch Sorgen und Unsicherheiten seitens der Eltern angesprochen. Nicht zuletzt können sich Eltern bei akuten Problemen direkt an ihre Beraterin wenden.

An alleinerziehende Eltern wendet sich PALME, ein präventives Elterntraining für alleinerziehende Mütter. In 20 Sitzungen wird den Müttern geholfen, das eigene Selbstvertrauen zu stärken und ihr Verhältnis zum Kind zu stabilisieren. Es geht auch darum, sich besser in den Nachwuchs einzufühlen und die Zeichen des Kindes zu deuten. Entwickelt wurde das Programm von Professor Matthias Franz vom Institut für Psychosomatische Medizin und Psychotherapie des Uniklinikums Düsseldorf. Die Wirksamkeit dieses Trainings wurde wissenschaftlich belegt. Nach dem Training fühlen sich Mütter gestärkt, psychisch stabiler und ihren Aufgaben gewachsen.

Ein guter Therapieansatz ist auch die sogenannte Emotionale Erste Hilfe (EEH). Bei dieser Therapie werden Kommunikationsprobleme zwischen Mutter und Kind behoben. Diese können entstanden sein, wenn Schwangerschaft oder Geburt sehr kompliziert waren oder das Kind, anders als beabsichtigt, per Kaiserschnitt auf die Welt gekommen ist. Dann kann die natürliche Bindung zwischen Mutter und Kind beeinträchtigt sein.

Die Mutter ist vielleicht enttäuscht von sich und der Geburt oder macht sich Vorwürfe und bekommt keinen echten Zugang zum Kind. Oder sie ist irritiert, weil der Start in das Leben mit einem Kind nicht immer so süß und kuschelig ist, wie es die Werbung in Zeitschriften und im Fernsehen verspricht. Das Kind spürt die fehlende Bindung und weint.

Falls Ihr Baby öfter schreit und schreit, suchen Sie sich unbedingt Hilfe, etwa in Einrichtungen wie den Schreiambulanzen oder bei einer EEH-Therapeutin.

In der Therapie, die eine ausgebildete EEH-Therapeutin durchführt, lernt die Mutter, ihr Kind anzunehmen. Sie übt unter anderem eine bestimmt Atemtechnik, die ihr und dem Kind zur Ruhe verhilft. Während das Kind auf dem Bauch der Mutter liegt, atmet sie tief in den Bauch hinein. Das entspannte Atmen und die damit verbundene Ruhe übertragen sich auf das Kind. Es kommt dadurch aus seinem Schreiautomatismus heraus, es merkt, dass jemand da ist, der es hört, auch ohne dass es schreien muss. Schließlich platzt der Knoten, die Verbindung zwischen Mutter und Kind ist wiederhergestellt.

Wenn das Baby viel schreit, ist es hingegen wenig hilfreich, im Internet von einem Mamaforum zum nächsten zu klicken. Hier können Eltern sich zwar anonym mit Gleichgesinnten austauschen, aber dort kursieren auch jede Menge unsinnige oder gar dubiose Tipps. Viele verschärfen die Situation nur noch und sind Eltern keine echte Hilfe. Eltern von Schreibabys werden hier nicht selten auch stigmatisiert. Unter dem Motto: „Was, dein Kind schreit nachts und schläft noch nicht durch?" Oder: „Mein Baby ist ein wahrer Sonnenschein!" Das führt dann eher zu Frust als zur ersehnten Entlastung. Manchmal helfen übrigens selbst bei so hartnäckigen Problemen wie dem Schreien schon einfache Hausmittel (siehe ab Seite 97).

Bauch und Kopf

Wird das Kind älter, ist es eher in der Lage zu sagen, wo der Schuh drückt. Zumindest theoretisch. Denn bis etwa zum sechsten Lebensjahr können Kinder Schmerzen noch nicht richtig orten. Es ist ihnen zwar möglich zu sagen, dass der Arm oder das Bein wehtut. Geht es aber um innere Schmerzen, zeigen sie fast immer auf den Bauch. Sie sprechen auch dann von Bauchschmerzen, wenn der Hals wehtut oder der Kopf dröhnt.

„Ich frage die Kinder immer, wo genau es im Bauch weht", erklärt die Kinderärztin Dr. Anja Seiler aus Schenefeld bei Hamburg. Je näher um den Bauchnabel herum die Schmerzen angesiedelt sind, umso weniger gefährlich sind sie meist. Es kann dann sein, dass das Kind zu viel Süßes oder Fettreiches gegessen hat und nun tatsächlich Bauchweh hat. Auch ein Darminfekt oder Verstop-

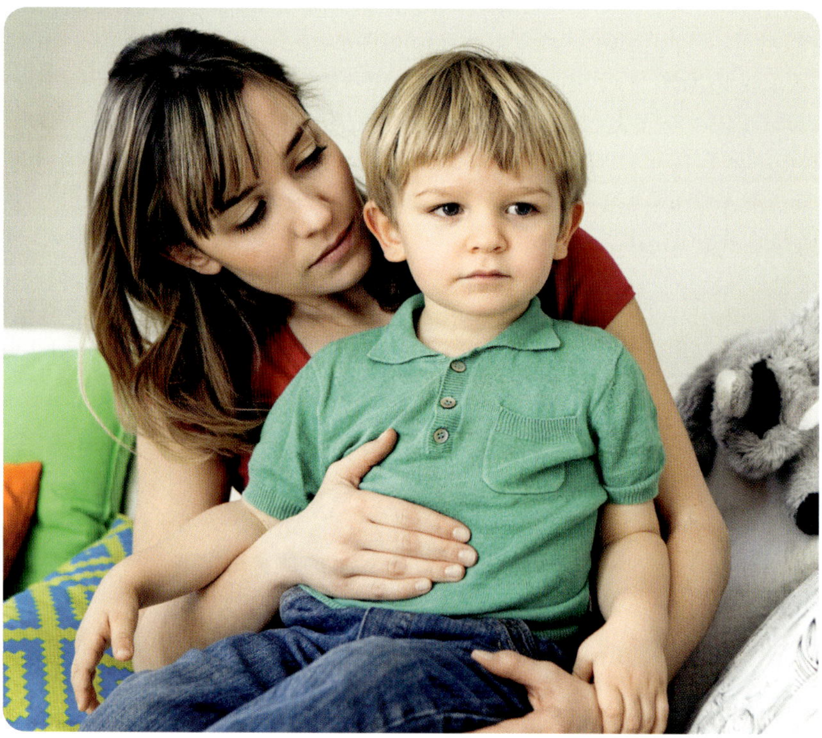

Wo tut es weh? Das ist bei kleineren Patienten oft noch ein wahres Suchspiel.

fung kommen infrage. Tut es hingegen weiter entfernt vom Nabel weh, hat das Kind außerdem Fieber und mag es nicht hüpfen, dann kann beispielsweise der Blinddarm Ursache der Schmerzen sein. Selbst seelische Probleme, Stress oder Angst lokalisieren sich bei Kindern in der Nabelgegend. Bei ihnen steht noch das Fühlen und Empfinden im Vordergrund. Sie projizieren alles in den Bauch. Sowohl das gute Essen – „Mh, lecker" – als auch Stress im Kindergarten oder mit den Geschwistern, alles ist mit Bauchgefühlen verknüpft oder schlägt auf den Magen.

Ab dem Schulbeginn mit sechs Jahren beklagen Kinder vor allem Kopfweh, wenn sie Schmerzen oder Probleme haben. Der Grund ist wahrscheinlich, dass ab dem Schuleintritt vieles „über den Kopf" läuft. Das vermuten zumindest Psychologen und Therapeuten wie Dr. Rüdiger Dahlke. Der Psychotherapeut geht darauf in einem seiner Bücher ausführlich ein (siehe Literaturtipp Seite 283).

Das Kind muss sich in der Schule nun behaupten, will vielleicht auch mal „mit dem Kopf durch die Wand", muss sich bei einer Matheaufgabe „den Kopf zerbrechen" oder „das Hirn zermartern". Hat es die Klassenarbeit verhauen, soll es „nicht den Kopf hängen lassen" oder auch nicht „den Kopf in den Sand stecken". Besser: „Kopf hoch". All diese Anforderungen zielen also auf den Kopf und rufen vielleicht einen Brummschädel hervor. So wundert es nicht, dass jedes fünfte Schulkind über häufige Kopfschmerzen klagt, bei den Jugendlichen ist es bereits gut jeder dritte.

Den Krankheitscode knacken

Doch egal, wie alt das Kind ist: „Das Wichtigste ist, dass Eltern immer genau hinschauen", sagt Iris Lein-Köhler von der Klinik für Kinder- und Jugendmedizin am Uniklinikum Ulm. „Sie kennen ihr Kind, sie merken, wenn etwas nicht stimmt."

Mama und Papa sollten dabei sowohl körperliche Erkrankungen als auch seelische Verstimmungen im Blick haben. Kratzt sich das Kind immer wieder am Ohr, schreit es und weint, dann sollte man den Kinderarzt ins Ohr gucken lassen. Es könnte sich eine

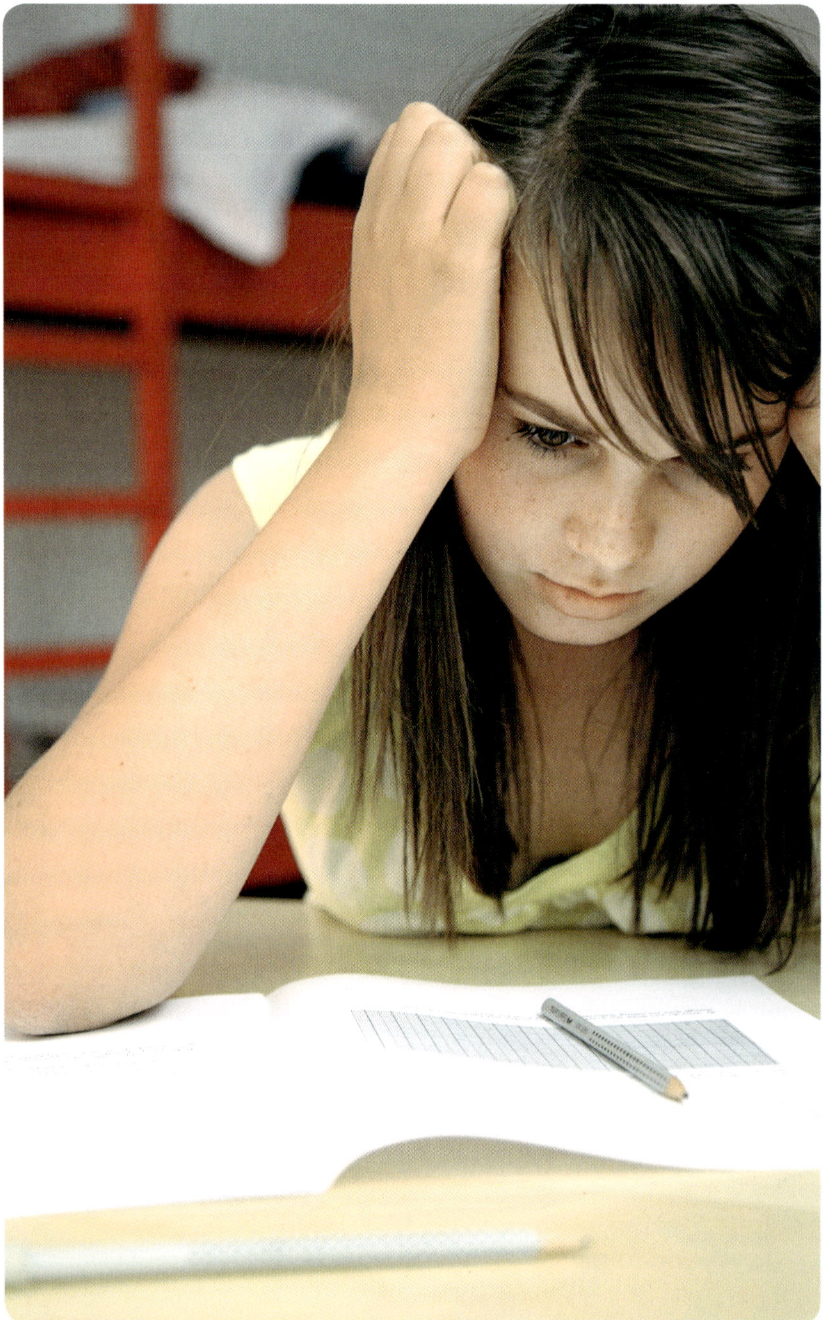

Überlastung und Stress drücken sich im Jugendalter oft auch durch Kopfweh aus. Bewegung kann dagegen helfen – oder einfach mal wieder an die frische Luft zu gehen.

Mittelohrentzündung anbahnen. Ist das Kind tagelang schlapp und müde, weint es viel oder spricht es weniger als sonst, fragen Sie es: „Ist da was, das dich stört – im Kindergarten, beim Turnen oder zu Hause?" Eltern sollten ruhig immer genau nachfragen, rät Iris Lein-Köhler. Ein Kind, das das Interesse der Eltern spürt, fühlt sich geborgen und wird sich mitteilen.

Hat das Kind Fieber oder spuckt es, heißt das nicht, dass Eltern alles stehen und liegen lassen und sofort zum Arzt rasen müssen. Vielmehr gilt es zu beobachten und abzuwarten. Hat das Kind Fieber, fährt aber munter mit dem Rutschauto durch die Wohnung, können die Eltern gelassen bleiben: Vielleicht fiebert das Kind nur etwas, ohne ernstlich krank zu sein. Dieses Phänomen kennen Eltern, die schon ältere Kinder haben. Ein Kind ist manchmal nur aufgeregt, freut sich vielleicht auf seinen Geburtstag, den Besuch der Großeltern oder einen anderen wichtigen Höhepunkt in seinem Leben. Auch solche Phänomene beschreibt Dr. Rüdiger Dahlke anschaulich (siehe Literaturtipp im Anhang, Seite 283).

Behalten Sie Ihr Kind im Blick. Wenn es ihm nicht gut geht, muss das nicht immer körperliche Ursachen haben, sondern kann auch mit Erlebnissen oder Gefühlen zu tun haben, über die es sprechen möchte. Wenn nicht: Bleiben Sie dran!

Die Höhe des Fiebers ist dabei nicht so sehr von Belang. Wichtiger ist das Verhalten des Kindes. Wenn es still, schlapp und müde ist und nichts trinkt, kann der Weg zum Arzt schon bei einer Temperatur von 38,5 Grad sinnvoll sein. Umgekehrt benötigt ein Kind mit einer Körpertemperatur von 40 Grad, das munter durch die Gegend springt, oft keine besondere Behandlung – bis auf einfache unterstützende Hausmittel (siehe ab Seite 123).

Der Kinderarzt merkt meist sehr schnell, ob Handlungsbedarf besteht, denn: Kinder, die etwas ausbrüten oder denen es bereits schlecht geht, lassen sich gut untersuchen. Sie sind zu schlapp, um sich zu wehren. „Sagt das Kind während der Untersuchung nichts, ist es still und in sich gekehrt, ist dies meist ein Hinweis darauf, dass etwas nicht stimmt", weiß der Kinderarzt Professor Michael Hermanussen aus Aschauhof bei Kiel, der selbst fünf Kinder hat. Wehrt das Kind sich aber massiv gegen die Untersuchung, macht es viel Tamtam und Geschrei, dann sei das ein gutes Zeichen, so Hermanussen: „Ein gesundes Kind will normalerweise nicht zum Arzt und macht Theater."

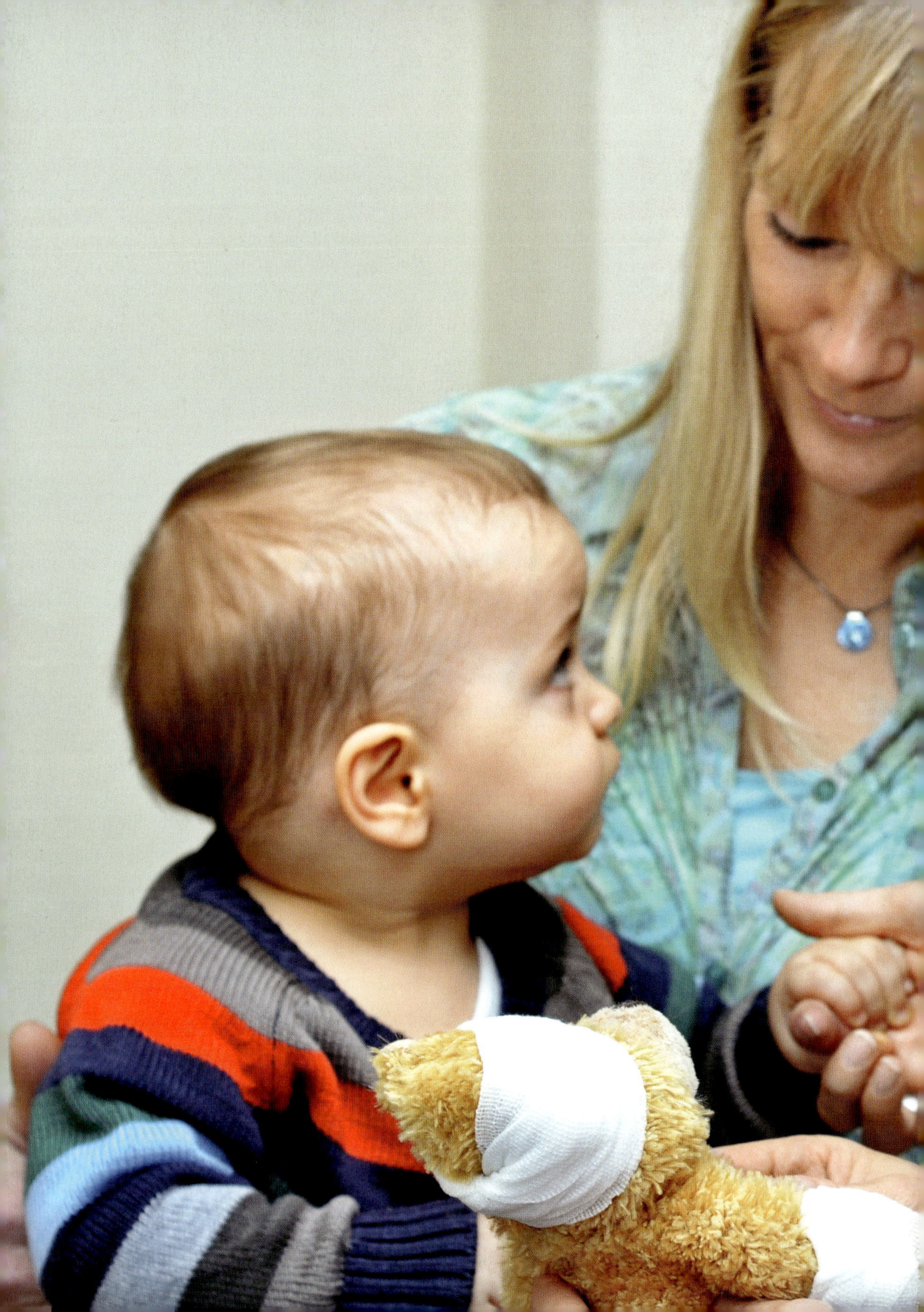

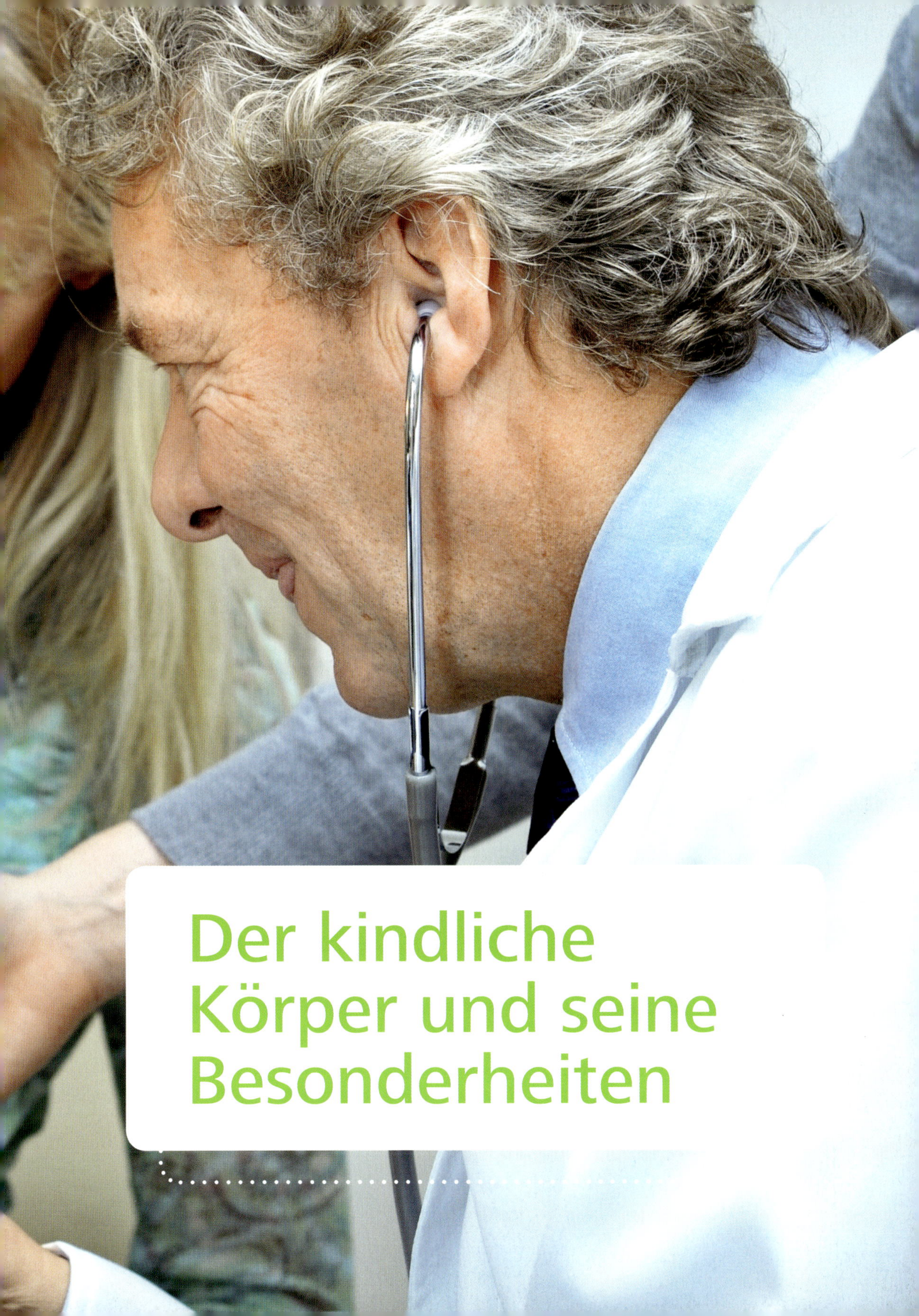

Der kindliche Körper und seine Besonderheiten

Justus weint und kann nicht schlafen. Er wälzt sich im Bett, ist kaum zu beruhigen. Seit Tagen fiebert er und ihm schmerzt der Kopf. Seine Mutter weiß nicht, was sie tun soll. Es ist fast Mitternacht, den Kinderarzt kann sie nicht anrufen, den Notarzt will sie nicht holen. In ihrer Not gibt sie ihrem Siebenjährigen eine halbe Schmerztablette. Eine aus dem eigenen Medizinschrank, mit dem Wirkstoff ASS (Acetylsalicylsäure). Eine halbe Tablette kann nicht so schlimm sein, glaubt sie.

Ihr Sohn beruhigt sich daraufhin bald und schläft ein. Sie aber kommt nicht zur Ruhe. Sie schaut auf den Beipackzettel – und erschrickt. Denn dort steht, dass Kindern keinesfalls ASS gegeben werden darf. Der Wirkstoff kann bei ihnen eine – wenn auch seltene – Leber- und Hirnschädigung verursachen, das sogenannte Reye-Syndrom (siehe Seite 39). Gleich am nächsten Tag ruft die Mutter beim Kinderarzt an. Der bestätigt, dass ASS nichts für Kinder ist, und rät zu Pfefferminzöl. Denn das ist auch ein gutes Mittel gegen Kopfschmerzen. Die Leberwerte von Justus will er im Blick behalten.

Fahren Sie lieber einmal zu oft zum Kinderarzt. Wirkt er schnell genervt, besser wechseln.

Kinderkörper – hier übt noch alles

Kinder sind keine kleinen Erwachsenen. Das gilt nicht nur für das Verhalten des Kindes bei Krankheit. Das trifft auch auf den kleinen Körper und die Reaktion auf Wirkstoffe in Medikamenten zu. Denn Kinder sind im Wachstum, der Körper ist noch dabei, sich zu entwickeln. Die Organe wachsen täglich. Sie arbeiten teils langsamer, teils in Turbogeschwindigkeit im Vergleich zu denen der Erwachsenen. Die Atmung ist schneller, der Blutdruck niedriger, das alles wirkt sich aus. Schon die Reaktion eines Babys von einem halben Jahr auf ein Medikament ist eine andere als die eines Neugeborenen.

Auch der Verdauungsapparat eines Babys arbeitet noch unvollständig. Nichts Neues für Eltern, deren kleines Kind viel weint, weil es im Bauch zwickt (siehe ab Seite 97). Die Entleerung des Magens verläuft langsamer, Magen und Galle des Babys produzieren weniger Säure als die größerer Kinder und Erwachsener.

Der Darm arbeitet noch unvollkommen, Medikamente werden nicht so schnell transportiert oder auch unvollständig resorbiert. Die Darmflora ist noch nicht vollständig besiedelt. Spezielle Medikamente für Babys, die über den Magen und den Darm aufgenommen werden, müssen darum teils niedriger, teils höher dosiert werden als die für Erwachsene.

Das gilt auch für die Aufnahme von Wirkstoffen über die Haut. Die Haut von Kindern ist viel dünner, sie ist kaum verhornt. Der Fettfilm und somit auch der Lipidschutzmantel ist weniger ausgeprägt, sodass Arzneistoffe die Haut viel schneller durchdringen und teilweise rasant vom Körper aufgenommen

Wer ist wie alt?

Wenn hier die Rede ist von Säuglingen oder Kindern, dann ist ein bestimmtes Alter gemeint.

Frühgeborene:	Babys, die vor der 36. Schwangerschaftswoche geboren wurden, 0 bis 27 Tage
Neugeborene:	0 bis 27 Tage
Säuglinge, Kleinkinder:	28 Tage bis 23 Monate
Kinder:	2 bis 11 Jahre
Jugendliche:	12 bis 17 Jahre

werden. Auch ist die Oberfläche, über die Substanzen in den Körper eindringen können, bei Kindern viel größer. Das hört sich erst mal unlogisch an, da Babys ja kleiner sind als Erwachsene. Aber im Verhältnis zum Körpervolumen ist die Oberfläche des Körpers größer. Bei der Dosierung einer Salbe oder Creme muss dies alles berücksichtigt werden. Andererseits kann man diesen Turboeffekt auch nutzen, um bestimmte, hilfreiche Mittel gezielt zu verabreichen.

Auch die weitere Verteilung von Wirkstoffen im Körper bis hin zur Ausscheidung läuft bei Kindern anders. Sämtliche Substanzen werden über die Körperflüssigkeiten verteilt, die sich in den Zellen und um diese herum befinden. Teilweise lagern sie sich auch im Fettgewebe an. Der Körper eines Frühgeborenen besteht zu 90 Prozent aus Wasser, der eines Neugeborenen zu 80 Prozent und der eines zwölf Monate alten Säuglings zu 70 Prozent. Bei älteren Kindern liegt der Wassergehalt bei 60 Prozent. Zudem befindet sich der größte Teil des Körperwassers bei einem sehr jungen Kind außerhalb der Zellen, später mehr und mehr in den Zellen. Das wiederum hat Auswirkungen auf die Dosierung eines Medikaments.

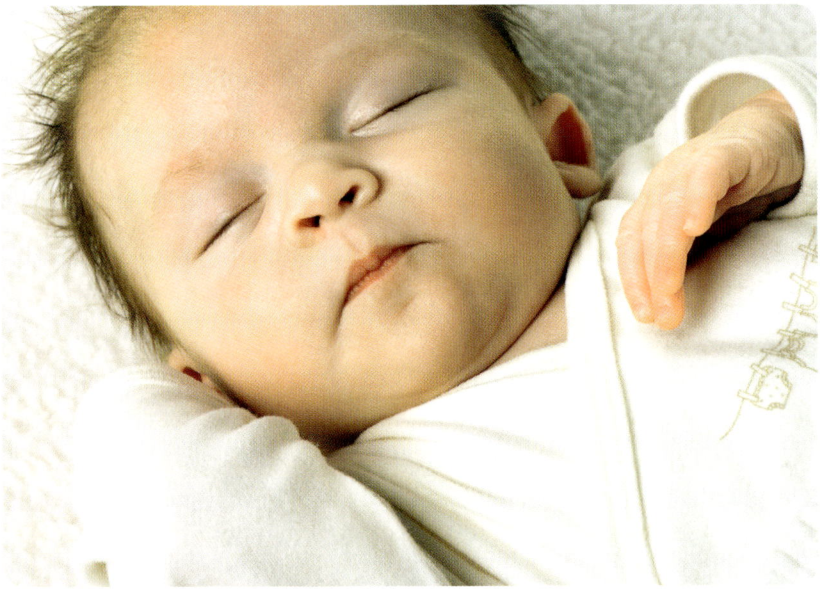

Kinder sind keine kleinen Erwachsenen. Darum brauchen sie eine eigene Dosierung.

Auch der Fettanteil des Körpers ändert sich mit dem Wachstum des Kindes. Bei Frühgeborenen ist er extrem niedrig, er beträgt nur drei Prozent. Bei einem „reif" geborenen Kind liegt er bei zwölf, bei einem Fünfjährigen bei 20 Prozent. Das hat zur Folge, dass fettlösliche Medikamente bei Kindern stets geringer dosiert werden als bei einem Erwachsenen. Wasserlösliche Mittel wiederum müssen in einer höheren Dosierung verabreicht werden, da sie sich in einem größeren Volumen verteilen.

Mittel und Medikamente wirken meist nicht in der Form, in der sie aufgenommen werden. Sie müssen erst in eine chemisch wirksame Struktur umgewandelt, die Abbauprodukte wieder entfernt und ausgeschieden werden. Diese Aufgabe übernehmen unter anderem Enzyme. Auch die Niere und die Leber spielen eine wichtige Rolle. So kommt ein spezielles Abbauenzym (für alle Leser, die es konkret interessiert: Das Enzym heißt CYP 450 3 A7) nur in der Leber eines Fötus vor, also nur im Organismus des noch ungeborenen Kindes. Kurz nach der Geburt ist es schon nicht mehr nachweisbar. Stattdessen werden dann andere Enzyme aktiv, beispielsweise welche mit der Bezeichnung CYP 2 E1, 2 D6, 2 C9 und 2 C19. Weitere Enzyme, wie etwa CYP 1A2, sind sogar erst nach etwa drei Monaten voll aktiv.

Das Vorhandensein von Enzymen entscheidet mit darüber, wie schnell ein Medikament wirkt und wie lange es dauert, bis der kleine Körper es abgebaut hat. Ein Beispiel: Muss ein Baby kurz nach der Geburt operiert werden, erhält es zur Vorbereitung das angstlösende und krampflösende Medikament Midazolam. Diese Substanz wird von den Leberenzymen CYP 3 A4 und CYP 3 A5 abgebaut, deren Aktivität erst zum Ende des dritten Lebensmonats voll entfaltet ist. Bei einem ganz kleinen Kind werden nur 1,2 Milliliter pro Minute und Kilogramm Körpergewicht abgebaut, bei einem drei Monate alten Kind neun Milliliter pro Minute und Kilo Körpergewicht. Entsprechend sensibel wird das Medikament vom Arzt dosiert, je nachdem, ob es einem Baby oder einem Kleinkind verabreicht wird.

Bei der Ausscheidung und somit Entgiftung des Körpers spielen die Nieren und die Leber eine wichtige Rolle. Anfangs arbeiten sie noch unvollständig, legen dann sehr schnell an Größe und Tempo zu. Darum ist die sogenannte Filtrationsrate nach einem Jahr wesentlich höher als nach der Geburt. Im dritten Lebensjahr sind Kinder dann sogenannte „Turbo-Metabolisierer“. Die Leber ist im Verhältnis zum Körpergewicht größer als bei einem Erwachsenen und somit leistungsfähiger. Auch der Magen arbeitet nun flotter, er entleert sich schneller und der Transport des Nahrungsbreis durch den Magen-Darm-Trakt ist beschleunigt. Bei Bedarf müssen Medikamente also in höherer Dosis und in kürzeren Abständen verabreicht werden.

Nicht zuletzt ist bei ganz jungen Kindern auch die Blut-Hirn-Schranke noch nicht intakt. So nennt man die Barriere, die das Gehirn vor dem Eindringen schädlicher Substanzen schützt. Erst im Alter von einem halben Jahr ist sie voll ausgebildet. Darum müssen Mittel, die ein Kind verabreicht bekommt, immer auch im Hinblick auf ihre Giftigkeit für das Gehirn beurteilt werden. So lange das Kind noch gestillt wird, gilt das auch für alle Medikamente, die die Mutter einnimmt. Denn viele Wirkstoffe, die sie einnimmt, erreichen über die Muttermilch auch das Kind.

Viele Arzneimittel sind für Kinder tabu

Die Liste der Medikamente, die für Babys schädlich sind, ist lang.

- So dürfen Arzneien gegen Durchfall, die den Wirkstoff Loperamid enthalten, aber auch Antihistaminika gegen allergische Reaktionen sowie Codeintropfen, die als Hustenstiller eingesetzt werden, Kindern unter zwei Jahren nicht gegeben werden. Sie können einen lebensbedrohlichen Atemstillstand verursachen, denn die Wirkstoffe passieren die noch unvollständige Blut-Hirn-Schranke.
- Leidet das Kind unter Neurodermitis und soll es nachts gegen starken Juckreiz mit einer kortisonhaltigen Salbe behandelt werden, muss die aufgetragene Menge der Creme auf das Alter des Kindes abgestimmt werden. Die Haut eines Babys ist viel dünner als die eines Kleinkinds oder Jugendlichen, sodass ein Teil des Wirkstoffs in den Körper gelangen und Organe schädigen kann. Deshalb sollten Eltern sich dazu immer vom Kinderarzt beraten lassen. Oft helfen auch Hausmittel gegen den starken, oft unerträglichen Juckreiz.
- Auch der Wirkstoff Chloramphenicol, ein Antibiotikum, kann bei Säuglingen zu Vergiftungen und zum sogenannten Grey-Syn-

drom führen. Der Grund dafür: Niere und Leber eines Babys arbeiten noch nicht vollständig, deshalb kann der Wirkstoff nicht zuverlässig verarbeitet und ausgeschieden werden.

- Antibiotika mit Wirkstoffen aus der Gruppe der Tetracycline bilden Komplexe mit dem für die Knochen wichtigen Kalzium. Dadurch kann es zu einer, wenn auch reversiblen, Hemmung des Wachstums kommen. Außerdem schädigt der Komplex den Zahnschmelz. Dieser verfärbt sich schon nach wenigen Anwendungen bräunlichgelb. Das sieht nicht nur unschön aus, die Zähne werden so auch anfällig für Karies.
- Nicht zuletzt darf Säuglingen und Kleinkindern kein ASS gegeben werden (siehe Seite 251). Acetylsalicylsäure, besser bekannt als Aspirin®, kann bei den Kleinen eine wenn auch seltene Leber- und Hirnschädigung verursachen, das sogenannte Reye-Syndrom. Es wurde nach dem australischen Kinderarzt und Pathologen Ralph Reye benannt. In den 1960er-Jahren stellte er den Zusammenhang von Virusinfektionen, der Gabe von ASS und einer anschließenden Leberschädigung mit oft tödlichem Ausgang dar. Zwar sind Ursache und Wirkung bis heute nicht zu 100 Prozent bewiesen. Dennoch sollen Kinder bei Fieber und Kopfschmerzen nicht mit Aspirin® behandelt werden und auch nicht mit anderen Medikamenten, die ASS enthalten. Es gibt genug bewährte Alternativen. Dazu zählen die Wirkstoffe Ibuprofen und Paracetamol. Bei Fieber und Kopfschmerzen kann zudem immer zuerst einmal ein Versuch mit einem Hausmittel gestartet werden.

ASS ist nichts für Kinder. Es gibt gut verträgliche Alternativen wie Ibuprofen oder Paracetamol.

Weil Kinder eben auch körperlich keine „kleinen Erwachsenen" sind, ist es selbst für Ärzte oft nicht einfach, ein geeignetes Mittel zu finden.

Für weitverbreitete Erkrankungen gibt es eine große Auswahl an erprobten Arzneien speziell für Kinder, also für Mittelohrentzündung, Husten, Fieber, Schnupfen und Durchfall. Hier können Kinderärzte aus verschiedenen gut geprüften Arzneien auswählen.

Je jünger das Kind jedoch ist und je seltener und schwerer die Krankheit, umso weniger sichere Kindermedikamente gibt es. Das gilt beispielweise für Arzneien zur Behandlung von Krebs, Herzerkrankungen und Aids.

Das ist zwar schwierig für Eltern und Kinder, hat aber nachvollziehbare Gründe: Studien an kleinen Kindern verbieten sich schon aus ethischen Gründen. Seit dem Skandal um das Schlafmittel Thalidomid (besser bekannt als der „Contergan-Skandal") weiß man, dass ein für Erwachsene verträgliches Medikament für Babys enorme Risiken mit sich bringen kann. Frauen hatten Ende der 1950er-Jahre in der Schwangerschaft Thalidomid eingenommen. Zwischen 1958 und 1961 wurden daraufhin rund 10 000 Kinder mit schweren Missbildungen an Armen und Beinen geboren.

Daher wurden Arzneistudien lange Zeit bei gesunden Männern mittleren Alters durchgeführt. Das führte jedoch auch dazu, dass für schwere Krankheiten nur begrenzt geeignete Medikamente entwickelt wurden. Kinder werden darum bis heute teils mit Arzneien behandelt, die nur für Erwachsene erprobt sind. Natürlich werden sie entsprechend des Alters des Kindes dosiert. Dosiertabellen und auch die Erfahrung in Kliniken helfen dem Arzt, die richtige Dosis zu finden. Dennoch bleibt die Situation unbefriedigend.

Seit 2007 müssen Medikamente nun verstärkt auf ihre Eignung für Kinder geprüft werden. Damals trat die sogenannte „Verordnung über Kinderarzneimittel" in Kraft. Sie fordert für jedes neu zugelassene Medikament und auch für bereits zugelassene Arzneien, für die die Indikation geändert werden soll, eine entsprechende spezielle Prüfung. So soll erreicht werden, dass auch für Kinder und Jugendliche ausreichend Medikamente verfügbar werden, die wirksam und unbedenklich sind.

Grundsätzlich werden Wirksamkeitsprüfungen nur dann genehmigt, wenn sie unter ethischen Aspekten vertretbar sind. So müssen die Risiken, die für ein Kind mit der Prüfung einhergehen, in einem vertretbaren Verhältnis zum Nutzen des Mittels stehen. Das heißt: Nebenwirkungen werden in Kauf genommen, aber nur, wenn Aussicht auf Erfolg besteht, die Krankheit also nach allem, was man weiß, mit dem Medikament erfolgreich behandelt werden kann. Eine Ethikkommission wacht über die Prüfbedingungen und muss der Studie zustimmen. Nicht zuletzt muss für die Teilnehmer seitens der Firma eine Versicherung abgeschlossen werden. Für Eltern, deren Kind gesund ist, scheinen solche Studien mit Kindern verständlicherweise undenkbar. Jedoch sollte man bedenken, dass es für viele Erkrankungen keine speziellen Kindermedikamente gibt und Eltern verzweifelt darüber sind. Sie sind in dieser Situation dann oft dazu bereit, dass ihr Kind im Rahmen eines Versuchs ein unerprobtes Mittel erhält.

Trotz verbesserter Bedingungen ist in den vergangenen Jahren wenig Bewegung in den Kinderarzneimittelmarkt gekommen. Die Pharmaindustrie selbst hat kein großes Interesse an Kindermedikamenten. Die Zahl der Kinder, die an schweren Krankheiten wie Krebs oder Herz-Kreislauf-Erkrankungen leiden und eigene Medikamente benötigen, ist schließlich viel geringer als die der Erwachsenen. Auch müssen Pharmafirmen, die Kinderarzneistudien durchführen, hohe Sicherheitsauflagen einhalten. Sie müssen verschiedene Altersgruppen berücksichtigen, da die Verträglich-

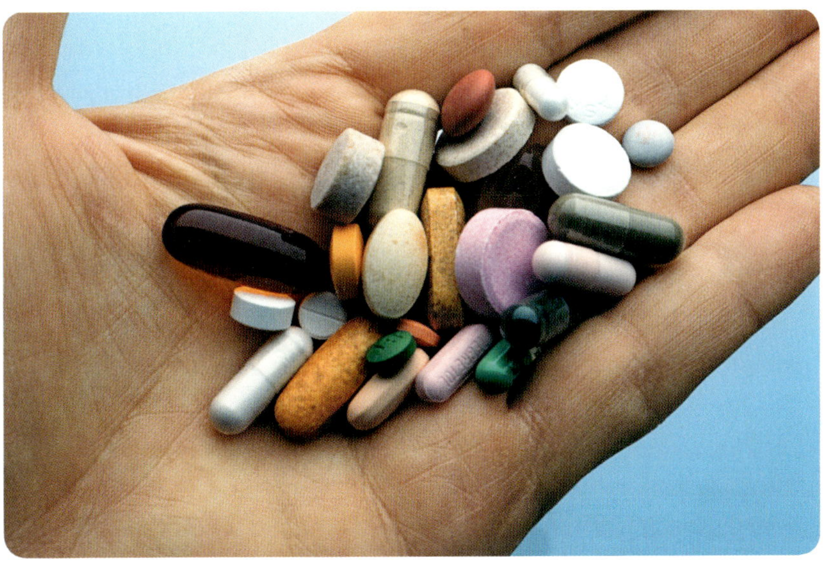

Medikamente gibt es genug am Markt. Nur nicht für Kinder mit eher seltenen Krankheiten wie Krebs oder Aids.

keit von Medikamenten bei Säuglingen, Kleinkindern und Jugendlichen, wie schon beschrieben, sehr verschieden ist. Das alles ist aufwendig, teuer – und lohnt sich deshalb für die Unternehmen oft nicht.

Auch lässt sich mit Kinderarzneien viel weniger Umsatz machen als mit anderen Mitteln. So verordnete in Deutschland jeder Kinderarzt im Jahr 2013 Medikamente „nur" im Wert von rund 118 000 Euro. Bei den Nervenärzten und Neurologen lag der Umsatz je Arzt schon bei über 600 000 Euro. Und Onkologen, die oft sehr teure Medikamente einsetzen müssen, verschrieben jeweils Mittel im Wert von über 1,3 Millionen Euro, so der Arzneiverordnungsreport 2013.

Seit Inkrafttreten der „Verordnung über Kinderarzneimittel" ist kaum Bewegung ins Regal gekommen. Zwischen 2008 und 2013 wurden gut 130 neue Mittel für Kinder zugelassen, so der Verband forschender Arzneimittelhersteller. In den sechs Jahren zuvor waren es mehr als 140 Medikamente gewesen. Die Situation ist also noch lange nicht befriedigend.

Checkliste Medikamente

- Hausmittel helfen Kindern gegen viele Erkrankungen. Oft lässt die Wirkung aber ein wenig länger auf sich warten, als wenn ein Zäpfchen gegeben wird oder ein Antibiotikum. Dafür lernt der Körper des Kindes bei der Behandlung mit Hausmitteln aber, mit den Erregern umzugehen.
- Mittel, die im Arzneischrank der Erwachsenen stehen, dürfen Kindern nicht oder nur in Rücksprache mit dem Arzt gegeben werden. Gefährlich ist es, die Erwachsenendosis oder die Tablette zu halbieren. Arzneien wirken bei Kindern oft ganz anders.
- Rufen Sie besser einmal mehr in der Kinderarztpraxis an, wenn Ihr Kind krank ist. Gerade beim ersten Kind gibt es viele Fragen. Ein guter Kinderarzt wird sich Zeit nehmen, sich mit Ihnen zu besprechen. Ist er nicht erreichbar, fragen Sie in der Apotheke nach und lesen Sie in jedem Fall den Beipackzettel des Medikaments. Dort steht, ob und wie das Mittel Kindern verabreicht werden darf.

Medikamente, die tatsächlich eine Zulassung als Kindermedizin haben, sind meist nur für eine bestimmte Altersgruppe geeignet.

Dilemma für kranke Kinder

Ein Drittel der an Kinder verabreichten Arznei ist nicht für Kinder zugelassen. Diese Medikamente werden „außerhalb des genehmigten Anwendungsbereichs" eingesetzt – das kann die Dosierung betreffen, die Altersgruppe, die Krankheit und auch die Art der Anwendung, ob das Mittel also als Tablette, Spritze, Infusion oder Zäpfchen gegeben wird. Mit nicht für Kinder eindeutig zugelassenen Mitteln werden vor allem Neugeborene und Babys behandelt sowie Erkrankungen therapiert, die bei Kindern selten auftreten. Eine Studie zeigte, dass vor allem Babys im Krankenhaus „off-use" – also mit nicht klar für die Altersgruppe deklarierten Medikamenten – therapiert werden. Der Anteil beträgt hier bis zu 90 Prozent. In der Kinderarztpraxis liegt der Anteil hingegen bei „nur" 13 Prozent.

Das Risiko von Nebenwirkungen ist beim „off-use"-Einsatz besonders hoch. Die Mittel sind für Erwachsene oder ältere Kinder zugelassen, sodass der ganz kleine Körper darauf möglicherweise anders reagiert. Ob ein „off-use"-Medikament eingesetzt wird, muss der Arzt darum sehr genau abwägen. Er wird die Behandlung nur empfehlen, wenn es keine Alternative gibt. Die Eltern müssen stets bestätigen, dass sie einverstanden sind.

- Empfiehlt der Kinderarzt oder die Ärztin ein Medikament, sollten Sie sich an die empfohlene Dosierung halten. Antibiotika beispielsweise müssen immer über mehrere Tage eingenommen werden, also auch nachdem die Beschwerden abgeklungen sind.
- Seien Sie wachsam. Antibiotika werden immer noch zu oft und schnell verordnet – und leider auch immer noch gegen Viruserkrankungen, obwohl sie nur Bakterien Paroli bieten. Jedes zweite drei- bis sechsjährige Kind erhält Antibiotika. Bei Mittelohrentzündung helfen Hausmittel wie beispielsweise Zwiebelsäckchen hervorragend. Bei fiebrigen Erkrankungen sind Wickel das Mittel der Wahl. Gegen Schmerzen können

„Off-label-use" bedeutet, dass es für das Medikament zwar eine Zulassung gibt, nicht jedoch für die konkrete Indikation, also etwa für die Behandlung eines Herzfehlers bei einem Säugling.

Sie eventuell ein Mittel mit einem für Kinder anerkannten Wirkstoff wie Ibuprofen oder Paracetamol in kindgerechter Dosierung geben.

Ein umstrittenes Thema: Impfungen

Anders als für viele Medikamente liegen für den Einsatz von Impfstoffen seit Langem Erfahrungen vor. Dennoch wird kaum ein Thema intensiver und kontroverser diskutiert als die Fragen: Sind die Impfnebenwirkungen nicht größer als der Nutzen? Soll ich mein Kind überhaupt impfen lassen? Und wenn ja, welche Impfungen sind tatsächlich nötig?

Impfen heißt: Ein krank machendes Virus oder Bakterium wird dem Kind in Form eines abgeschwächten oder toten Erregers verabreicht. Daraufhin setzt sich das Immunsystem des Körpers mit dem Eindringling auseinander. Es entwickelt dabei ein Gedächtnis für ihn. Im Falle des Falles, wenn also der krank machende Erreger das Kind erneut heimsucht, kennt die Körperpolizei ihn schon und kann ihn unschädlich machen. Und weil sich das Immunsystem den Erreger besser merken kann, wenn es öfter damit konfrontiert wird, müssen Impfungen wiederholt werden, so lange, bis die Grundimmunisierung erreicht ist. Das wiederholte Impfen heißt Auffrischung.

Geimpft wird gegen verschiedene Erkrankungen, die schwer behandelbar sind, gravierende körperliche Folgen haben können – hier sei als Stichwort die Kinderlähmung genannt – oder auch tödlich enden können. Insgesamt 15 Impfungen empfiehlt die Ständige Impfkommission am Robert-Koch-Institut. Die Fristen dafür beginnen im Säuglingsalter, werden teilweise über Kindheit und Jugendalter fortgeführt und enden im Erwachsenenalter.

Der Impfkalender der Ständigen Impfkommission nennt: Tetanus, Diphtherie, Pertussis (Keuchhusten), Hämophile Influenza Typ B (Hib), Poliomyelitis (Kinderlähmung), Hepatitis B, Pneumokokken, Rotaviren, Meningokokken C, Masern, Mumps, Röteln, Windpocken (Varizellen), Influenza (Grippe) und HPV (Humanes Papillomvirus).

Die Grippeschutzimpfung wird erst ab 60 Jahren und für immungeschwächte Kinder empfohlen und HPV für Mädchen im Teenageralter von zwölf bis 17 Jahren (jedoch möglichst vor dem ersten sexuellen Kontakt). Erst seit 2013 gibt es eine offizielle Empfehlung für die Impfung gegen Rotaviren. Das Virus selbst ist nicht lebensgefährlich. Der Erreger löst aber schwerste Durchfälle und Erbrechen aus. Es kann zu einem lebensbedrohlichen Flüssigkeitsmangel und Elektrolytverlust kommen. Das Robert-Koch-Institut (RKI) geht davon aus, dass jährlich ungefähr 20 000 Säuglinge im Krankenhaus aufgenommen werden, weil sie unter akutem Flüssigkeits- und Elektrolytmangel leiden. Das Risiko, durch das Rotavirus zu sterben, ist laut RKI aber gering.

Viele Eltern stellen sich die Frage, ob sie ihr Kind impfen lassen sollen und wenn ja, welche Impfungen sinnvoll sind. Bei einer Umfrage der Stiftung Warentest sahen 22 Prozent der Teilnehmer Impfungen für Kinder kritisch, die Hälfte davon will die kritische Haltung nicht überdenken. Kurz: Sie lehnt Impfungen ab.

Die Stiftung Warentest führte Ende 2011 eine Online-Umfrage zum Thema Impfen durch. 22 Prozent der 10 000 Teilnehmer sahen Impfungen kritisch.

Fast die Hälfte der Skeptiker hat selbst schlechte Erfahrungen mit dem Impfen gemacht. Noch häufiger aber werden laut Umfrage allgemeine Vorbehalte angeführt. Ein Argument gegen das Impfen ist: „Impfungen nehmen dem Körper die Chance zur natürlichen Auseinandersetzung mit der Erkrankung." Andere Gründe sind: mögliche Nebenwirkungen, Überforderung des Immunsystems, Zunahme chronischer Krankheiten durchs Impfen und Risiken durch Zusatzstoffe in Impfstoffen.

Tatsächlich setzt sich der Körper eines Kindes nicht aktiv mit beispielsweise den Erregern von Mumps oder Masern bei einer Erkrankung des Nachbarkindes auseinander, wenn er eine Impfung erhalten hat. Das kann man als Nachteil sehen. Denn immer deutlicher wird, wie wichtig es ist, dass sich der kindliche Organismus mit möglichst vielen Mikroben „reibt", um ein starkes Immunsystem aufzubauen.

Krankheiten sind unbestritten auch für die Entwicklung der Persönlichkeit des Kindes wichtig. Viele Eltern berichten davon, dass ihr Kind nach durchlebter Krankheit reifer sei als zuvor.

Dennoch sprechen sich viele Kinderärzte für das Impfen aus. Denn die Krankheiten, gegen die geimpft wird, sind teils lebensgefährlich. „Wir glauben, dass auch weniger bedrohliche Erkrankungen ein seelisches Wachsen und Werden ermöglichen und dass Kinder dazu nicht den mit gefährlichen Infektionen verbundenen Gefahren, derer wir uns teils gar nicht mehr bewusst sind, ausgesetzt werden müssen“, meint beispielsweise der Kinderarzt Dr. Herbert Renz-Polster (siehe Anhang Seite 283).

Mehr Impfstoffe, mehr Impfungen?

Eine weitere Befürchtung der Eltern ist laut der oben genannten Umfrage, dass das Immunsystem eines Kindes durch Impfungen überfordert wird. Doch das ist unwahrscheinlich, denn Tag für Tag setzt sich das Immunsystem mit Tausenden von Erregern und Stoffen aus der Umwelt auseinander, die es nicht überfordern,

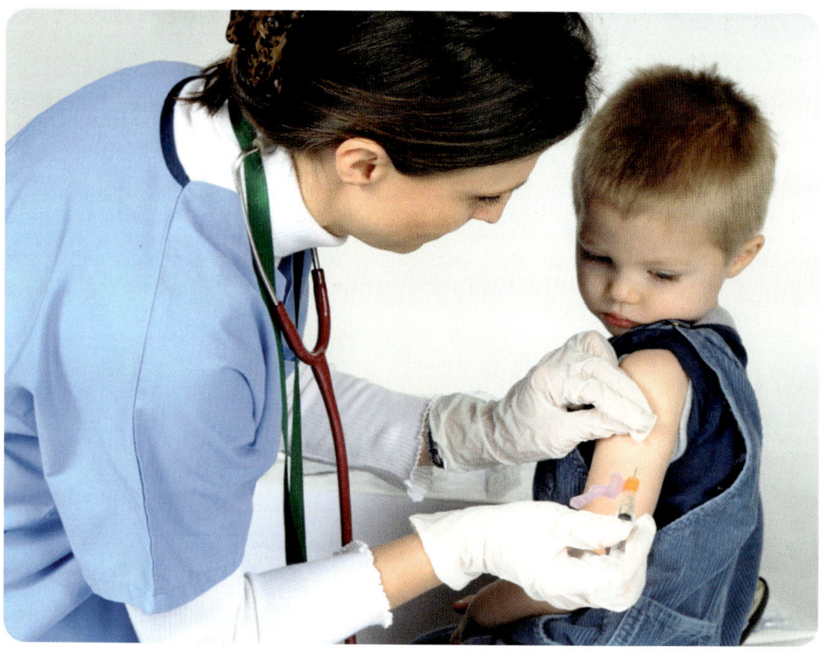

Nur ein kleiner Piks? Bezieht der Kinderarzt den kleinen Patienten mit ein, wird der Schmerz nicht so sehr wahrgenommen.

sondern vielmehr trainieren – mit den Impfstoffen sollte es daher ebenso zurechtkommen.

Auch eine Zunahme von Allergien und anderen chronischen Erkrankungen befürchten Eltern. Begründet wird dies unter anderem damit, dass es heute mehr Impfungen als früher gebe und zugleich die Zahl der Allergiker gestiegen sei. Umgekehrt zeigten schwedische Ärzte, dass Kinder aus anthroposophisch lebenden Familien seltener an Ekzemen leiden – und auch seltener geimpft werden. Doch es stellt sich die Frage, ob Ersteres an den unterlassenen Impfungen liegt oder vielmehr an der insgesamt gesünderen Lebensweise der anthroposophisch aufwachsenden Kinder. Also: ausgewogene Ernährung, rauchfreie Wohnzimmer und weniger Antibiotika, welche ja die Auseinandersetzung mit Krankheitserregern verhindern. Ein Indiz, dass Allergien durch Impfungen nicht zunehmen, ist die Allergierate in der ehemaligen DDR. Hier gab es eine Impfpflicht, sodass fast alle Kinder geimpft wurden. Jedoch gab es dort bis Ende der 1980er-Jahre kaum Allergien. Das änderte sich erst nach der Grenzöffnung. Allergien nahmen zu, die Zahl der Impfungen nahm ab.

Unstrittig ist aber, dass Rückstände des Hühnereiweißes, die in Impfstoffen enthalten sind, Kindern mit einer schweren Eiweißallergie zu schaffen machen können. Da es heute auch Impfstoffe gibt, die kein Hühnereiweiß enthalten, sollte der Kinderarzt vor einer Impfung unbedingt über entsprechende Allergien des Kindes informiert werden.

Gefahr durch Zusatzstoffe?

Impfstoffe enthalten diverse Zusätze, damit sie haltbar, wirksam und keimfrei bleiben. Zu den Zusatzstoffen gehören Formaldehyd, Phenol, Antibiotika und Aluminium. Formaldehyd wird benötigt, um die Virenaktivität des Impfstoffes zu dämpfen. Die Erreger lösen dann also eine Immunreaktion aus, sind jedoch nicht mehr voll aktiv. Antibiotika sorgen im Impfstoff dafür, dass Bakterien ihn nicht verunreinigen. Aluminium wiederum kann die

Wirksamkeit eines Impfstoffs verstärken – und Phenol macht ihn haltbar. In einem Öko-Test zu Impfstoffen beurteilte das Magazin alle für Kinder eingesetzten Impfstoffe mit „sehr gut" – trotz verschiedener Zusätze. Das Magazin, das Formaldehyd in Kosmetika üblicherweise negativ wertet, hält den Konservierungsstoff und Wirkstoffbremser in den Kinderimpfstoffen für akzeptabel. Anders als in Kosmetika ist er in den Impfstoffen nötig und somit sinnvoll eingesetzt.

Lange Zeit wurde auch der quecksilberhaltige Konservierungsstoff Thiomersal für Impfstoffe verwendet. Er wird heute jedoch kaum noch eingesetzt. US-amerikanische Ärzte hatten einen Zusammenhang zwischen dem Konservierungsmittel und dem Auftreten von Autismus hergestellt. Zwar sieht die Weltgesundheitsorganisation (WHO) und auch die europäische Arzneimittelbehörde EMA diesen Zusammenhang nicht. Dennoch ist der Konservierungsstoff weitgehend aus Impfstoffen verschwunden. Sicher ist sicher.

Impfreaktionen nicht ausgeschlossen

Die größte Sorge von Eltern bezüglich der Impfungen sind mögliche Nebenwirkungen. Mütter und Väter befürchten, dass Impfungen dauerhafte Schäden beim Kind verursachen können. Tatsächlich wurde in den vergangenen Jahren immer wieder ein Zusammenhang zwischen Impfungen und verschiedenen Krankheiten wie Diabetes, Autismus, Multipler Sklerose und plötzlichem Kindstod diskutiert. Geimpfte Kinder waren später zum Beispiel häufiger an Diabetes erkrankt als nicht geimpfte. Ob aber tatsächlich der Impfstoff oder vielleicht andere Faktoren wie etwa der Lebensstil die Ursache der Erkrankung waren, konnte nicht bewiesen werden.

Sicher ist hingegen, dass bestimmte Reaktionen auf die Impfung auftreten können. Solche leichten Impfnebenwirkungen sind beispielsweise: Entzündungen an der Einstichstelle, Fieber, Beschwerden an den Gelenken sowie Schreien, Unruhe oder Müdigkeit. Diese Symptome zeigen aber auch, dass die Impfung etwas bewirkt, dass sich der kleine Körper also mit den abgeschwächten Erregern auseinandersetzt.

Wie häufig solche Reaktionen sind, ermittelte der Kinder- und Jugend-Gesundheitssurvey (KiGGS) des Robert-Koch-Instituts. Die Daten von fast 16 000 Kindern und Jugendlichen wurden hierfür ausgewertet. Von 332 Kindern wurde berichtet, dass sie eine oder mehrere Impfungen schlecht vertragen hätten. Die Kombi-Impfung gegen Masern, Mumps und Röteln führte bei etwa 15 Prozent der betroffenen Kinder zu Nebenwirkungen. Sie bekamen Fieber, teils auch Fieberkrämpfe oder sogenannte Impfmasern, einen leichten Hautausschlag, der dem von Masern gleicht. Nebenwirkungen zeigten auch elf Prozent der Kinder, die gegen Zecken (FSME) geimpft wurden. Diese Impfung ist aber keine der empfohlenen Grundimpfungen. Weitere zehn Prozent der befragten Eltern erinnerten sich an leichte Nebenwirkungen, wussten aber nicht mehr, durch welche Impfung sie hervorgerufen wurden.

Lassen Sie sich von Ihrem Kinderarzt beraten. Bleibt die Unsicherheit, holen Sie ruhig eine zweite Meinung bei einem anderen Arzt ein.

Entscheidungshilfe für Eltern

Was also können Eltern tun? Impfungen grundsätzlich zu verdammen scheint ebenso wenig ratsam wie sich gar nicht damit auseinanderzusetzen. Eine gute Anlaufstelle ist der Kinderarzt. Er kennt das Für und Wider und hat oft ein eigenes Impfschema entwickelt. Wenn allerdings Ihre Bedenken dort mit dem Hinweis „Machen Sie sich keinen Kopf. Impfungen sind rundum sicher" weggewischt werden, obwohl es Zweifel gibt, sollten Sie eine zweite Meinung einholen – und vielleicht den Arzt wechseln.

„Die Sorge der Eltern um das Impfen muss man immer ernst nehmen", sagt die Kinderärztin Dr. Anja Seiler aus Schenefeld bei Hamburg. Deshalb sagt sie nie „Heute wird geimpft", sondern nimmt sich Zeit für ein Gespräch. Zwar zahlt das die Krankenkasse nicht. Aber die Kinderärztin möchte Eltern bei der Entscheidung begleiten.

Die Beratung geht in mehrere Richtungen. Stehen Eltern Impfungen positiv gegenüber oder haben sie gar Sorge, dass das Kind ohne Impfung gefährdet sei, rät sie zu allen Impfungen, die die Ständige Impfkommission empfiehlt. Den Eltern hingegen, die starke Vorbehalte haben, schlage sie einen „abgespeckten" Impfplan vor, so Seiler.

Zum „Minimalprogramm" gehören nach Meinung der Ärztin die Impfungen gegen Tetanus, Masern und Polio. Der Tetanuserreger sitzt gern im Schmutz – Kinder, die viel draußen herumbuddeln und sich häufiger verletzen, können sich leicht infizieren. Masern galten lange Zeit als harmlose Kinderkrankheit. Jedoch weiß man heute, dass sie zu lebensgefährlichen Lungen- und Hirnhautentzündungen führen kann. Knackpunkt ist aber, dass es hierzulande nicht möglich ist, nur gegen Masern zu impfen. Der Impfstoff ist nur in Kombination mit dem Impfstoff gegen Mumps und Röteln verfügbar.

Die Impfung gegen Kinderlähmung, Polio, sei zudem wichtig. Die Krankheit gibt es hierzulande zwar kaum mehr. Jedoch kann das Baby sich infizieren, wenn es mit den Eltern im Ausland unterwegs ist. Auch ist das Virus heimtückisch. Wer es einmal im Körper hat, wird es nicht mehr los.

Kinderärzte raten Eltern, die Bedenken in Bezug auf zu viele Impfungen haben, einzelne Impfungen auf einen späteren Zeitpunkt zu verschieben. Dazu gehört die Impfung gegen Hepatitis B. Die Krankheit wird durch Blut und andere Körperflüssigkeiten übertragen. Kinder können also auch noch nach Beginn der Pubertät geimpft werden. Es ist aber wichtig, den Termin konsequent im Auge zu behalten und dann rechtzeitig zu vereinbaren: Da Jugendliche nur noch selten zum Kinderarzt gehen, werden Impfungen gern vergessen.

Voraussetzung für einen späten Impftermin ist jedoch, dass in der Familie niemand an Hepatitis B leidet. Andernfalls wird zur frühen Impfung geraten, da ein Säugling sterben kann, wenn er sich mit Hepatitis B infiziert.

Die Impfung gegen Keuchhusten (Pertussis) kann ebenfalls auf das Erwachsenenalter verschoben werden. Zwar sind Babys im ersten Lebensjahr besonders gefährdet, wenn sie an Keuchhus-

ten erkranken, da es zu lebensgefährlichen Atemaussetzern kommen kann. Jedoch ist der volle Impfschutz ohnehin erst nach dem ersten Lebensjahr erreicht. Ab dann können sie aber schon gut abhusten.
Zwei kanadische Studien zeigen, dass auch die Masernimpfung gegebenenfalls etwas verschoben werden sollte. Wird, wie von der Impfkommission empfohlen, zwischen dem elften und 14. Lebensmonat geimpft, ist der Impfschutz möglicherweise nicht verlässlich. In Kanada war es 2011 zu einem Masernausbruch gekommen. Diejenigen, die vor dem 15. Lebensmonat gegen Masern geimpft worden waren, erkrankten fünfmal häufiger daran als diejenigen, die die Erstimpfungen nach dem 15. Monat erhalten hatten. Am besten war der Impfschutz bei denen, die die Erstimpfung zwischen dem 18. und 23. Lebensmonat erhalten hatten.

Auf die Impfung gegen Windpocken kann man verzichten. Sie verlaufen bei Kindern selten lebensbedrohlich. Auch sei „eine Kinderkrankheit im jungen Alter in Ordnung", so Kinderärztin Sei-

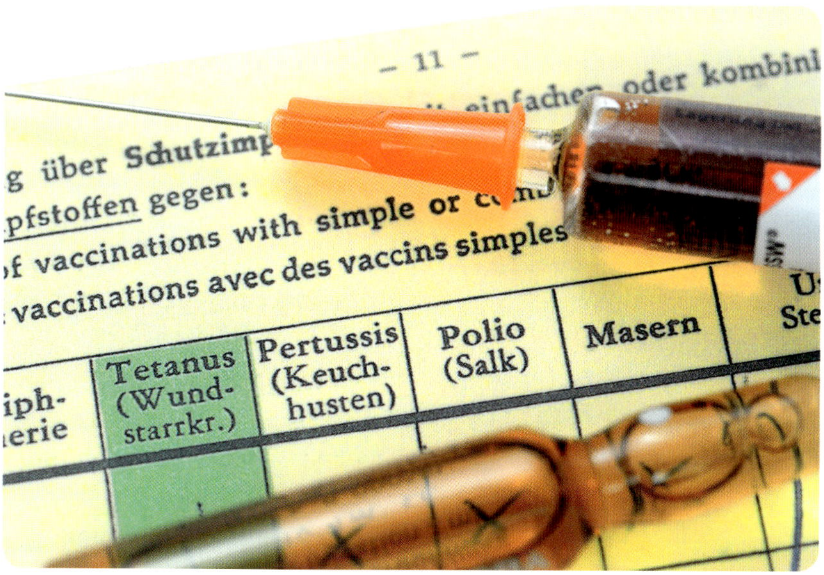

In 24 Monaten 13 Impfungen: das ist viel. Wer Bedenken hat, kann einzelne Impfungen verschieben – in Rücksprache mit dem Arzt.

ler. Hat das Kind jedoch bis zum zehnten Lebensjahr keine Windpocken gehabt, sollte es noch geimpft werden, da die Erkrankung bei Erwachsenen viel massiver als bei Kindern verläuft. Falls Sie unsicher sind, ob Ihr Kind die Krankheit schon unbemerkt durchgemacht hat, können Sie beim Kinderarzt einen Bluttest machen lassen. Er kontrolliert dabei, ob es im Blut bereits Antikörper gibt.

Von einem rät Kinderärztin Seiler ab: sich allzu ausführlich im Internet über Impfungen zu informieren. Dort werde die Diskussion oft sehr unsachlich geführt, was nur verwirrt. Auch stimmt bekanntlich längst nicht alles, was im Internet geschrieben steht. Eltern sollten lieber das Gespräch mit dem Kinderarzt suchen und bei ihm ihre Bedenken äußern.

Sind Eltern in Bezug auf Impfungen sehr unsicher, verweist Anja Seiler aufs Bauchgefühl: „Was würden Sie ganz intuitiv machen?", fragt sie dann. Die Antwort passe dann meist für die Familie. „Eltern und insbesondere Mütter kennen ihr Kind und wissen, was gut fürs Baby ist", weiß die Ärztin.

Checkliste Impfen

- Von der Ständigen Impfkommission werden in den ersten beiden Lebensjahren 13 Impfungen empfohlen. Dies sind die Impfungen gegen Tetanus, Diphtherie, Pertussis (Keuchhusten), Haemophilus influenzae Typ b (Hirnhautentzündung), Poliomyelitis (Polio = Kinderlähmung), Hepatitis B (Leberentzündung), Rotaviren, Pneumokokken (Lungenentzündung), Meningokokken (Hirnhautentzündung), Masern, Mumps, Röteln und Windpocken (Varizellen). Im Alter von zwölf bis 17 Jahren wird Mädchen und jungen Frauen die Impfung gegen das Humane Papillomvirus (HPV) empfohlen. Erst im Seniorenalter oder für immungeschwächte Kinder wird zur Grippeschutzimpfung (Influenza) geraten.
- In Deutschland gibt es keine Impfpflicht. Darum ist es allein die Entscheidung der Eltern, wogegen sie ihr Kind impfen lasen und wogegen nicht. Bedenken sollten Eltern dabei immer auch,

dass das Ziel von Impfungen die sogenannte Herdenimmunität ist. Das heißt, es sollte eine Impfquote von 95 Prozent erreicht werden, sonst kann sich die Krankheit ausbreiten.

- Wer unsicher ist oder Fragen hat, sollte unbedingt mit der Kinderärztin oder dem Kinderarzt sprechen. Wer sich abgewimmelt oder nicht ernst genommen fühlt, sollte zu einem anderen Arzt gehen. Es gibt viele gute Kinderärzte, die hier Hilfestellung bieten.
- Suchen Sie besser nicht im Internet nach Informationen zu den Risiken von Impfungen, da die Aussagen oft widersprüchlich sind, teils zu wenig auf die Sorgen der Eltern eingehen oder auch Panik schüren. So tragen Blogs und Foren oft mehr zur Verunsicherung bei als zur Klärung.
- Zwei hilfreiche Links zum Thema finden Sie im Anhang des Buches (siehe Seite 282).

Eine gute Beratung beim Kinderarzt und das Bauchgefühl sind oft bessere Ratgeber als die allzu ausgiebige Suche nach Informationen im Internet.

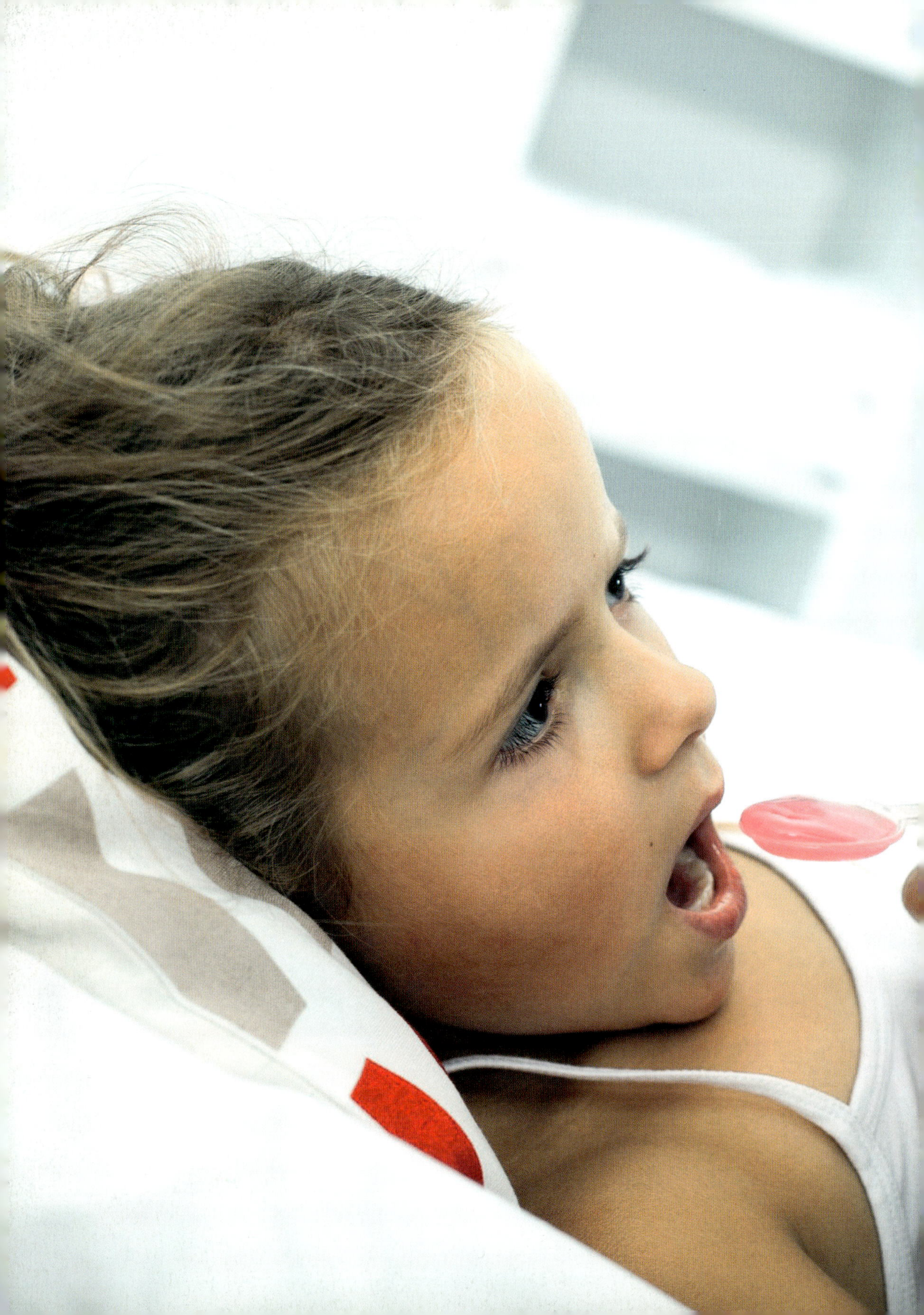

Wie Sie Kindern helfen, gesund zu werden

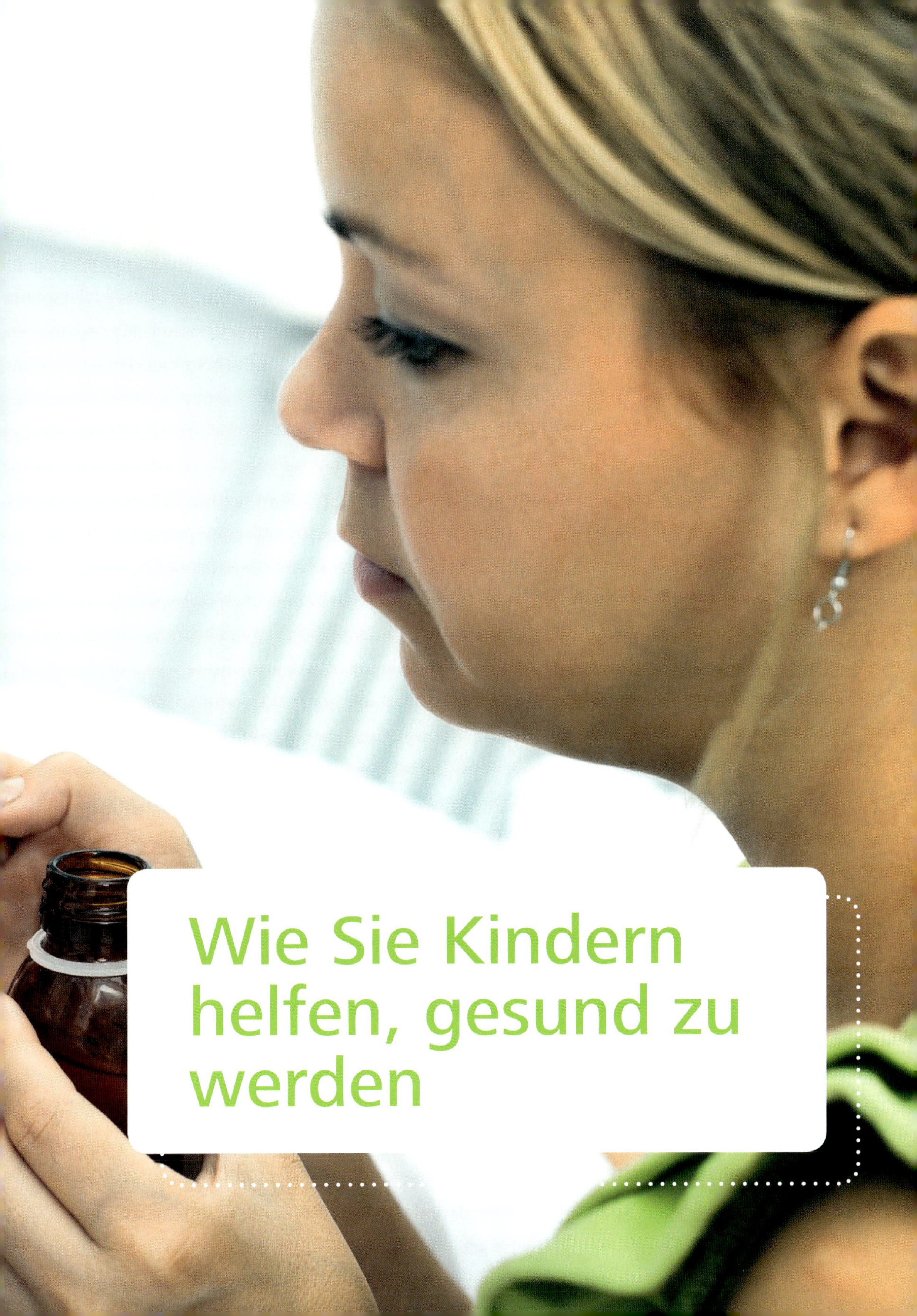

Leo hat Scharlach. Doch seine Medizin will er keinesfalls nehmen. Der Saft mit einem Antibiotikum schmeckt zwar fruchtig und „gar nicht so schlecht", wie seine Eltern meinen. Doch der Zweijährige weigert sich hartnäckig.

Ob die Eltern den Saft in den geliebten Orangensaft oder unters Apfelmus mischen, ob sie Leo raten, sich beim Trinken die Nase zuzuhalten, oder versuchen, ihn mit anderen Argumenten zu überreden: Leo will nicht. Ihm mit Gewalt die Medizin einträufeln, das möchten die Eltern nicht.

In ihrer Not bringen sie Leo ins Krankenhaus. Da er sich dort weiter sperrt, bleibt nur eins: Er muss an den Tropf, bekommt eine Infusion. Anders als erwartet, sträubt er sich diesmal nicht. Im Gegenteil: „Er fand das alles total spannend", erzählt Leos Vater Ben später. Drei Tage bleibt er mit seinem Sohn im Krankenhaus. Leo macht alles prima mit. Kooperiert mit den Schwestern und Ärzten, gibt keinen Mucks von sich, als der Zugang gelegt und entfernt wird. Als er wieder nach Hause darf, ist er das zufriedenste Kind der Welt.

Ein Problem, das nicht nur bei Antibiotika, sondern bei Hausmitteln immer wieder auftaucht: Das Kind will die Medizin oder Behandlung um keinen Preis annehmen und wehrt sich. Eltern brauchen dann nicht nur starke Nerven, sondern auch guten Rat, wie sie das Mittel oder eine Behandlung ans Kind bringen. Darum soll es in diesem Kapitel gehen.

Vorhang auf!

Leo machte den Umweg über das Krankenhaus, um die notwendigen Medikamente zu akzeptieren. Das ist quasi der „worst case". Aber die Idee dahinter funktioniert oft: Man nutzt die kindliche Neugier, um dem Kind ein Medikament oder ein Hausmittel zu verabreichen.

Zunächst aber muss eins klar sein: Die Medizin, der Tee oder die Tropfen *müssen* eingenommen werden. Es gibt keinen Spielraum, keine Diskussionen – (Tipps zu geeigneten Büchern finden Sie im Anhang auf Seite 283).

Ganz großes Theater müssen Sie als Eltern natürlich nicht spielen – passen Sie die Intensität des „Spiels“ am besten an: In Härtefällen können Sie schon einmal alle schauspielerischen Register ziehen. Gerade kleine Kinder bis zu drei Jahren, die den Nutzen einer Behandlung kognitiv meist noch nicht erfassen können, sind durch spielerische, fantasievolle Handlungen motivierbar.

Meist reichen schon kleine Geschichten, um das Kind zur Mitarbeit zu motivieren. Will es beispielsweise keinen heißen Hustentee trinken, kann man erklären, dass die Bakterien, die die Erkältung hervorrufen, damit „verjagt werden“, indem man sie „in heißem Tee badet“ oder „mit warmem Holunderbeersaft duscht“, was sie gar nicht mögen.

Je älter das Kind ist, umso mehr kann man ihm erklären. Schon im Vorschulalter haben Kinder eine gute Auffassungsgabe. Selbst wenn sie im Detail nicht alles verstehen, ist es einen Versuch wert, sie durch Erklärungen zur Mitarbeit zu bewegen.

Tipps für spielerische Krankenpflege

Ein paar Kniffe, mit denen Sie Kindern erfolgreich Medikamente verabreichen oder Behandlungen vereinfachen, hat die Kinderärztin Dr. Anja Seiler für Sie parat:

Soll das Kind inhalieren, also heißen Dampf einatmen, weil die Nasennebenhöhlen verstopft sind, erklärt sie dem kleinen Patienten, er würde „Zauberdampf einatmen“.

Muss das Kind geimpft werden, fordert die Ärztin es auf, auf „eins, zwei“ kurz Luft zu holen (nachdem sie angekündigt hat, dass es etwas pikst). In dem Moment, in dem sie die Spritze gibt, spürt das Kind den Piks zwar und weint vielleicht. Da es aber in den Vorgang einbezogen wurde, aktiv dabei war, „erhöht sich die Compliance“ (die aktive Mitwirkung), so die Kinderärztin.

Kinder altersgerecht informieren und motivieren

Lena hat drei Kinder. Als sie klein waren, machten ihnen immer wieder Mittelohrentzündungen zu schaffen. Die Entzündung im Ohr wurde mit Zwiebelwickeln (siehe Seite 205) kuriert, nicht mit Antibiotika. Ihrem fünfjährigen Sohn erklärte Lena damals, dass die „Zwiebeln die Entzündung rausholen, sodass es abschwillt und die Schmerzen dann nachlassen".

Heute sagt ihr 19-jähriger Sohn, dies sei einleuchtend für ihn gewesen. Auch wenn er damals im Detail nicht alles verstanden habe, so begriff er doch, dass es ihm besser ging, nachdem er den Wickel akzeptiert hatte. So geht es den allermeisten Kindern: Sie wollen, dass es ihnen gut geht, dass sie wieder spielen und toben können und gesund werden. Dafür tun sie viel – wenn sie nur verständlich erklärt bekommen, wie sie mithelfen können.

Nicht das Kind entscheidet über die Behandlung, sondern die Eltern. Das gibt dem Kind Sicherheit.

„Wat mut, dat mut." Diese plattdeutsche Weisheit sollten Eltern dem Nachwuchs vermitteln, wenn es um notwenige Behandlungen geht. Legt das Kind also Widerstand an den Tag, weil es eine Spritze bekommen soll, schreit es herum und brüllt, sollten Eltern in der Sache freundlich, aber bestimmt bleiben. Das Kind bekommt vom Arzt die Spritze. Dabei wird es aber gehalten, beruhigt und später getröstet. „Die Eltern sind die Chefs, nicht die Kinder", betont Lena, die ihre drei Kinder durch so manche Erkrankung begleitet hat.

Die Psychologin Iris Lein-Köhler von der Kinderstation der Uniklinik Ulm (siehe auch Seite 16) beobachtet oft das Gegenteil: dass Eltern sich heute um eine demokratische Erziehung bemühen. Das Kind wird also in jede Entscheidung miteinbezogen oder sie wird ihm sogar komplett überlassen. Nach dem Motto: „Möchtest du das jetzt machen? Ist das okay für dich?" Doch bei einer medizinischen Behandlung erweist sich dies als besonders problematisch. Das Kind kennt keine klare Ansage, verweigert sich oft ganz. Dann ist ein enormer Aufwand nötig, um dem Kind doch die Behandlung zu ermöglichen.

Die betroffenen Eltern unterliegen hier einem Missverständnis. Denn es ist so: Sie verantworten die Gesundheit des Kindes im

Sinne des Rechts der Gesundheitsfürsorge und der Pflicht zum Kinderschutz, nicht das Kind gibt den Ton an.

„Das Kind bekommt zu viel Verantwortung übertragen", so Iris Lein-Köhler. Es könne sich nicht auf die Mutter oder den Vater verlassen, sei mit der Entscheidung überfordert. Darum dürfe man Kinder nicht bei allem und jedem mitentscheiden lassen. „Es ist einfacher, wenn Eltern klar sagen, was gemacht werden muss. Auch Unangenehmes", betont sie.

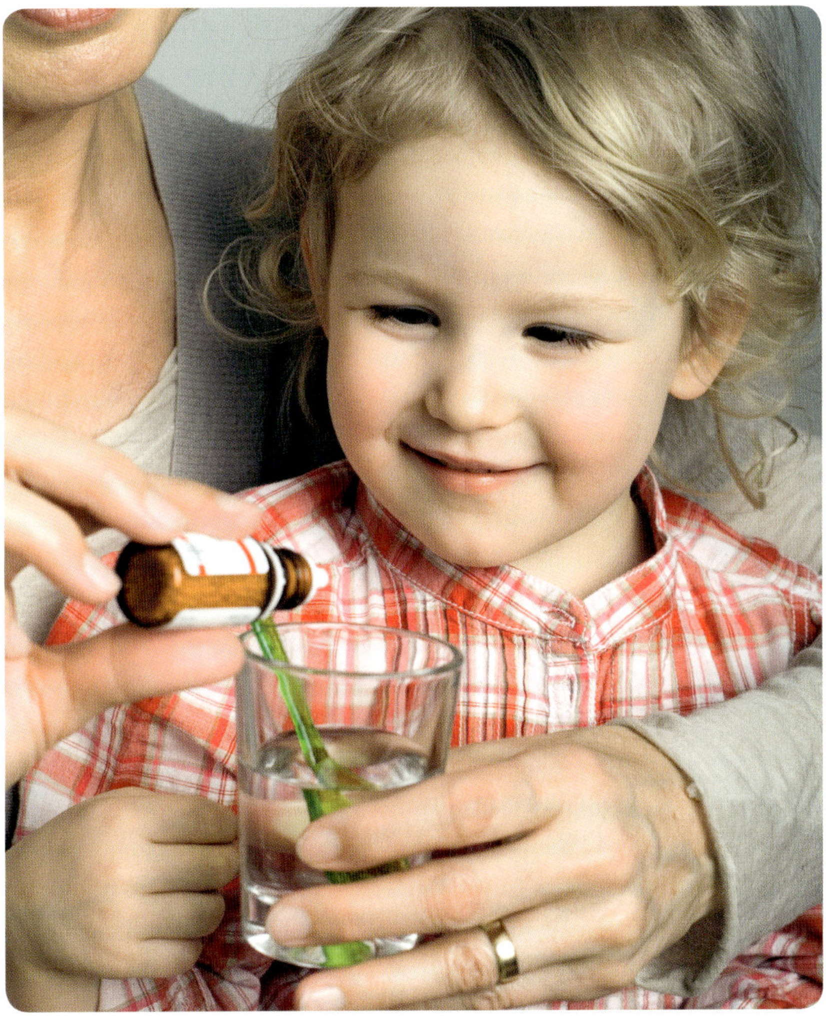

„Bekuschelt" zu werden, hilft Ihrem kranken Kind auf dem Weg der Genesung.

Dafür müssen Eltern davon überzeugt sein, was sie tun – oder sie sollten dem folgen, was der Arzt empfiehlt. Haben die Eltern Vorbehalte in Bezug auf eine Therapie oder eine Behandlung, können diese sich schnell auf das Kind übertragen. Lein-Köhler erlebt das häufig in der Klinik: Die Kinder haben kein Problem damit, Blut abgenommen zu bekommen. Die Eltern aber sind angespannt, weil das Kind zu einem früheren Zeitpunkt einmal dabei geweint hat oder weil sie selbst dies als unangenehm empfinden. Die eigene Nervosität überträgt sich aufs Kind und es wird schwierig. Dann wird dazu geraten, dass das Kind zum Beispiel mit der Schwester zur Blutabnahme geht und die Eltern im Warteraum bleiben.

Stehen Eltern notwendigen Therapien ablehnend gegenüber, fungiert die Psychologin als Mittlerin zwischen Eltern und Ärzten. Es wird versucht, die Eltern für die Behandlung zu gewinnen. Oft sind es Vorbehalte, Missverständnisse oder auch eigene negative Erfahrungen, die die Eltern in Bezug auf eine Behandlung haben. „Im Gespräch gelingt es meist, die Eltern ins Boot zu holen", betont Iris Lein-Köhler.

Nun sind Kinderkrankheiten meist nicht lebensbedrohlich. Die Behandlung mit Hausmitteln ist nicht überlebenswichtig. Doch das Prinzip ist dasselbe: Wer Hausmittel nutzen möchte, wenn das Kind fiebert, hustet oder Kopfschmerzen hat, muss davon überzeugt sein, dass sie die beste Wahl sind. Und wer unsicher ist, sollte schleunigst den Kinderarzt aufsuchen und dort das Kind vorstellen. Am besten einen, der Naturheilmitteln aufgeschlossen gegenübersteht. Das Kind spürt ansonsten die Unsicherheit und kann nicht vertrauen.

Gestalten Sie Krankheitszeiten möglichst ruhig und entspannt. So klappt es auch schneller mit dem Gesundwerden – und Sie selbst bleiben bei Kräften.

Belohnen, aber nicht erpressen

Es kommt natürlich vor, dass der Nachwuchs nicht begeistert von dem ist, was die Eltern für das Beste halten. „Unsere Kinder haben sich immer wieder beschwert, dass die Zwiebelwickel unerträglich stinken", erinnert sich Lena. „Wir haben ihnen dann nicht nur erklärt, warum sie helfen. Wir haben den Kindern auch mal eine

Die goldene Mitte finden

Wichtig ist immer, dass Sie die Balance wahren: klare Anweisungen geben, aber dennoch die Bedürfnisse des Kindes berücksichtigen. Folgende Tipps helfen Ihnen dabei:

- Nehmen Sie Rücksicht auf die Vorlieben des Kindes. Mag es partout nicht mit Salzwasser gurgeln, kann es das stattdessen mit Salbeitee versuchen, der ebenfalls entzündungshemmend wirkt.
- Kinder haben ein gutes Gespür dafür, was ihnen hilft und was gut für sie ist. So verbieten sich heiße Wickel, wenn das Kind Fieber hat. Umgekehrt sind kalte Wickel nicht die richtige Wahl, wenn das Kind friert. Sperrt es sich also massiv, prüfen Sie, ob das Hausmittel in der jeweiligen Situation überhaupt geeignet ist.
- Auch ein Kind, das nichts essen mag, ist nicht einfach trotzig oder hat gar vor, seine Eltern zu ärgern. Der Körper ist jetzt gerade mit der Abwehr der Krankheitserreger beschäftigt. Er will darum keine Nahrung verdauen. Er will sich auf das Wesentliche konzentrieren: Das Gesundwerden.
- Trinken muss das Kind aber. Ob Fieber, Magen-Darm-Infekt oder auch Kopfschmerzen: Flüssigkeit ist wichtig, um einen Verlust auszugleichen, um Erreger abzutransportieren und um die Körperfunktionen aufrechtzuerhalten. Nehmen Sie Rücksicht auf die Geschmacksvorlieben des Kindes. Die meistens Kids mögen verdünnte Obstsäfte und Tees, die leicht süß schmecken, wie etwa Rooibos-, Pfefferminz- und Kräutertees.
- Bei Magen-Darm-Infekten braucht das Kind zusätzliche Mineralstoffe und Spurenelemente. Darum bieten sich hier auch Brühe, schwarzer Tee mit etwas Zucker oder Honig oder auch einmal säurearme Fruchtgetränke an, etwa Bananensaft. Da Fruchtsäfte sehr viel Zucker enthalten, sollten sie aber die Ausnahme bleiben.

kleine Belohnung in Aussicht gestellt. Während die Zwiebelsäckchen am Ohr wirkten, durften die Kids eine halbe Stunde fernsehen, bekamen ein neues Mickey-Mouse-Heft zum Lesen oder die Familie spielte eine Runde ‚Uno'. Man muss das Kind dazu bringen, dass es kooperiert", sagt Lena.

Viele Kinder sind auch sehr motiviert, wenn sie bei der Vorbereitung helfen dürfen. Ist das Kind fit genug, kann es also beim Schnippeln oder Teekochen mitmachen. Wer die Zwiebel mit Taucherbrille schneiden darf, den stört der Geruch dann meist auch nicht mehr so sehr.

Die Stimmung muss stimmen

Für gute Stimmung sorgen, wenn das Kind krank ist? Das scheint leichter gesagt als getan. Vor allem, wenn Mama selbst müde ist, weil sie auch einen Magen-Darm-Infekt hat oder das Baby nachts alle drei Stunden schreit und gestillt werden will. Die Lösung in diesen Fällen: Sorgen Sie immer auch für sich selbst. Zumindest minuten- oder stundenweise. Eltern sollten dabei auch die Hilfe anderer in Anspruch nehmen (siehe auch ab Seite 74).

Gute Stimmung ist wichtig, wenn sich das Kind unwohl fühlt in seiner Haut. Kleine Kinder gehen in Krankheitssituationen oft in der Entwicklung vorübergehend wieder einen Schritt zurück. Je nach Alter wollen sie alle halbe Stunde an die Brust oder gefüttert werden, obwohl sie längst allein essen können, oder sie nässen plötzlich wieder ein. Haben Sie dafür Verständnis, lassen Sie es zu, ohne darüber zu schimpfen. Auch wir Erwachsenen sind dankbar, wenn andere Verständnis dafür haben, dass wir bei Krankheit nicht wie gewohnt funktionieren.

Eltern sollten sich Zeit nehmen zum Kuscheln und Spielen, einfach für das Kind da sein. Das bedeutet nicht, dass das Kind den ganzen Tag umschwärmt werden muss. Ab und zu eine Geschichte vorlesen, ein Spiel spielen oder einfach ein wenig zusammen liegen und kuscheln – und Ihr Kind ist zufrieden.

Kranke Kinder sind zwar oft schlapp und wollen ins Bett, allein sein möchten sie aber nicht. Da der normale Alltag weitergeht,

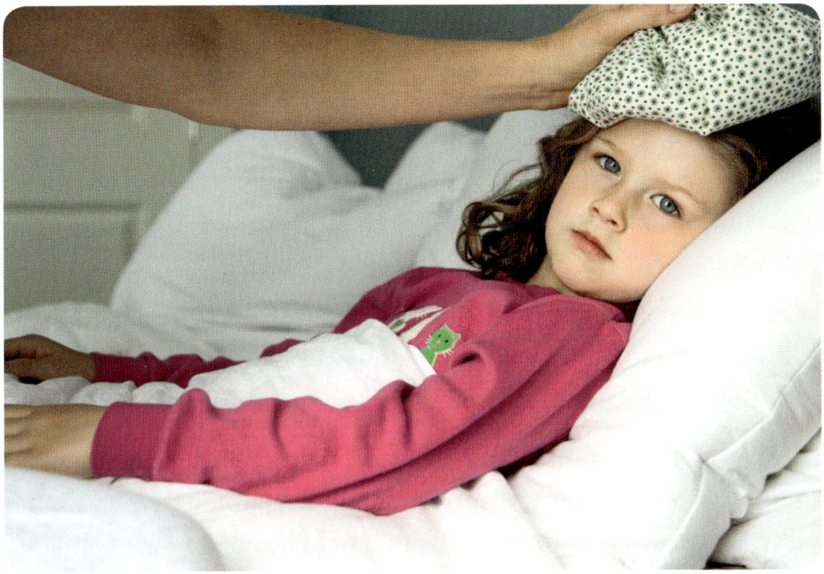

Kranke Kinder wollen gern im Elternbett schlafen. Keine Sorge, dass das „einreißt“: Gesunde Kinder akzeptieren meist problemlos wieder das eigene Bett.

die Küche gemacht, die Wäsche gelegt und die anderen Kinder versorgt werden müssen, kann für das Kind im Wohnzimmer oder in der Küche ein Bett aufgestellt werden. Es ist dann dabei, nimmt am Alltag teil und fühlt sich nicht abgeschoben. Der Fernseher oder laute Musik sollten dort allerdings nicht laufen. Kinder brauchen Zeit und Muße zum Gesundwerden und Erholen.

Kranke Kinder wollen oft nachts nicht allein schlafen, sondern möchten wieder ins Bett der Eltern krabbeln. Dagegen ist grundsätzlich nichts einzuwenden. Vorausgesetzt, die Eltern mögen das. Denn die Nachtstunden sind in Krankheitszeiten oft die einzigen, in denen sich die Eltern selbst auch ein wenig erholen können – ein unruhig schlafendes Kind unterstützt das nicht wirklich. Jedoch kann es auch praktisch sein, wenn das Kind nah bei den Eltern ist. So muss keiner aufstehen, wenn der kleine Patient ruft oder weint.

Eltern sollten sich mit der „Nachtwache“ am besten abwechseln. Denn so wie das Kind seinen Schlaf braucht, benötigen ihn auch die Eltern. Beide.

Übrigens: Sie müssen sich nicht davor fürchten, dass Ihr Kind sich dadurch angewöhnt, dauerhaft im „großen Bett" zu schlafen. Kinder können sehr gut unterscheiden zwischen der Ausnahme und dem Normalfall. Selbst wenn das Kind nach überstandener Krankheit noch mal mit dem Kissen in der Hand nachts um zwei neben dem Bett steht, müssen Eltern nicht nervös werden. Bringen Sie es dann einfach freundlich, aber bestimmt ins eigene Bett zurück, vielleicht mit dem Hinweis, dass es ja nun wieder bei seinem Teddy schlafen kann.

Für ein kleines Kind ist es wichtig, dass Mama oder Papa bei ihm ist. Die Eltern sind anfangs die Hauptbezugspersonen. Gerade, wenn das Kind krank ist, will es nicht stundenlang vom Babysitter oder der Tagesmutter betreut werden. Es möchte bei Mama oder Papa auf den Arm, mit den Eltern kuscheln. Das ist gar nicht so einfach zu organisieren, wenn die Eltern berufstätig sind. Doch Eltern sollten wissen, dass sie Anspruch auf freie Tage für die Betreuung ihres Kindes haben (siehe Kasten auf Seite 70).

Doch auch kleine Kinder akzeptieren es, wenn die Eltern mal für kurze Zeit abgelöst werden. Ob Oma oder Patentante, Hauptsache dem Kind ist der Babysitter bekannt und es besteht ein Vertrauensverhältnis. Ältere Kinder können durchaus auch drei, vier Stunden von Oma oder Opa betreut werden. Letztendlich hängt es aber vom jeweiligen Kind ab, was es braucht. Darauf sollten Eltern mehr hören als auf allgemeine Ratschläge. Unser Sohn wollte noch mit 13 Jahren, dass einer von uns bei ihm im Krankenhaus übernachtet. Formal gesehen war er da längst aus dem Alter heraus, wo ein Kind „so etwas braucht". Für die Schwestern im Krankenhaus war das kein Problem: Sie orderten ein zweites Bett und für das Kind war alles gut.

Keine Angst vorm Arzt

Steht ein Arztbesuch an, sollte man das dem Nachwuchs frühzeitig und in Ruhe erklären. Wer das Kind einfach in den Buggy packt und losfährt, kann kaum darauf hoffen, dass es kooperiert. Doch es hängt natürlich davon ab, wie es dem Kind geht. Ist es schlapp und müde, erklärt man nur kurz, was da kommen wird. Einem Kind, das zwar hohes Fieber hat, aber noch vergnügt herumspringt und somit gut ansprechbar ist, kann man den Arztbesuch genauer erklären. Es ist wichtig, mit dem Kind zu sprechen, es auf den Arztbesuch einzustimmen. Ob Sie mit Ihrem Kind zum Impfen, zur Vorsorgeuntersuchung oder in einem akuten Fall zum Arzt gehen: Sprechen Sie, wenn auch nur kurz, mit ihm darüber.

Was Sie nicht tun sollten: dem Kind falsche Versprechungen machen. Sagen Sie also nicht, dass die Spritze „gar nicht wehtut" oder „es überhaupt nicht bluten wird". Das Vertrauen des Kindes wird zerstört, wenn Erwartung und Tatsachen nicht zusammenpassen. Das Kind wird zukünftig nur mit Unbehagen zum Arzt gehen.

Versuchen Sie, sich auch in die Situation Ihres Kindes zu versetzen, und beziehen Sie es in Gespräche ein, indem Sie ihm kindgerecht erklären, welche Behandlungen nötig sind, und auch, dass es mal kurz wehtun kann.

Wichtig sei, dass „die Chemie zwischen Kind und Arzt oder Ärztin stimmt", betont der Kinderarzt Professor Michael Hermanussen. Zwischen kleinem Patienten und dem Arzt müsse es passen, sonst „sieht man wenig vom Kind". Ein verschrecktes Kind versteckt und verschließt sich, arbeitet nicht mit. Wenn die Chemie zwischen Arzt und Patient oder auch die zu den Eltern selbst nach mehrmaligen Besuchen nicht stimmt, rät der Professor, sollte man die Arztpraxis wechseln.

Wichtig ist, dass der Arzt das Kind direkt anspricht und nicht über seinen Kopf hinweg mit der Mutter kommuniziert. Er sollte dem Nachwuchs sagen, was er plant, er kann auch den Teddy, die Puppe oder das Kuscheltier mit in die Behandlung einbeziehen. Das schafft bei Kindern Vertrauen.

Genauso wichtig sei es, so der Kinderarzt, dass die Eltern sich vom Arzt ernst genommen fühlen. Dazu gehören auch Ängste und Sorgen, die in der jeweiligen Situation zwar vielleicht unbegründet, aber vorhanden sind – ob zum sensiblen Thema Impfen oder zu Nebenwirkungen einer Behandlung. Eltern sollten die Möglichkeit haben, Fragen loszuwerden.

Gut behütet im Krankenhaus

Muss das Kind ins Krankenhaus, ist es hilfreich, wenn es vorher schon einmal das Terrain erkundet. So hat es im Ernstfall eine Vorstellung davon und keine Angst vor dem Unbekannten. Manche Krankenhäuser bieten einen Tag der offenen Tür an, um Kindern und auch Eltern Einblick zu ermöglichen. Darf das Kind in den

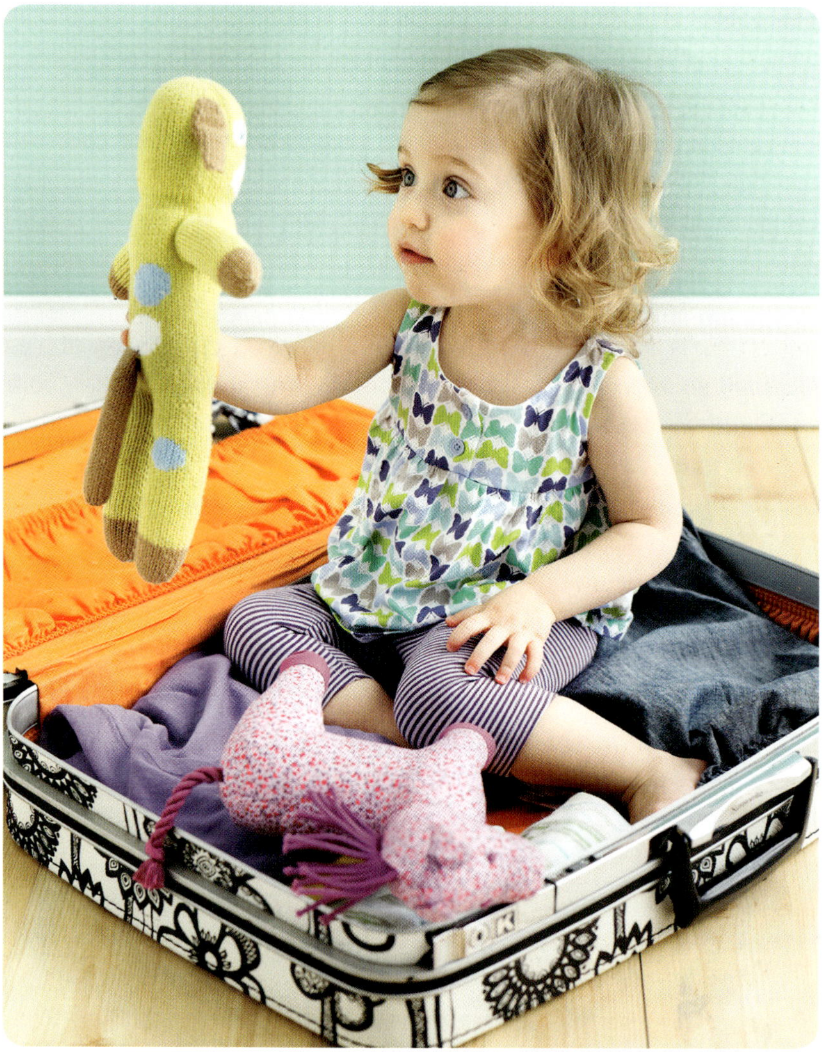

Ein Krankenhausaufenthalt ist für kleinere Kinder ein herausforderndes Erlebnis. Unterstützen Sie den kleinen Patienten, indem Sie bei ihm bleiben. Das Kuscheltier muss aber auch mit.

Rettungswagen klettern, mal am Lenkrad drehen oder die Sirene in Gang setzen, wird es ein gutes Gefühl gegenüber dem Krankenhaus bekommen. Auch Kindergartengruppen haben manchmal die Möglichkeit, ein Krankenhaus zu besuchen und die Kinderstation von innen zu sehen.

Bücher bieten sich darüber hinaus an, um mehr über das Krankenhaus zu erfahren. Auch ein Arztkoffer, mit dem das Kind mit Freunden oder auch mit dem Stoffhasen „Krankenhaus" oder „Arzt" spielt und zum Beispiel der Puppe einen Verband verpasst, bereitet auf den möglichen Tag X vor.

Eltern haben heute in fast allen Krankenhäusern die Möglichkeit, beim Kind zu übernachten. Nicht nur Babys, auch Kinder im Vor- und Grundschulalter sollten unbedingt von Mama oder Papa begleitet werden. Selbst wenn das Kind auf den Aufenthalt gut vorbereitet ist, so ist die Umgebung doch fremd und es ist verunsichert. Falls zu Hause Geschwister betreut werden müssen und es niemanden gibt, der das übernehmen kann, kann man via Krankenkasse eine Haushaltshilfe anfordern.

Üben Sie für den Fall der Fälle: Besuchen Sie mit dem Kind einfach mal ein Krankenhaus.

Muss das Kind doch allein im Krankenhaus bleiben, sollte es auf jeden Fall sein Kuscheltier, einen vertrauten Schlafanzug und auch ein Knuddelkissen dabeihaben. Steht der Abschied bevor, sollten Eltern sich nicht davonschleichen. Sie müssen dem Kind klar sagen, dass und wann sie wiederkommen, also zum Beispiel am nächsten Morgen zum Frühstück. Das Kind wird wahrscheinlich dennoch kurz weinen, aber es hat nun die Sicherheit, dass Mama oder Papa morgens wieder da ist. Schwestern und Pfleger auf der Kinderstation werden ihm helfen, die Nacht gut zu überstehen.

So zieht das Kind mit

Wenn Sie einige motivierende Elemente einsetzen, erleichtern Sie Ihrem Kind die Genesung. Hier finden Sie einige Tipps dazu:

- Kinder sind nicht immer begeistert, wenn sie ein Hausmittel oder ein Medikament einnehmen sollen. Manchmal hilft es schon, die Darreichung zu ändern, um ans Ziel zu kommen: also Globuli statt Tropfen, Zäpfchen statt Saft.

- Wehrt sich das Baby dagegen, ein Mittel mit dem Löffel einzunehmen, kann man es mit einem Tropfer versuchen. Damit wird die Medizin in den Mund geträufelt. Einen solchen Tropfer gibt es in der Apotheke.
- Ältere Kinder kann man auffordern, sich die Nase zuzuhalten, während sie Saft oder Tropfen einnehmen. Wenn das Kind gar nicht mitzieht, kann man den Arzt nach einem anderen Präparat fragen. Nicht ratsam ist es, die Tropfen in den Pudding zu mischen. Kinder sind aufmerksam, sie schmecken das Bittere oder Künstliche sofort heraus. Außerdem stimmt schnell die Dosis nicht mehr, wenn das Kind beispielsweise den Pudding nur zur Hälfte aufisst.
- Tabletten und Dragees sind etwas für größere Kinder, da sie meist im Ganzen heruntergeschluckt werden müssen, was Babys und Kleinkindern noch nicht gelingt. Weigert sich das Kind, darf die Tablette nicht einfach zerkleinert oder eine Kapsel geöffnet werden. Tabletten sind oftmals mit einer Schutzschicht überzogen, die den Wirkstoff vor der Magensäure schützt. Der Wirkstoff soll erst im Dünndarm aufgelöst werden. Möchten Sie ein Medikament zerkleinern, halten Sie Rücksprache mit dem Kinderarzt oder fragen Sie in der Apotheke nach.
- Medikamente dürfen nicht einfach in Lebensmittel gerührt oder mit ihnen vermischt werden, um die Einnahme zu erleichtern. Denn es gibt Wechselwirkungen zwischen den Inhaltsstoffen. Pampelmusensaft kann beispielsweise die Wirkung von Medikamenten gegen Allergien verstärken, die Wirksamkeit von Eisenpräparaten und Antibiotika (Tetrazyklinen) wird durch Milchprodukte herabgesetzt.
- Finden Sie heraus, welche Tees, Wickel und Anwendungen Ihrem Kind gefallen und sogar Spaß machen. Das erhöht die Bereitschaft mitzumachen. Schreiben Sie alles in ein Heft, um beim nächsten Mal zu wissen, welches Kind in der Familie welche Therapie akzeptiert.

- Bedenken Sie immer, dass Sie als Eltern die Linie vorgeben. Das Kind wählt also aus einem vorgegebenen „Sortiment" aus, das Sie bestimmen.
- Setzen Sie Hausmittel oder Medikamente nie unter Zwang ein. Das zerstört das Vertrauen und Ihr Kind wird Medikamente und Hausmittel verabscheuen.

Es ist nicht selbstverständlich, dass ein Kind im Krankenhaus, beim Arzt oder auch zu Hause, wenn ein Hausmittel verabreicht wird, mitspielt. Es kann toben, schreien, um sich schlagen oder sich unter dem Sofa verkriechen. Eltern sollten versuchen, locker zu bleiben, auch wenn's schwerfällt. Und sie sollten selbst kleine Fortschritte loben.

Checkliste: Kinderarztpraxis

- Die Chemie zwischen dem Arzt und dem jungen Patienten sowie seinen Eltern muss stimmen. Darum im Zweifelsfall immer eine Praxis wählen, die zu Ihnen und Ihrem Kind passt, auch wenn sie ein Stück entfernt liegt.
- Ob es zwischen Kind und Arzt harmoniert, merken Sie auch daran, ob auf Fragen und Sorgen eingegangen wird, ob Sie über Nebenwirkungen einer Behandlung in für Sie zufriedenstellender Weise aufgeklärt werden.
- Genauso wichtig ist es, dass die Ärztin oder der Arzt mit dem Nachwuchs behutsam umgeht, dass das Kind direkt angesprochen wird, dass ihm erklärt wird, was passiert.
- Das Wartezimmer sollte kindgerecht eingerichtet sein: Zum Beispiel sollte es hier eine Spielecke, einen kleinen Tisch mit Büchern oder gar eine Rutsche geben.
- Wie ist die Praxis organisiert? Müssen Familien ewig warten, bis sie dran sind? Kann man vorher anrufen und nach der Wartezeit fragen? Bekommt man auch spontan einen Termin, wenn es „brennt"? Sind die Arzthelferinnen freundlich oder genervt, wenn Sie eine Frage haben?

Checkliste: Gut vorbereitet ins Krankenhaus

- Begeistert wird kaum ein Kind sein, wenn es ins Krankenhaus muss. Ob mit Termin oder ganz plötzlich, weil es einen Unfall hatte. Eltern können ihm dabei helfen, sich dort wohlzufühlen.
- Ist der Besuch geplant, sollte das Kind auf den Aufenthalt durch Bücher und Spiele vorbereitet werden. Dann ist es vielleicht sogar neugierig auf das, was da kommen wird.

Eltern können beim kranken Kind bleiben

Wenn der Nachwuchs krank ist, haben Eltern ein Anrecht darauf, bei ihm zu bleiben. Berufstätige Eltern können pro Kalenderjahr für je zehn Arbeitstage für die Pflege eines kranken Kindes freigestellt werden, sofern es keine andere Betreuungsmöglichkeit gibt, etwa durch die Großeltern. Das Kind muss aber jünger als zwölf Jahre sein. Gibt es Geschwister, können Mama und Papa insgesamt je 25 Tage zu Hause bleiben.

Alleinerziehende Eltern haben Anrecht auf 20 bezahlte Arbeitstage je Kalenderjahr, an denen sie beim Kind bleiben können. Bei mehreren Kindern erhöht sich die Zahl auf maximal 50 freigestellte Arbeitstage je Jahr.

Grundsätzlich wird das Gehalt an diesen Tagen weitergezahlt. Jedoch gibt es Arbeits- und Tarifverträge, die die sogenannte Freistellung zur bezahlten Pflege ausschließen. In dem Fall würden die Eltern also an den Tagen, an denen sie fürs Kind zu Hause bleiben, keinen Lohn vom Arbeitgeber erhalten.

Wer gesetzlich krankenversichert ist und das Kind bei sich mitversichert hat, kann über die Krankenkasse ein sogenanntes Kinderkrankengeld beantragen. Es beträgt jedoch nur 70 Prozent des Bruttoeinkommens. Um dies zu erhalten, benötigen Eltern eine Bescheinigung der Kinderarztpraxis und müssen belegen, dass niemand anderes als sie selbst sich um das Kind kümmern kann. Private Kassen zahlen kein Kinderkrankengeld.

- Sollte eine schmerzhafte oder unangenehme Behandlung anstehen, etwa eine Blutabnahme oder das Eingipsen des Armes, erklären Sie dem Kind vorher, dass es ein wenig wehtun oder unangenehm werden könnte.
- Nehmen Sie das Kind auf den Schoß, wenn es möchte. So halten Sie Kontakt. Atmen Sie selbst ruhig ein und aus. Die Ruhe überträgt sich aufs Kind.
- Machen Sie Ihrem Kind freundlich, aber bestimmt deutlich, dass der Doktor und die Schwestern das Sagen haben. Bleiben Sie selbst klar. Das Kind sollte Ihre Sicherheit spüren.
- Falls Sie doch unsicher in Bezug auf eine Behandlung sind, fragen Sie beim Personal nach. Vielleicht gibt es die Möglichkeit, nochmals allein, ohne Kind, mit den Ärzten zu sprechen.
- Wenn das Kind über Nacht bleiben muss, sollten Sie mit im Krankenhaus bleiben. Das hilft dem Kind, und es kann Vertrauen zur Umgebung fassen. Sollte dies nicht möglich sein, verbringen Sie trotzdem so viel Zeit wie möglich beim Kind. Beim Abschied sagen Sie ihm, dass Sie am nächsten Tag wiederkommen und wann, also beispielsweise nach dem Frühstück oder zur nächsten Untersuchung.

Wie Eltern Krankheitszeiten überstehen

Paul war der Erste. Mittags wollte er nichts essen, nachmittags legte er sich freiwillig aufs Sofa. Und am frühen Abend hatte er sich bereits mehrmals übergeben. Er war den ganzen Abend über weinerlich, wollte, obwohl schon drei Jahre alt, ständig auf den Schoß und nachts ins „große Bett" zu den Eltern – die auf diese Weise auch kaum Schlaf fanden. Drei Tage lang übergab er sich, aß kaum und trank wenig. Und selbst das Wenige kam meist wieder heraus. Der Kleine hatte sich im Kindergarten einen heftigen Magen-Darm-Infekt eingefangen. Zwar zum Glück keine Rotaviren, die nicht selten einen Aufenthalt auf der Intensivstation erforderlich machen, weil Kinder schnell lebensbedrohlich dehydrieren, also sehr viel Flüssigkeit verlieren. Doch auch ein „normaler" Magen-Darm-Infekt schlaucht. Kinder wie Eltern.

Als sich bei Paul langsam Besserung einstellte, ging es bei Leon los, Pauls kleinem Bruder. Er übergab sich tagelang, war sehr anhänglich, wollte nichts essen und weinte viel. In den zehn Tagen der Erkrankung lief bei Anne, der Mutter der beiden, die Waschmaschine täglich. Sie war nur noch am Aufwischen, Wäscheaufhängen, Trösten, Teekochen und Beruhigen.

Nachts tat Anne kaum ein Auge zu, weil immer eins der Kinder ins Elternbett kam und sie durch den einen oder anderen Arm im Gesicht beim Schlafen gestört wurde. Als auch Leon schließlich halbwegs genesen war, ging es bei ihr los. Bis sie wieder einigermaßen auf den Beinen war, verging gut eine Woche. Und ihr Mann war auch noch ausgerechnet in dieser Zeit auf einer längeren Dienstreise …

Zum Glück brachte Annes Mutter mittags Essen, das nur noch aufgewärmt werden musste. Sie ging einkaufen mit dem Kind, das gerade fit war, und auch auf den Spielplatz. Als es Anne schlecht ging, nahm ihre Mutter stundenweise beide Kinder zu sich nach Hause. So konnte Anne sich ein bisschen ausruhen. Bis die ganze Familie wieder auf den Beinen war, verging fast ein Monat.

Sorgen Sie für starke Nerven

Wenn ein Kind oder sogar die ganze Familie krank ist, herrscht oft Ausnahmezustand. Der gewohnte Alltagsrhythmus gerät aus dem Takt, alles läuft aus dem Ruder. Kinder sind anhänglicher als sonst, sie brauchen mehr Zuwendung und extra Kuscheleinheiten. Ein krankes Kind schläft oft nicht länger durch, sondern es nickt nur kurz ein, ist dann wieder hellwach und quengelt. Es ist schlecht gelaunt und launisch. In der einen Minute will es Orangensaft, in der nächsten doch lieber Tee – und schließlich eine Apfelschorle trinken. Die es dann versehentlich umkippt, sodass alles aufgewischt und geputzt werden muss.

Natürlich geben Mama und Papa ihr Bestes. Sie versuchen freundlich und zugewandt zu sein, für das Kind da zu sein. Doch der Elternteil, der das Kind hauptsächlich betreut, stößt auch schnell an die eigenen Grenzen. Eltern müssen immer dafür Sorge tragen, dass sie selbst genug Schlaf bekommen, ausreichend essen und trinken. Sie sollten sich fragen: Was brauche ich, um auf den Füßen zu bleiben? Bei einem Dreitagefieber kommt dem Sich-etwas-Gutes-Tun natürlich weniger Bedeutung zu, als wenn alle vier Kinder nacheinander Scharlach bekommen und die Eltern wochenlang im Krankheitseinsatz sind. Dann sollten sie auch an sich denken und wie gewohnt zum Sport oder Chor gehen.

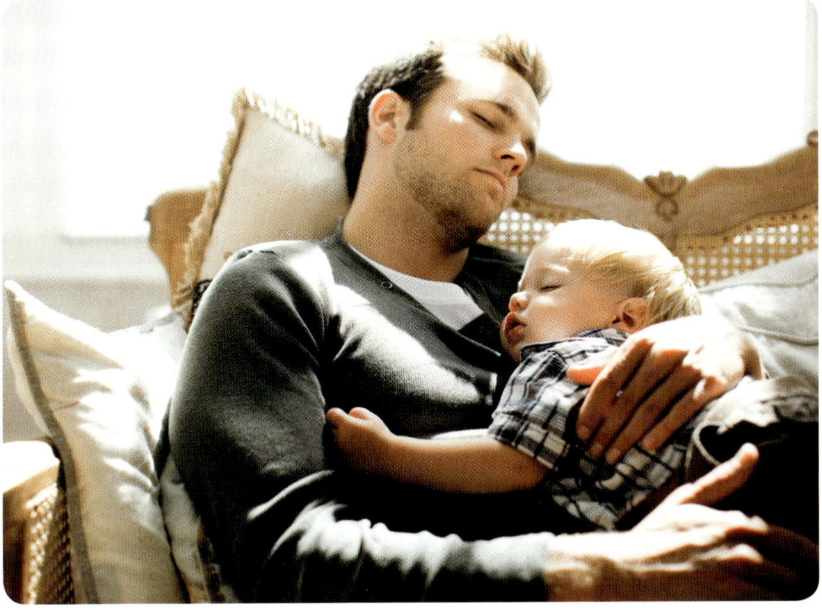

Versuchen Sie, wann immer es möglich ist, etwas Ruhe zu finden – notfalls mit Kind. Auch Ihre Reserven werden in Krankheitszeiten schneller erschöpft, Sie brauchen Pausen!

Eltern sollten also auch für sich Sorge tragen. Um dann mit voller Kraft fürs Kind da zu sein.

Reservieren Sie also jeden Tag konsequent zehn Minuten für Ihre Entspannung. Das ist besser als gar nichts. Was man in dieser wenigen, aber kostbaren Zeit tut, ist egal. Hauptsache, sie ist für einen selbst reserviert – und man beginnt nicht, mal eben schnell die Wäsche aufzuhängen, die Mails zu checken oder den Anrufbeantworter abzuhören.

Einem hilft es, Löcher in die Luft zu gucken, einem anderen, einen kurzen, schnellen Spaziergang zu machen oder ein heißes Bad zu nehmen. Entspannend wirkt es auch, Musik zu hören, einen Roman zu lesen oder einfach im Garten Unkraut zu zupfen. Wer Yoga beherrscht, eine Entspannungs- oder Meditationsübung parat hat, der profitiert jetzt davon. Das alles kann Eltern wieder auf den Boden bringen.

Nehmen Sie Hilfe an

Das kranke Kind kann nicht allein bleiben. Und es sind vielleicht auch noch Geschwister da, die betreut und versorgt werden wollen. „Es ist unbedingt notwendig, dass Eltern ihre Unterstützungs-Systeme aktivieren", betont Iris Lein-Köhler von der Klinik für Kinder- und Jugendmedizin des Uniklinikums Ulm. Das können Oma und Opa, Tanten, Onkel, Paten, befreundete Familien oder ältere Geschwister sein. Um Unterstützung kann man außerdem auch die Tagesmutter, der Babysitter oder eine freundliche Nachbarin bitten.

Das setzt allerdings voraus, dass man sich ein Netzwerk aufgebaut hat. Beim ersten Kind dauert es ja meist etwas, bis der Helfer-Kreis aus Babysitter, befreundeten Eltern und Tagesmutter steht. Hinzu kommt: Die eigenen Eltern leben meist nicht unbedingt in der Nähe. Und wenn, haben sie heute oft eigene Pläne, können also nicht regelmäßig die Enkel betreuen. Sie arbeiten noch, wollen viel reisen oder an der Seniorenuni studieren. Oder sie wollen die Enkelkinder betreuen, sind aber nicht gut zu Fuß oder haben einen Partner zu pflegen.

Gerade, wenn die eigenen Eltern nicht greifbar sind, sollten Eltern Zeit und auch Geld in den Aufbau eines Netzwerks investieren, also Kontakt zu anderen Familien suchen, einen liebevollen Babysitter engagieren oder eine Kinderfrau suchen, die die Kinder

von klein auf miterlebt. Auch Freunde, die selbst keine oder schon ältere Kinder haben, können tolle Betreuungspersonen sein.
Wer Sorge hat, als Rabenmutter oder -vater zu gelten, sollte an das afrikanische Sprichwort denken, wonach es ein ganzes Dorf braucht, um ein Kind großzuziehen. Seitdem die Großfamilie passé ist, sind Mutter oder Vater oft die einzigen Bezugspersonen fürs Kind. Doch ein Elternteil ist mit der „Brutpflege" schnell überfordert. Gerade in Krankheitszeiten. Das „Dorf" wiederum kommt dem Kind zugute. Die außerfamiliären Helfer gehen anders mit dem Kind um. Sie bringen zudem Anregungen in die Beziehung ein. Und sie sind meist entspannter: Wer nur stundenweise ein weinendes Kind um sich hat, ist nicht so schnell genervt.

Falls Sie kein eigenes Netzwerk haben, können Sie dennoch kurzfristig Unterstützung bekommen. Es gibt verschiedene Einrichtungen, die Leih-Omas vermitteln oder einen Mütternotdienst anbieten (siehe Adressen im Anhang, ab Seite 282).

Überlegen Sie sich schon vorab, wie Sie in Krankheitszeiten den Familienalltag regeln können und wo Sie Unterstützung finden.

Regeln Sie die Zuständigkeiten – so zeitig wie möglich

Ist ein Kind krank, sollte klar sein, wer von den Eltern vorrangig für eine aktuelle Situation „zuständig" ist. Für berufstätige Paare ist es besonders wichtig, eine Regelung zu finden. Eltern können zum Beispiel tageweise festlegen, wer im Falle des Falles zu Hause bleibt. Oder dies in Abhängigkeit vom Job festlegen. Es sollte nicht automatisch die Mutter sein, die diese Situationen allein zu koordinieren hat. Darum müssen die Zuständigkeiten geregelt sein. Und zwar möglichst, bevor das Kind auf die Welt kommt. Spätestens aber beim ersten Magen-Darm-Infekt.

Auf Geschwisterkinder achten

Wenn Sie mehrere Kinder haben, ist Hilfe von außen doppelt wertvoll. Neben einem kranken Kind können Geschwisterkinder schnell ins Hintertreffen geraten. Vor allem, wenn das Kind län-

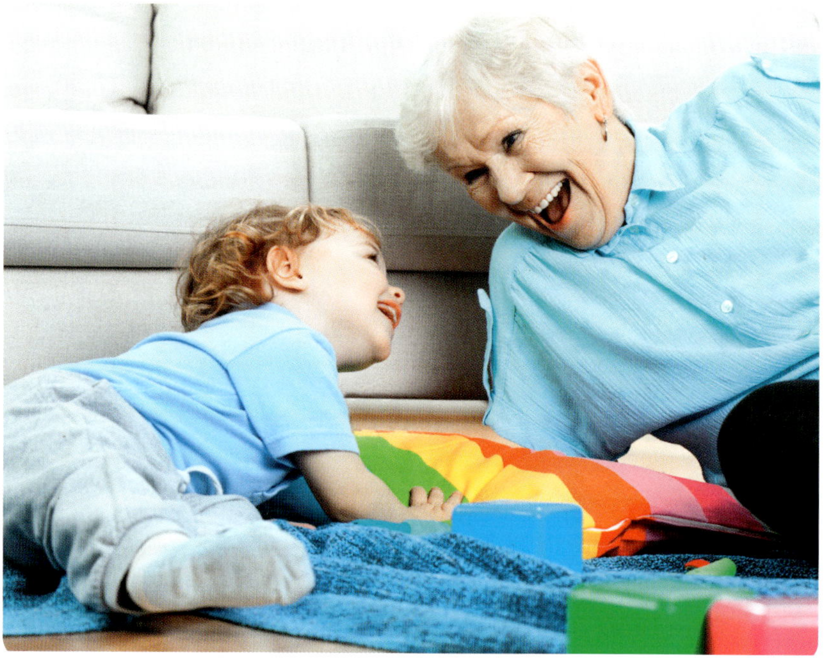

Ob fürs kranke Kind oder für die Geschwisterkinder, eine fitte Oma oder ein anderer lieber Helfer ist jetzt Gold wert.

gere Zeit krank ist, sollten Eltern die anderen Kinder besonders im Blick haben. Schön ist es, wenn sie sich Extrazeit und Raum für gesunde Geschwisterkinder schaffen können: Unternehmen Sie etwas mit den gesunden Kindern, spielen Sie mal gemeinsam ein Spiel, hören Sie sich an, welche Sorgen und Freuden Ihre Kinder bewegen. Die Oma oder der Babysitter passen derweil auf das kranke Kind auf.

Umgekehrt kann auch eine Betreuungs- oder eine Bezugsperson für ein gesundes Geschwisterkind da sein, ihm die Aufmerksamkeit schenken, die ihm die Eltern gerade nicht geben können. Oma kann einen Ausflug mit ihm machen, es zum Turnen oder zum Singen bringen, der Babysitter mit ihm auf den Spielplatz gehen oder zum Schwimmen.

Schön ist es auch, wenn das gesunde Kind in die Situation einbezogen wird. Es kann dem kranken Bruder eine Banane oder etwas zu trinken bringen oder ihm ein Bild malen. Vorausgesetzt natürlich, die Erkrankung ist nicht hochansteckend. Je nach Alter können Eltern dem gesunden Kind auch erklären, was die Schwester hat und warum sie gerade ein bisschen mehr Aufmerksamkeit benötigt. Ganz kleine Kinder verstehen das zwar noch nicht, ältere sind aber schon sehr verständig.

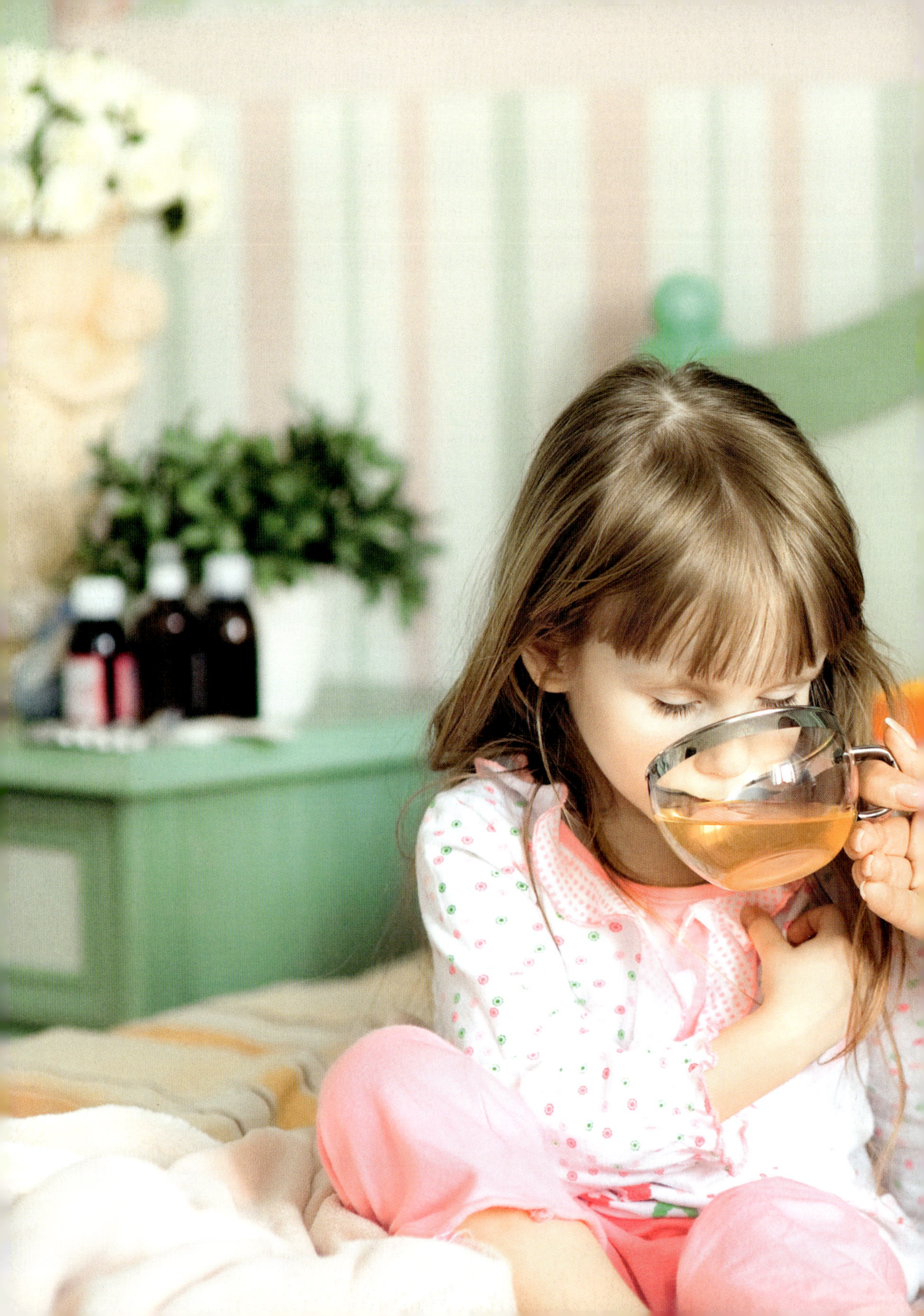

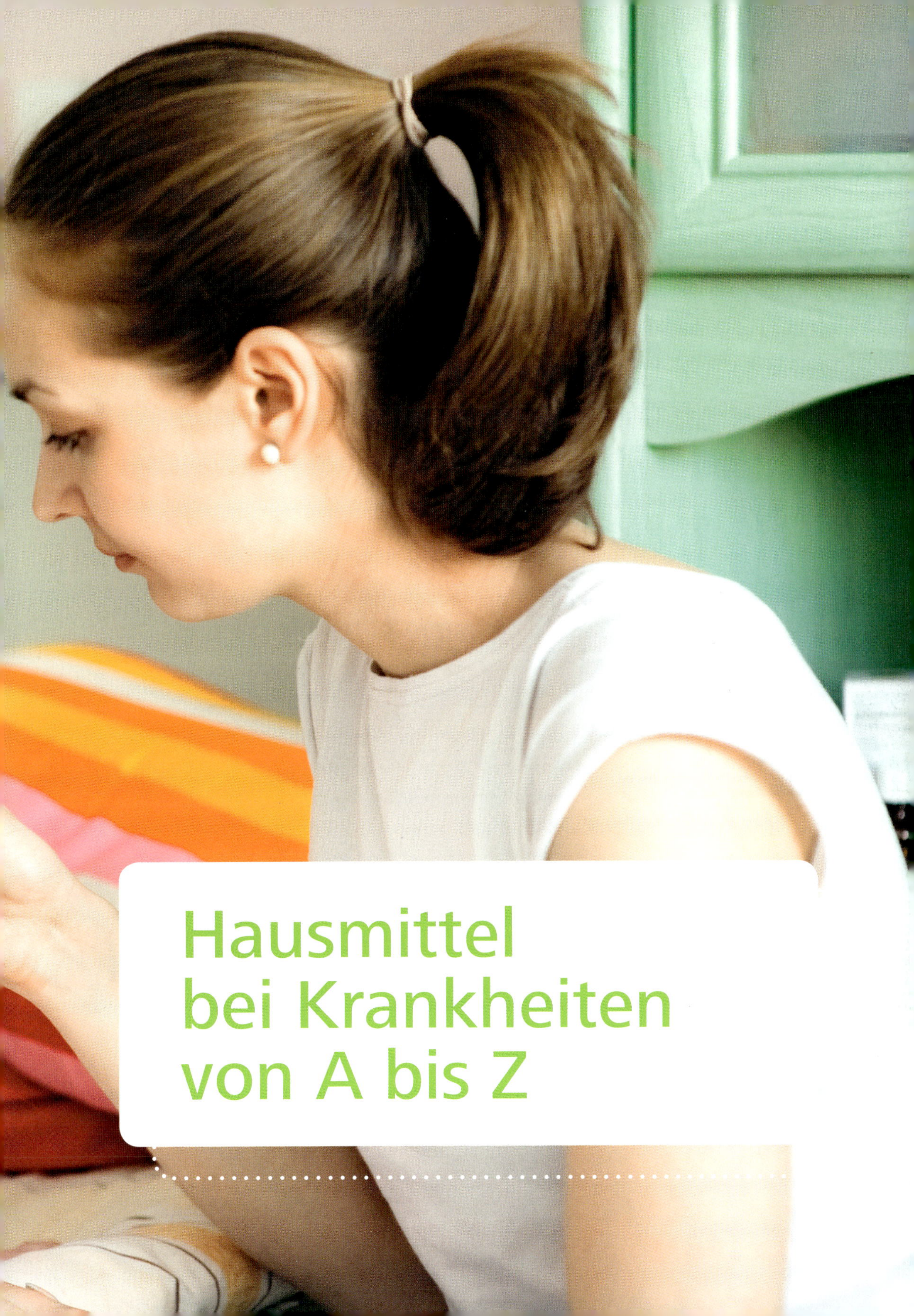

Hausmittel bei Krankheiten von A bis Z

Wichtige Tipps zum Umgang mit Hausmitteln

Auf den folgenden Seiten finden Sie einige wesentliche Hinweise, die Sie beim Einsatz von Hausmitteln beachten sollten.

Augen auf!

Ein großes Problem der Selbstmedikation mit Hausmitteln ist bereits die Diagnose. Wenn bestimmte Störungen das erste Mal auftreten, ist in jedem Falle Vorsicht angebracht, denn beinahe jedes Symptom kann für die unterschiedlichsten Ursachen stehen. Die Selbstmedikation empfiehlt sich eher dann, wenn die Symptome keine Zweifel an ihrer Ursache lassen, wie etwa beim simplen Schnupfen oder bei einem blauen Fleck nach einer Prellung.

Hausmittel haben ihren Ursprung in der sogenannten Volksmedizin. Ihre Ursprünge reichen zurück bis zu den Ursprüngen der Menschheit.

Nicht wahllos mehrere Mittel gleichzeitig ausprobieren

Es ist beispielsweise nicht sinnvoll, eine Warze gleichzeitig mit Teebaumöl und dem Milchsaft des Schöllkrauts zu behandeln, denn beide verfolgen dasselbe Ziel, dass nämlich der Vermehrungszyklus der Warzenviren unterbrochen wird. Wer beide Mittel anwendet, erzielt keinen zusätzlichen Effekt, sondern riskiert allenfalls eine Überreizung der Haut. Außerdem sind die Wechselwirkungen von Hausmitteln – so wie bei konventionellen Medikamenten auch – ein schwer kalkulierbares Risiko.

Das heißt: Wenn schon kombinieren, dann mit Methode. So kann man eine Warze gleichzeitig innerlich mit einem immunstärkenden Thuja-Mittel behandeln und äußerlich mit einer virostatischen Teebaum-Jojoba-Ölmischung. Und einen Schnupfen kann man mit Zwiebelsocken, abschwellenden Nasensprays und einem Zinkpräparat behandeln, während es zu viel des Guten ist, wenn man den Husten gleichzeitig mit Buchweizenhonig, Teebaumölinhalationen und einem Thymianhustensaft bekämpft.

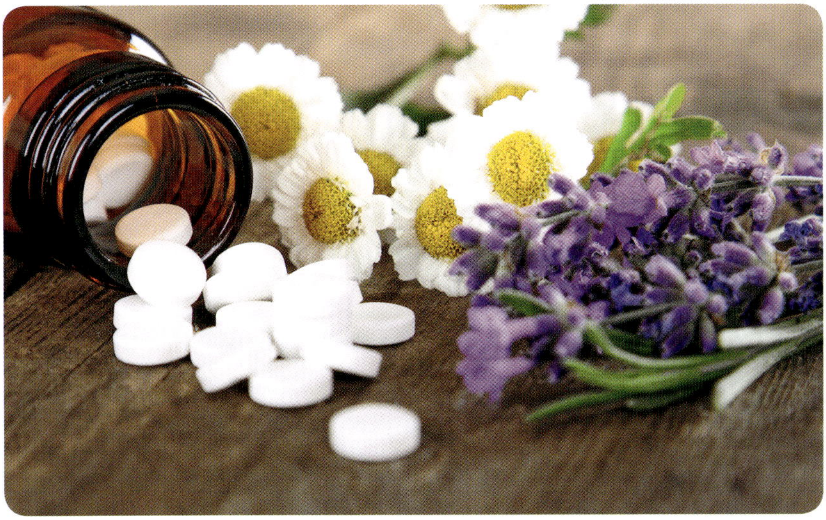

Homöopathische und pflanzliche Arzneimittel helfen oft besonders schonend.

Es führt eben kein Weg daran vorbei: Wer Hausmittel anwendet, muss immer wieder einmal die einzelnen Behandlungsschritte überdenken. Und da Eltern hier für ihre Kinder handeln, ist besondere Aufmerksamkeit geboten.

Besonderheiten beim Einsatz von Homöopathie

Sie werden in diesem Buch zur Behandlung fast jeder Erkrankung einen homöopathischen Therapievorschlag finden. Wir haben uns dabei an Erfahrungswerten und Angaben in der entsprechenden Literatur orientiert. Doch letzten Endes sind Sie als Eltern gefordert, die Symptome Ihres Kindes gut zu beobachten: Denn homöopathische Mittel beziehen sich nicht auf die Krankheit an sich, sondern auf die individuellen Beschwerdebilder.

Bei den homöopathischen Anwendungen setzen wir vor allem auf die typischen Kügelchen, die sogenannten Globuli. Sie werden von Kindern in der Regel gut akzeptiert, weil sie ein wenig süß schmecken. Wichtig ist, dass der kleine Patient die Globuli im Mund zergehen lässt, am besten an den Wangeninnenseiten oder zwischen Unterlippe und Zahnfleisch.

Zwischen der Einnahme des homöopathischen Mittels und den Mahlzeiten, der Einnahme anderer Medikamente oder dem Zähneputzen mit einer pfefferminzhaltigen Zahnpasta sollte mindestens eine halbe Stunde liegen.

Wenn es dem Kind nach der Einnahme der ersten Homöopathika zunächst schlechter geht als vorher, wird dies von der Homöopathie in der Regel als Erstverschlimmerung interpretiert, die ein Hinweis darauf ist, dass man das richtige Mittel gefunden hat. Was allerdings nicht im Umkehrschluss bedeutet, dass ein Mittel wirkungslos sein muss, falls es keine Erstverschlimmerung hervorruft.

Besonderheiten beim Einsatz von pflanzlichen Hausmitteln

Die Phytotherapie bildet einen Schwerpunkt dieses Buchs. Erstens, weil sie eine lange Tradition hat. Zweitens, weil mittlerweile zu vielen Heilkräutern wissenschaftliche Wirkungsbelege existieren. Und drittens, weil Pflanzen dem Kind vertrauter sind als etwa eine Paracetamol-Tablette – wobei es da natürlich hilfreich ist, wenn man das Kind ab und an dabei zuschauen oder auch mitmachen lässt, wenn man den Teeaufguss mit Kamille herstellt. Bei der Anwendung haben wir auch fertige Präparate aus der Apotheke erwähnt, weil viele Eltern gern diesen Weg gehen und oft auch nicht genug Zeit haben, um ein pflanzliches Mittel selbst zuzubereiten. Wir möchten jedoch an dieser Stelle entschieden für das Selbstzubereiten plädieren, wie etwa beim traditionellen Kräutertee. Denn ein Mittel, das von den Eltern zubereitet wird, genießt beim Kind einen enormen Vertrauensvorschuss, dessen Wirkung auf den Heilungsprozess nicht hoch genug eingeschätzt werden kann. Zudem sind viele Pflanzensubstanzen so gut wasserlöslich, dass ein Tee auch vom Wirkstoffgehalt nicht weit hinter einem Präparat zurückstehen muss. Decken Sie einen Kräutertee deshalb am besten beim Ziehenlassen mit einer Untertasse ab, damit nicht zu viele ätherische Öle verdampfen.

Die Phytotherapie (Pflanzenheilkunde) bildete viele Jahrhunderte lang die Grundlage der ärztlichen Kunst. Durch das Aufkommen der wissenschaftlichen Medizin geriet sie im 19. Jahrhundert vorübergehend in Vergessenheit, doch derzeit erlebt sie eine Renaissance.

Wann zum Arzt?

Darauf gibt es keine einhellige Antwort. Es gibt Eltern, die selbst bei ausgewachsenen Scharlachinfektionen weiterhin auf die Selbstmedikation setzen, während andere schon bei den ersten Hinweisen auf eine bakterielle Halsinfektion (zum Beispiel einem weißlichgelben Rachenbelag) den Arzt aufsuchen und froh sind, wenn sie von ihm ein Antibiotikum verschrieben bekommen. Dies hat auch viel mit dem Selbstbewusstsein der Eltern und ihrem Vertrauen in die Mittel der Hausapotheke zu tun.

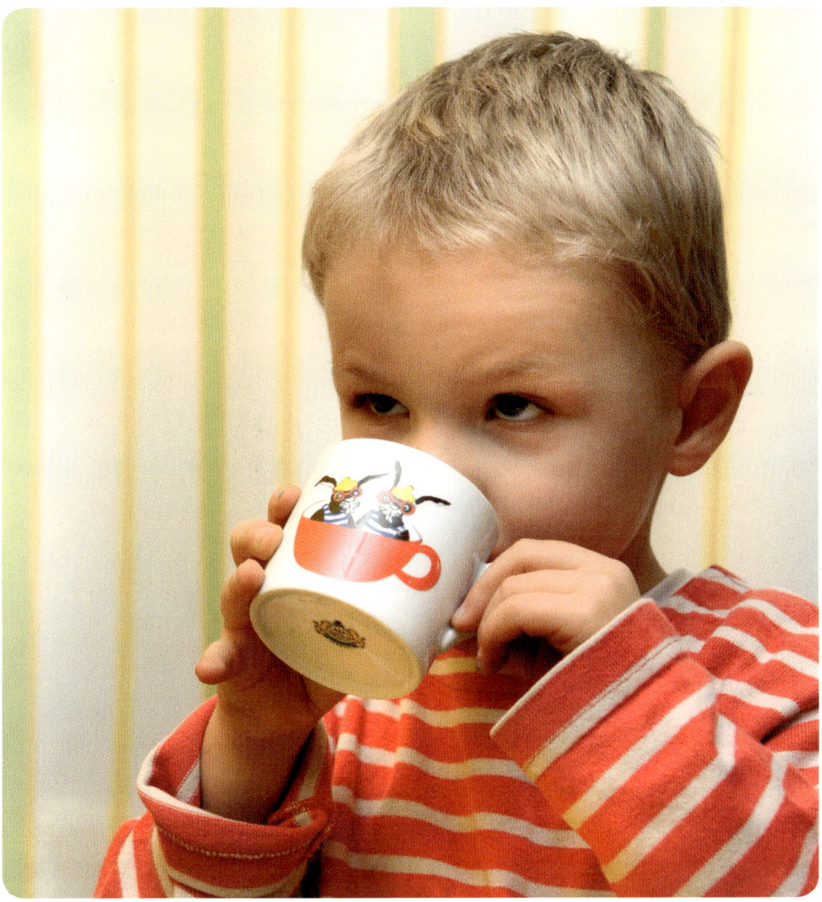

Sicher finden Sie einen Tee, der Ihrem Kind schmeckt und auch hilft – die Auswahl ist schier unerschöpflich.

Ein wichtiges Kriterium ist jedoch die Vitalität des kleinen Patienten: Wenn er nur noch matt und fiebrig im Bett liegt, nichts mehr trinkt und das Interesse an seiner Umwelt zu verlieren beginnt, ist es höchste Zeit für professionelle Hilfe. Dann heißt es: Ab zum Kinderarzt!

Geduld!

Beim Selbstvertrauen sind wir schließlich an einem wesentlichen Punkt, was den Einsatz von Hausmitteln angeht: Sie als Eltern müssen absolut davon überzeugt sein, dass das, was Sie an therapeutischen Maßnahmen ergreifen, auch wirklich zum Erfolg führt – auch wenn es wahrscheinlich etwas länger dauert, bis dieser Erfolg sich einstellt.

Die Kinder spüren, ob Mama und Papa selbst an ihre therapeutischen Aktivitäten glauben. Und davon hängt entscheidend der Erfolg der jeweiligen Maßnahme ab, nicht zuletzt auch deshalb, weil sich das Selbstvertrauen der Eltern stärkend auf die Selbstheilungskräfte des Kindes auswirkt.

Klar, das kann man auch Placebo-Effekt nennen, und der kann sogar stärker sein als der Effekt des eingesetzten Mittels. Doch letzten Endes ist es ja egal, warum es dem Kind besser geht – Hauptsache ist, dass es ihm wieder besser geht!

Abwehrschwäche

Symptome

Wiederholtes Auftreten von Infektionskrankheiten wie Erkältungen, Bronchitis, Akne und anderem.

Bereits bestehende Infektionskrankheiten werden „schlecht weggesteckt", das heißt, es braucht eine überdurchschnittlich lange Zeit, bevor sie in den Heilprozess übergehen.

Das Kind ist schnell ermüdet und nur wenig belastbar. Auch Reizbarkeit kann Symptom einer Abwehrschwäche sein.

Ursachen

Hauptauslöser für Abwehrschwächen sind Ernährungsfehler (vor allem zu wenig Vitamin C, A und D und zu wenig Zink) und Bewegungsmangel sowie über längere Zeit andauernde psychische Belastungen. Aber auch Antibiotikatherapien schwächen durch ihren Einfluss auf die Darmflora das Immunsystem.

Vitamin C macht vor allem den Fresszellen unserer Immunabwehr Appetit auf ungebetene Eindringlinge.

Psychische Hintergründe

Das Immunsystem steht in engem Kontakt zur Psyche. Immunstärkend wirken Hoffnung, Lebensfreude, Gelassenheit und Zufriedenheit. Immunschwächend können sich Trauer, Angst, Unruhe, Verzweiflung und Hoffnungslosigkeit auswirken.

Darüber hinaus neigen emotional belastete Menschen – und dies gilt auch für Kinder – zu ungünstigen Ernährungsgewohnheiten. Das Gehirn denkt dann in erster Linie daran, sich mit Zucker zu versorgen – mit der Folge, dass die Ernährung oft unausgewogen wird, also zu viel Zucker in Form von Süßigkeiten und auch Fett (Pommes, Burger, Nuss-Nugat-Creme) enthält.

Bewährte Hausmittel

Roggenvollkorn- statt Weißmehlprodukte

Vollwertige Getreideprodukte enthalten viele B-Vitamine und Mineralien. Ein auf Sauerteigbasis hergestelltes Roggenbrot hat außerdem den Vorteil, dass der Körper dessen Nährstoffe besser verwerten kann. Wenn Ihr Kind leidenschaftlich gern Cornflakes isst, sollten Sie versuchen, sukzessive etwas Vollkornmüsli hineinzumischen. Am besten eines mit Nüssen. Denn die verbessern nicht nur den Geschmack, sondern bestechen auch durch ihren hohen Gehalt an B-Vitaminen, Vitamin E und Zink.

Orange ist Trumpf

Die orangegelbe Farbe von Gemüse oder Obst lässt in der Regel auf einen hohen Anteil von Carotinoiden schließen, die zur Stärkung des Immunsystems beitragen. Ein weiterer Vorteil: Ihre knalligen Farben verführen das Kind zum Zugreifen. Kredenzen Sie daher öfter „Knabber-Teller" mit klein geschnittenen Aprikosen-, Mandarinen-, Möhren-, Tomaten- und gelben Paprikastückchen. Unter dem Motto: „Esst bunt". Ein Fastfood der besonderen, der gesunden Art.

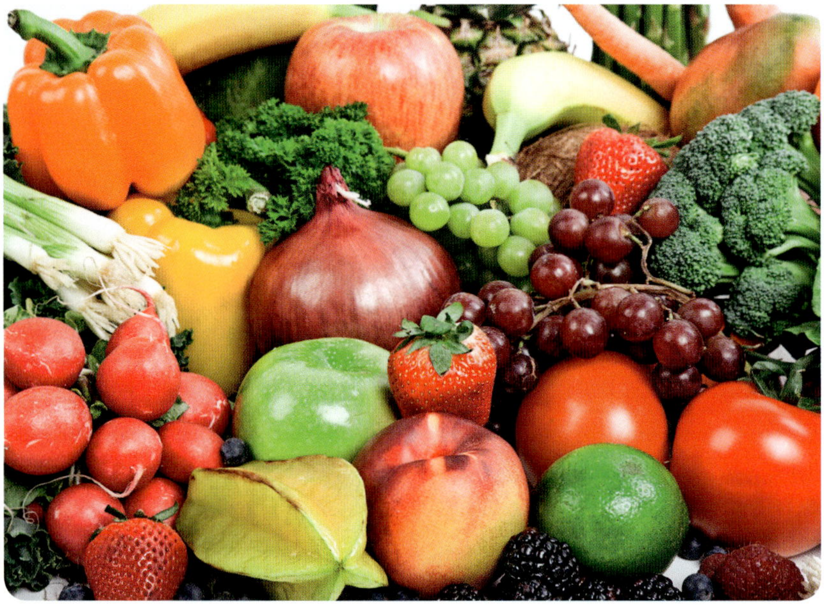

Obst und Gemüse sollte Ihr Kind möglichst oft genießen. Je farbenfroher das Angebot, umso besser!

Joghurt zur Stabilisation der Darmflora

Joghurt enthält wichtige Mineralien und Milchsäurebakterien fürs Immunsystem. Die kommerziellen Fruchtjoghurts enthalten allerdings oft zu viel Zucker und Aromastoffe, die nicht von Früchten stammen. Besser, Sie mischen morgens etwas Naturjoghurt in die Cornflakesschale. Dies ist besonders zu empfehlen, wenn das Kind gerade eine Antibiotikatherapie hinter sich bringen musste.

Eberrautentee

Dieser Tee konnte in einer Studie an hochgradig belasteten Leistungssportlern seine immunkräftigende Wirkung unter Beweis stellen. Man erhält den – eigentlich aus dem Mittelmeerraum stammenden – Eberrautentee auch in hiesigen Apotheken.

Zubereitung: Einen Teelöffel Kraut mit einer Tasse kochendem Wasser übergießen, fünf bis acht Minuten ziehen lassen, schließlich abseihen.

Geben Sie dem Kind täglich zwei Tassen des Tees zu trinken. Er schmeckt zwar etwas bitter, aber dieses Problem kann man umgehen, indem man etwas Honig oder eine Zucker-Zitrone-Mischung in den Tee gibt.

Die Eberraute wird wegen ihres Aromas auch Cola-Kraut genannt. Deshalb kann ihr Tee, wenn man ihn mit Zucker und Zitrone würzt, auch den Kindergaumen überzeugen.

Zink für die Zelltruppen des Immunsystems

Das Mineral wird überall dort im Körper benötigt, wo viele Zellteilungen stattfinden – und das ist bei den Einheiten des Immunsystems der Fall. Darüber hinaus ist das Mineral an der Bildung von über 300 Enzymen beteiligt, was für die Immunabwehr ebenfalls von zentraler Bedeutung ist. Unter Zinkmangel verringert sich der Aufbau von Lymphozyten, büßen Killerzellen Aktivitäten ein, geraten die Antikörper ins Hintertreffen, kommt es zu einer vorzeitigen Schrumpfung der Thymusdrüse.

Gerade Kinder haben jedoch oft Probleme, ihren Zinkbedarf zu decken. Zu beachten ist: Eiweißreiche Nahrung unterstützt, die Phytinsäuren aus Getreideprodukten behindern hingegen die Zinkaufnahme. Vollkornprodukte sind dabei gesünder als helle Getreideprodukte, weil ihr Zinkanteil im Vergleich zu den Phytinen größer ist.

Das morgendliche Müsli sollte also mit Vollkornflocken, Milch und Naturjoghurt angerichtet werden, um die Zinkaufnahme zu verbessern. Zudem sollte man auf die Versorgung mit zinkreichen Nahrungsmitteln achten. Dazu zählen: Weizenkeime, Erbsen und andere Hülsenfrüchte, Sonnenblumensamen, Hühnerei und Mais.

Während der nasskalten Jahreszeit kann die Einnahme eines Zinkpräparats erwogen werden. Am besten in Form von Lutschpastillen, da hier das Mineral bereits im Mundraum seine antiviralen Effekte entfalten kann – und das Kind hat das Gefühl, es würde ein Bonbon lutschen.

Der Kneippsche Storchengang

Die Wasseranwendungen des bayerischen Heilpfarrers gelten als Klassiker der immunstärkenden Anwendungen. Sie fördern nachweislich die Durchblutung in den Extremitäten und dadurch über nervöse Schaltkreise die Durchblutung im Nasen-Rachen-Raum, sodass gerade gegenüber Atemwegserkrankungen ein wirkungsvoller Schutz aufgebaut wird. Das übliche Wechselduschen wird allerdings von Kindern in der Regel nicht akzeptiert. Besser: der Storchengang nach Kneipp.

Klassische Hausmittelanwendungen wie der „Storchengang" machen vielen Kindern auch heutzutage Spaß!

Dafür lässt man kaltes Wasser bis zur Wadenhöhe in die Wanne laufen, anschließend geht das Kind im Storchengang (der auch lustig anzusehen ist!) ein bis sechs Minuten darin spazieren.

Wichtig: Auf dem Wannenboden sollte sich eine rutschfeste Unterlage befinden, und nach dem Wassertreten muss man die Füße direkt in warme Socken stecken.

Vorbeugen – so bleibt das Immunsystem stark

- **Natürliche Geburt:** Grundsätzlich unterstützt eine natürliche Geburt das Immunsystem des Babys. Im Geburtskanal finden sich Keime, die auf das Kind übergehen, während es sich hindurchwindet.
- **Stillen:** Wer sein Baby zudem lange stillt, versorgt es mit wichtigen immunmodulierenden Stoffen. Die Grundlagen für die spätere Entwicklung des Immunsystems sind dann bereits gelegt. Es gibt zwar keine einheitlichen Vorgaben, wann ein Kind abgestillt sein sollte. Als Mindestdauer für das Stillen werden jedoch vier, besser noch sechs Monate empfohlen. Nach oben gibt es zwar keine festen Grenzen, spätestens nach dem sechsten Monat sollte jedoch zugefüttert werden, da dann der Gehalt der Muttermilch an Eisen, Jod und Zink und auch der

Energiegehalt nicht mehr ausreicht. In einigen Ländern gilt es als selbstverständlich, das Kind länger als ein Jahr zu stillen.

- **Keine übertriebene Hygiene:** Wie alle Organe und Organsysteme funktioniert auch die Immunabwehr am besten, wenn sie trainiert und nicht in Watte gepackt wird. Lassen Sie Ihr Kind also ruhig im Schmutz spielen, und es kann auch mal mit staubschwarzen Knien ins Bett gehen. Was aber nicht vernachlässigt werden sollte: Nach dem Toilettengang müssen die Hände geduldig gewaschen werden, und nach jedem größeren Geschäft auch mit Seife. Es geht dabei ja nicht nur um Ihr Kind, sondern auch darum, andere Menschen vor schädlichen Keimen zu schützen.
- **Viel raus an die frische Luft:** Wissenschaftler sind sich mittlerweile sicher, dass Vitamin D eine Schlüsselrolle im Immunsystem spielt. Und dieser Biostoff wird vom Körper nur dann gebildet, wenn er dem Sonnenlicht ausgesetzt ist.

Akne

Symptome

Die Erkrankung zeigt sich zunächst durch Hautmitesser mit schwarzem Punkt, später entwickeln sich Entzündungen, die sich zu großen, eitergefüllten Pickeln auswachsen können. Besonders betroffen sind das Gesicht und der Rücken.

Das Erbgut spielt mit

Die Wahrscheinlichkeit, dass ein Kind in der Pubertät an Akne erkrankt, wenn beide Elternteile eine Akne durchgemacht haben, liegt bei 50 Prozent. Die Anfälligkeit für die entzündliche Hauterkrankung wird also größtenteils in die Wiege gelegt.

Akne ist weltweit die häufigste Hauterkrankung überhaupt, 70 bis 95 Prozent aller Jugendlichen zwischen zwölf und 18 Jahren haben wahrscheinlich mit der als Entstellung empfundenen Krankheit zu kämpfen. In den meisten Fällen bildet sie sich nach der Pubertät zurück.

Ursachen

Die Hauptursache der gewöhnlichen Akne sind verschlussartige Verhornungen der Talgdrüsengänge in der Haut: Der Talg kann daraufhin nicht mehr abfließen, die Gänge verstopfen und entzünden sich, meistens gesellt sich noch eine bakterielle Infektion dazu.

Gefördert wird dieser Prozess durch hormonelle Aktivitäten (vor allem ausgelöst durch Testosteron) in der Pubertät. Dadurch werden die Talgdrüsen übermäßig aktiv und ihre Gänge verdicken sich durch Verhornung nach innen.

Die Ernährung spielt dabei übrigens keine Rolle – auch wenn viele Betroffene das glauben. Selbst der übermäßige Verzehr von Süßigkeiten und Schweinefleisch scheint keine Akneschübe zu provozieren.

Psychische Hintergründe

Die Psyche spielt bei der Entstehung von Akne eher eine Nebenrolle. Psychische Auffälligkeiten bei Akne-Patienten sind oft nicht die Ursache, sondern vielmehr das Resultat der Hautkrankheit, die ja für die Betroffenen als große Belastung erlebt wird.

Hartnäckig hält sich das Vorurteil, wonach Akne die Folge exzessiver sexueller Gedanken oder Handlungen sei, doch darin ist nicht einmal ein Funken Wahrheit. Die pubertäre Akne manifestiert sich zwar zeitgleich mit dem Erwachen der Sexualität und beiden liegt auch die vermehrte Ausschüttung männlicher Hormone zugrunde – doch das war's dann auch schon. Die beiden Aspekte haben keinerlei ursächlichen Zusammenhang.

Bewährte Hausmittel

Antibiotisches Salbeiöl

Das traditionsreiche Heilöl wirkt sanft antibiotisch, also keimtötend. Man erhält es in Apotheken.

Zubereitung: Gemischt werden fünf Teile Jojobaöl mit einem Teil Salbeiöl. Empfehlen Sie Ihrem Kind, etwas von dieser Mischung auf einen Wattebausch zu träufeln, mit dem es dann die entzündeten Stellen abtupft. Die Anwendung sollte mehrmals täglich wiederholt werden.

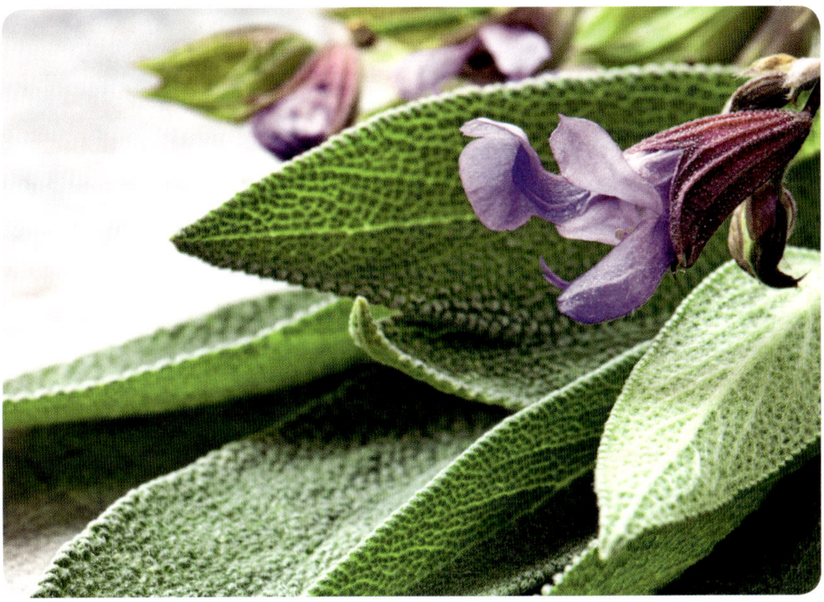

Salbei wächst im Mittelmeerraum, Sie können ihn aber auch hier bei uns anbauen. Die Pflanze wird als Heilmittel und Gewürz verwendet.

Eigenurin – Medikament aus eigener Herstellung

Eine für Jugendliche wohl eher gewöhnungsbedürftige, aber sehr sinnvolle Anwendung kann die von vielen Heilpraktikern bei Akne empfohlene Urintherapie sein. Dabei werden die Pusteln mehrmals täglich mit ein paar Tropfen des Morgenurins betupft. Wichtig: Die Tropfen dürfen danach nicht abgewaschen werden! Die Urintherapie zeigt mitunter beachtliche Erfolge – auch wenn sie bisher wissenschaftlich nicht erklärt werden kann. Eine mögliche Erklärung besteht darin, dass über den Kontakt mit dem als „eklig“ empfundenen Harn psychosomatisch eine Aktivierung des Immunsystems erfolgt.

Linolsäure erweitert die Talggänge

In einer belgischen Studie reduzierte äußerlich angewendete Linolsäure die Größe der Aknepusteln innerhalb eines Monats um fast 25 Prozent. Der Grund: Die ungesättigte Fettsäure dämpft Entzündungen und die Verhornung in den Talgdrüsengängen.

Besonders große Anteile an Linolsäure findet man in Borretsch- und Nachtkerzenöl, die man in Apotheken, Reformhäusern und Drogerien bekommt.

Man tupft das Öl mehrmals täglich mit einem Wattebausch auf die betroffenen Stellen. Außerdem sollte man morgens und abends jeweils sechs bis zehn Tropfen des Öls einnehmen, beispielsweise, indem man es in ein Getränk wie Saft, Milch oder Schorle mischt.

Zink mobilisiert Vitamin A

In verschiedenen Studien erwies sich die Einnahme von Zinksulfat oder Zinkacetat als wirksames Mittel in der Behandlung einer jugendlichen Akne. Dafür sollte das Kind dreimal täglich 200 Milligramm Zinksulfat (oder 50 Milligramm Zinkacetat) einnehmen.

Das Spurenelement hemmt Entzündungen und das Wachstum von Bakterien – und es erhöht den Vitamin-A-Level im Blut. Dieses Vitamin spielt in der Hautgesundheit eine zentrale Rolle, Präparate mit Vitamin-A-verwandten Retinoiden werden in der ärztlichen Therapie von Akne eingesetzt. Möglich also, dass Zink auch deshalb gut gegen Akne wirkt, weil es die Verfügbarkeit von Vitamin A im Körper verbessert.

Homöopathie

- **Hepar sulfuris D12** ist der Klassiker gegen Aknepickel während der Pubertät. Vor allem dann, wenn sich die Pusteln überwiegend auf der Stirn präsentieren.

Dosierung: Dreimal täglich fünf Kügelchen (Globuli) im Mund zergehen lassen, bis die Beschwerden deutlich nachlassen.

- **Veratrum album D12** ist angezeigt, wenn sich die Akne vor allem am Kinn zeigt: Dann dreimal täglich fünf Globuli einnehmen.

Bei Akne gilt: Vorsicht mit Medikamenten! Auch allzu viel Sonne ist nicht gut.

Vorbeugen – so bleibt die Haut gesund!

- **Beim Schminken beachten:** Es sollte kein fetthaltiges Make-up benutzt werden. Und: das Make-up jeden Abend gründlich abwaschen!
- **B-Vitamin Biotin** ist ein wichtiger Hautbiostoff. Man findet es vor allem in Walnüssen, Geflügel, Naturreis und Vollkornprodukten.
- **Keine hoch dosierten Vitamin-B-Präparate:** Gerade Aknepatienten nehmen mitunter hoch dosierte Mittel mit B-Vitaminen ein, weil sie sich dadurch einen positiven Effekt auf die Haut versprechen. Möglicherweise ein Fehler! Denn auch wenn die Haut B-Vitamine benötigt, kann eine hohe Dosierung der Vitamine B6 und B12 zu einer Medikamentenakne führen. Ähnliches gilt auch für Vitamin-D-Präparate.
- **Nicht rauchen:** Mittlerweile gilt es als erwiesen, dass Zigarettenrauch jene Entzündungswege stärkt, die bei Akne eine zentrale Rolle spielen. Dies bedeutet, dass das Rauchen zwar nicht die Akne auslöst, aber ihren Verlauf deutlich verschlimmern kann.
- **Keine langen Sonnenbäder!** Die alte These, wonach UV-Strahlen die Akne-Heilung begünstigen, ist überholt. Denn die Bestrahlung wirkt zwar entzündungshemmend und sie mag durch ihren Bräunungseffekt das Erscheinungsbild der Haut verbessern, doch gleichzeitig regt sie auch die Talgproduktion an. Die Folge: Bei einem Drittel der Patienten nimmt die Zahl der Aknepusteln unter UV-Bestrahlung sogar zu.

Aufstoßen

Ursachen

Zum Aufstoßen kommt es, wenn über die Speiseröhre zu viel Luft in den Magen gelangt. Das „Bäuerchen" bei Babys ist normal, denn sie verstehen sich noch nicht darauf, die Nahrung ohne Lufteinschlüsse herunterzuschlucken. Anders sieht es jedoch bei Kindern und Jugendlichen aus, hier wird das Aufstoßen meist durch kohlensäurehaltige Getränke, lufthaltige Speisen wie Schlagsahne, Softeis und Omeletts sowie hastiges Essen und Trinken, schnelles Sprechen oder gleichzeitiges Sprechen und Essen ausgelöst.
Achtung: Tritt das Aufstoßen zusammen mit Sodbrennen auf, dann kann es das Symptom einer Magenschleimhautentzündung sein. Die kommt bei Kindern zwar ausgesprochen selten vor – doch falls das Aufstoßen mehrere Wochen andauert, sollte der Arzt aufgesucht werden.

Psychische Hintergründe

Die klassische Psychosomatik interpretiert das Aufstoßen gern als Ausdruck einer Verweigerungshaltung gegenüber der Welt. Nach dem Muster: Der Magen rebelliert als Stellvertreter eines Menschen, der sich nicht öffnen will. Interessanterweise gibt es diese Theorie auch in der Homöopathie.

Bewährte Hausmittel

Beruhigender Kartoffelsaft

Der Saft der Kartoffel beruhigt die gereizten Magenwände und puffert die Magensäuren, er hilft vor allem bei saurem Aufstoßen. Sie erhalten ihn in den Reformhäusern.

Zubereitung: Wenn Sie den Saft selbst zubereiten möchten, pressen Sie eine rohe Kartoffel in 500 Milliliter kaltes Wasser. Las-

Keine Angst vor dem Baby-Rülpser!

Babys pflegen nach dem Stillen öfter aufzustoßen, und viele spucken dann die Milch wieder aus. Das ist nicht ungewöhnlich und in der Regel auch kein Grund zur Besorgnis, es ist eher Charaktersache: Es sind gerade die lebhaften, hastigen Mini-Trinker, die spucken.

Meist sieht aber die ausgespuckte Milchmenge nach viel mehr aus, als es tatsächlich ist. Solange das Kind weiterhin einen lebhaften Eindruck macht und sich gut entwickelt, brauchen sich die Eltern keine Sorgen zu machen. Oft ist zu viel mitgeschluckte Luft schuld am Spucken.

Gelegentliche Pausen während des Stillens erleichtern dem Kind das Bäuerchen. Achten Sie darauf, dass das Baby möglichst wenig Luft

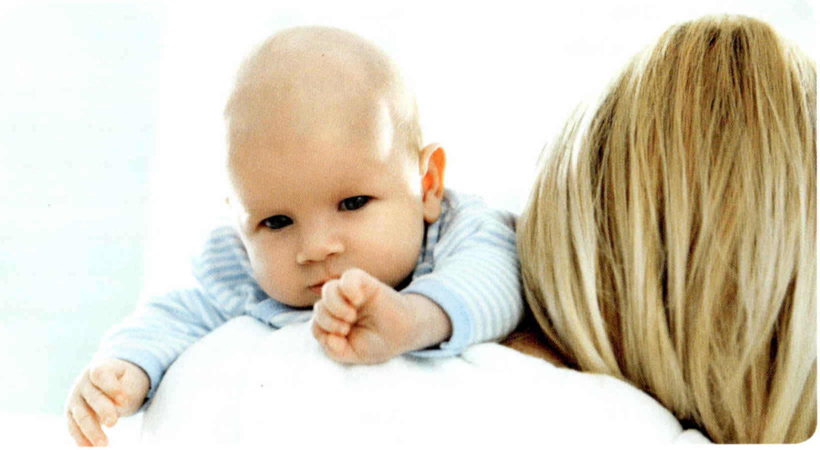

Das Baby-Bäuerchen ist legendär: Welcher junge Vater oder welche Mutter kennt nicht die übliche Tragephase, nachdem das Kleine getrunken hat?

schluckt! Streichen Sie die mütterlichen Brüste vor dem Stillen sanft aus, damit der vom Milchflussreflex erzeugte Strahl nicht zu stark ist.

Manche Babys trinken sehr hastig und verschlucken sich deshalb. In diesem Fall drücken Sie am besten zunächst etwas Milch aus der Brust. Sie sollten Ihr Baby nicht länger als zehn bis 15 Minuten an einer Brust trinken lassen. Lassen Sie es danach gut aufstoßen und geben Sie ihm dann die zweite Brust. Wird Ihr Kind mit der Flasche ernährt, sollten Sie darauf achten, dass das Saugerloch nicht zu groß ist.

sen Sie Ihr Kind täglich drei Gläser davon trinken, am besten vor den Mahlzeiten. Falls Ihr Kind den Kartoffelsaft pur nicht mag, können Sie einen Spritzer Zitronensaft hineingeben oder ein bisschen Apfelsaft. Und immer schön mit der Ruhe, es sollte nicht hastig trinken!

Kefir für die Darmflora

Kefir ist basisch, er puffert also die Säuren aus dem Magen. Darüber hinaus stabilisiert er das Darmmilieu, sodass die Verdauung optimiert wird und sich weniger Gase in den Verdauungswegen entwickeln können.

Geben Sie dem Kind täglich ein bis zwei Gläser davon zu trinken. Mit einem halben Teelöffel Erdbeer- oder Himbeermarmelade wird es den Drink mögen.

Homöopathie

- **Mandragora e radice D6** hilft, wenn sich der Oberbauch voll anfühlt und beim Aufstoßen viel Luft hervorkommt. Eine Stunde vor den Mahlzeiten fünf Globuli im Mund zergehen lassen.
- **Antimonium crudum D6** hilft, wenn das Kind nicht nur öfter aufstößt, sondern außerdem einen mürrischen, verschlossenen Eindruck macht. Geben Sie in dem Fall täglich fünf Globuli vor den Mahlzeiten.

Achtung!

Bitte rufen Sie sofort den Notarzt, wenn die Bauchschmerzen plötzlich und heftig gekommen sind und von Erbrechen, starkem Aufgeblähtsein, Fieber, keuchender Atmung oder rasendem Puls begleitet werden!

Bringen Sie Ihr Kind außerdem zum Arzt, falls seine Magenprobleme trotz Ihrer Behandlung länger als drei Tage anhalten oder immer wiederkehren.

Vorbeugen – so schützen Sie Ihr Kind vor dem Aufstoßen

- **Weg mit Cola & Co.**: Geben Sie Ihrem Kind keine kohlensäurehaltigen Getränke zu trinken!
- **Immer mit der Ruhe**: Das Kind sollte möglichst langsam essen, gut kauen und nicht sprechen, während es kaut.
- **Entspannt essen**: Halten Sie negative, ablehnende Themen (also auch Spott, Lästereien und Kritik) vom Essenstisch fern!

Rituale, die entspannte Mahlzeiten fördern, sorgen auch für körperliches Wohlbefinden, weil so auch gründlich und ruhig gekaut wird.

Bauchschmerzen

Symptome

Typisch sind Schmerzen und Gurgelgeräusche im Bauch, oft in Begleitung von Blähungen und Druckgefühl. Babys schreien häufiger als sonst, Kleinkinder werden quengelig und jähzornig.

Ursachen

Bei Babys sind meist Blähungen, bei Kleinkindern opulente Speisen mit viel Fett und psychische Belastungen der Auslöser von Bauchschmerzen. Nahrungsmittelunverträglichkeiten können ebenfalls eine Ursache sein, und auch typische Kinderkrankheiten wie Mumps werden manchmal von Bauchschmerzen begleitet.

Psychische Hintergründe

Stressbelastungen wie Angst vor Strafe, Klassenarbeiten oder Spielkameraden schlagen bei Kindern durchaus auf den Appetit und provozieren einen nervösen Verdauungstrakt. Auch Streit der Eltern oder Scheidungsstress in der Familie gehören zu den Hauptursachen für einen kindlichen Reizmagen.

Das Rätsel der Dreimonatskoliken

Die berüchtigten Dreimonatskoliken haben schon viele frischgebackene Eltern zur Verzweiflung gebracht. Die Babys krümmen sich bei diesen Koliken und schreien anhaltend, aus ihrem Darm entweicht ein Wind nach dem anderen, begleitet von Geräuschen wie Pistolenschüssen.

Ärzte bagatellisieren das Thema Dreimonatskoliken gern, da diese keine organischen Schäden hinterlassen und – wie ihr Name schon sagt – meist etwa nach dem dritten Lebensmonat überstanden sind. Für die Eltern und die Babys ist das freilich ein schwacher Trost. Denn die Koliken sorgen oft für schlaflose Nächte, ganz zu schweigen davon, dass schmerzgeplagte Babys weniger offen für Umweltreize sind, was auch ihre Aufnahmefähigkeit beeinträchtigt. Das holen sie jedoch in den nächsten Wochen rasch wieder auf, machen Sie sich darum also keine Sorgen.

Die Ursachen für Dreimonatskoliken sind leider noch völlig ungeklärt. Es gibt viele Thesen, doch keine gesicherte Erkenntnis. Klar ist, dass Jungen häufiger betroffen sind als Mädchen. Allein diese Tatsache spricht dafür, dass die Koliken eher in den geschlechtlichen Entwicklungsunterschieden begründet sind, und damit würden ihre Ursachen in Erbgut und Hormonen liegen, die bekanntermaßen schwer beeinflussbar sind.

Manche Wissenschaftler vermuten hinter den Babykrämpfen eine Allergie oder Unverträglichkeit gegenüber Stoffen, die sich entweder im Milchersatz oder aber in der Nahrung der Mutter befinden und über die Muttermilch an das Kind weitergegeben werden. Doch gerade im letzteren Fall ist es überaus mühselig, den problematischen Nahrungsbestandteil herauszufinden. Wenn man meint, ihn endlich gefunden zu haben, ist die Zeit der Dreimonatskoliken meist schon wieder vorbei (siehe auch ab Seite 24).

Übrigens: Kochsalz (Natriumchlorid) hilft oft bei einer Dreimonatskolik – die Gründe sind unbekannt. Geben Sie einfach eine Prise Salz ins Trinkfläschchen.

Bewährte Hausmittel für den Babybauch

Rotbuschtee (Rooibostee)

In der südafrikanischen Volksmedizin ist der Rooibostee ein Standardmittel gegen die berüchtigten Dreimonatskoliken der Babys. Er wirkt krampflösend auf die Darmmuskeln, außerdem ist er allergiehemmend und beruhigend. Der Tee schmeckt leicht süßlich, sodass ihn die meisten Babys ohne Widerstand trinken, wenn man ihn per Fläschchen reicht. Bei Kindern, die gestillt werden, kann auch die Mutter den Tee trinken (mindestens einen Liter pro Tag!). Die Wirkstoffe vom Rotbusch werden dann einfach durch die Muttermilch an das Kind weitergegeben.

Zubereitung: Einen gehäuften Teelöffel mit einer Tasse (200 Milliliter) kochendem Wasser überbrühen, fünf Minuten ziehen lassen, danach abseihen.

Rotbuschtee enthält das Flavonoid Aspalathin. Es ähnelt in seinem Aufbau anderen bekannten Pflanzenstoffen, die die Darmmuskulatur entspannen und Krämpfe im Darmbereich lösen können.

Kümmelöl

Ein uraltes Hausmittel ist das Kümmelöl. Die ätherischen Öle des Heilgewürzes finden auch über die Hautblutgefäße und die Atmung den Weg zu Magen und Darm. Reiben Sie den Babybauch regelmäßig in kreisenden Bewegungen im Uhrzeigersinn mit Kümmelöl ein.

Kamillensäckchen

Die krampflösende Wirkung der Kamille ist hinreichend bekannt, doch Kamillentee trinken die meisten Säuglinge nicht. Daher ist bei Babys die äußere Anwendung als Säckchen empfehlenswert.

Zubereitung: Eine Handvoll Kamillenblüten (aus der Apotheke oder eigener Sammlung) in ein trockenes Leinentuch einbinden und durchkneten, sodass es sich ein wenig erwärmt und den unverwechselbaren Kamillengeruch verströmt. Dann das Säckchen sanft auf den Babybauch drücken und den Rumpf des Babys mit einem Handtuch umwickeln. Wenn möglich mindestens eine halbe Stunde aufliegen lassen, falls das Kind eingeschlafen ist, bis zum Aufwachen.

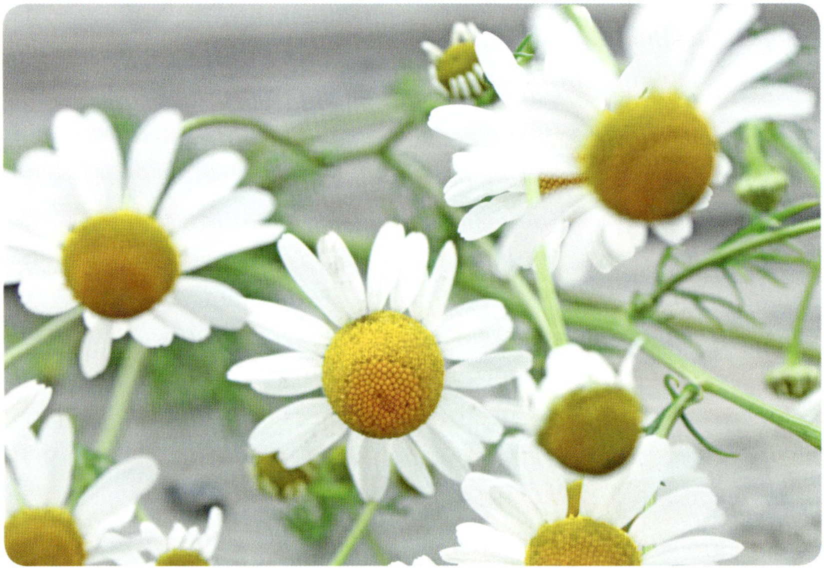

Die lindernde Wirkung der Kamille kann in Form von Tees, Aufgüssen, Wickeln oder Kamillensäckchen genutzt werden.

Homöopathie

- **Carbo vegetabilis D6** hilft bei plötzlichen Magenkrämpfen, die von Aufstoßen oder Blähungen begleitet werden. Weitere Symptome, die für den Einsatz dieses Homöopathikums sprechen: Das Baby ist blass und hat kalte Füße. Dosierung: vor jeder Mahlzeit fünf Kügelchen (Globuli).
- **Magnesium carbonicum D6** bei Blähungen, wenn das Kind unruhig ist, schwitzt und viel schreit. Dosierung: vor jeder Mahlzeit fünf Kügelchen.

Bewährte Hausmittel für den Kinderbauch

Buttermilch

Behandlungen mit Buttermilch erzielen wegen der alkalischen (säurehemmenden) Substanzen gerade bei unklaren Bauchbeschwerden oft ungeahnte Erfolge.

Geben Sie Ihrem Kind täglich einen halben Liter Buttermilch zu trinken, am besten in kleinen Portionen über den ganzen Tag verteilt. Die Milch sollte Zimmertemperatur haben. Den leicht säuerlichen Geschmack kann man durch eine Prise Zimt mildern, den mögen Kinder meist.

Anserinenmilch

Das folgende, sehr wirksame Rezept stammt aus der Kneippschen Heilpflanzenlehre.

Zubereitung: Einen Esslöffel Gänsefingerkraut (Potentilla anserina) mit einer großen Tasse heißer Milch übergießen, zugedeckt acht bis zehn Minuten ziehen lassen. Gänsefingerkraut wirkt entkrampfend und hat auch nicht den intensiven Geschmack anderer krampflösender Pflanzen (wie etwa der Kamille), sodass die meisten Kinder diese Milch bereitwillig trinken.

Aromatherapie

Basilikum und Sandelholz beruhigen die Magenwände und beseitigen Spannungszustände im Bauch.

Geben Sie ein paar Tropfen des jeweiligen Öls auf Duftsteine, die Sie in Ihrer Wohnung – vor allem in Küche und Esszimmer – verteilen. Bei akuter Übelkeit tropfen Sie ein wenig Öl auf Brust, Ohrläppchen und Unterarminnenseiten des Kindes.

Kartoffelwickel

Zubereitung: Kochen Sie vier bis fünf Kartoffeln, die Sie dann leicht abkühlen lassen, zerdrücken und zwischen zwei Tüchern auf den Kinderbauch legen. Achtung: Der Wickel darf auf keinen Fall zu heiß sein!

Gelbe Gewürze wie Curry, Kurkuma und Ingwer nehmen Kohl die blähende Wirkung.

Steinkleewickel

Zubereitung: Eine Handvoll getrocknetes Kraut (Melilotus officinalis) in ein Tuch einschlagen, auf einen Teller legen, mit kochendem Wasser übergießen. Etwa zehn Minuten ziehen lassen. Dann einen zweiten Teller daraufstellen und den Wickel zwischen den beiden Tellern auspressen, sodass er nicht mehr tropft. Für zehn bis 15 Minuten auf den Bauch des Kindes legen.

Kalt gestellt

Kohl verliert seinen aufblähenden Charakter, wenn er nicht frisch zubereitet, sondern vor dem Verzehr erst einmal eingefroren wird. Dadurch kommt es zu einer Veränderung der gasbildenden Kohlenhydrate im Kohl.

Homöopathie

- **Bryonia D6** verschafft Linderung bei „erkältetem" Magen infolge von kalten Getränken, großen Portionen Eiscreme oder einer plötzlichen Abkühlung der Umgebungstemperatur. Dosierung: Bis zum Abklingen der Beschwerden stündlich fünf Globuli im Mund zergehen lassen.
- **Magnesium phosphoricum D6** hilft bei Krämpfen im Bauch und starken Blähungen. Die Beschwerden bessern sich durch Druck und Wärme. Dosierung: Vor jeder Mahlzeit fünf Globuli im Mund zergehen lassen.

Vorbeugen – so schützen Sie Ihr Kind vor Bauchschmerzen

- **Für Regelmäßigkeit sorgen:** Schon den Kleinsten helfen feste Rituale. Gewöhnen Sie das Baby an einen festen Rhythmus in der Nahrungsaufnahme. Am besten geben Sie ihm alle vier Stunden Brust oder Flasche.
- **Angemessen reagieren!** Um ein schreiendes Baby zu beruhigen, sollte nicht immer gleich die Brust gegeben werden. Denn das Schreien kann viele andere Ursachen haben als Hunger. Häufig haben auch ruhige Ansprachen und sanftes Wiegen eine „schreistillende" Wirkung.
- **Entspannt essen (siehe auch Tipps auf Seite 97):** Achten Sie auf das Esstempo des Kindes. Beim Essen sollte wenig gesprochen und viel gekaut werden – und es sollten keine Probleme und schwierige Themen besprochen werden.

Blaues Auge

Symptome

Die Hautpartie in der Umgebung des Auges ist blau verfärbt und der Bereich schmerzt.

Ursachen

Beim blauen Auge handelt es sich um einen Bluterguss im Bereich der Augenhöhle. Er gehört zu den häufigen Verletzungen beim Sport und bei Herumtollen und wird durch äußere Gewalt wie Stöße, Faustschläge oder Balltreffer hervorgerufen.

Psychische Hintergründe

Für Kinder sind Verletzungen rund um die Augen meist weniger schockierend als für die Eltern, die angesichts der deutlichen Verfärbung oft sehr beunruhigt sind. Tatsache ist, dass das Auge als wichtiges Sinnesorgan relativ gut in der Augenhöhle geschützt wird. Die starken Verfärbungen kommen dadurch zustande, dass die Haut rund ums Auge relativ dünn und nur mit wenig Unterhautfettgewebe ausgepolstert ist.

Auch wenn das „Veilchen" oft erst einmal erschreckend aussieht – bewahren Sie Ruhe, meist ist die Verletzung recht harmlos.

Vorsicht – und Entwarnung

Sollte die Verletzung von Sehstörungen begleitet sein, muss unbedingt der Arzt aufgesucht werden. Auch Blutungen innerhalb des Auges sind ein Fall für rasche ärztliche Hilfe. Später heilt ein blaues Auge unter starkem Farbwechsel ab, wobei es erst grün und dann gelb wird, bevor die Verfärbung endgültig verblasst. Daran wiederum ist nichts Außergewöhnliches. Denn das dünne Hautgewebe im Augenbereich gestattet uns einen detaillierten Blick auf den Heilungsverlauf des Blutergusses.

Bewährte Hausmittel

Erste Hilfe: Kälte

Kälteanwendungen verschließen die beschädigten Blutgefäße und sind daher bei einem blauen Auge das wichtigste Erste-Hilfe-Mittel. Wickeln Sie einige zermahlene Eiswürfel in ein dickes (!) Handtuch, das Sie dann auf das betroffene – natürlich geschlossene – Auge legen. Die Anwendung sollte mindestens 20, besser 30 Minuten dauern.

Zeigen sich ringförmige Blutungen rund um das Auge, spricht man von einem „Brillenhämatom". Dies könnte der Hinweis auf einen Schädelbruch sein. In diesem Falle das Kind unbedingt ins Krankenhaus bringen!

Der zweite Schritt: Heilerde

Heilerde, vor allem mit Lehm und Löss, kann aufgrund ihrer schwellungslindernden Eigenschaften bei einem blauen Auge eine rasche Linderung erzielen. Außerdem beruhigt sie die gereizten Nerven in der betroffenen Haut. Verrühren Sie die Heilerde mit kaltem Wasser zu einem streichfähigen Brei, den Sie auf ein Leinentuch geben, das Sie mit der unbehandelten (!) Seite auf das schmerzende Auge legen. Noch ein Handtuch darüber, und dann kann sich das Kind mitsamt der Auflage für eine halbe Stunde hinlegen. Dabei kann es eine CD hören oder sich einfach entspannen.

Homöopathie

- **Arnica D6** eignet sich für die Behandlung eines blauen Auges in den ersten 24 Stunden. Alle zwei Stunden fünf Globuli einnehmen. Danach wechselt man auf **Hypericum D6**. Dosierung hier: dreimal täglich fünf Globuli.

Fleck mit Verspätung

Bei Verletzungen, die tief unten im Gewebe entstanden sind, kann der Bluterguss erst einige Stunden oder sogar Tage später an die Oberfläche kommen. Für eine sinnvolle Erste Hilfe ist es dann jedoch zu spät. Daher sollten Sie nach schmerzhaften Stößen, Schlägen, Tritten und Ähnlichem die betroffene Stelle grundsätzlich kühlen, auch wenn zunächst keine Verfärbung sichtbar ist.

- **Symphytum D6** hilft, wenn die Augenhöhle nicht blau verfärbt ist und trotzdem schmerzt. Dreimal täglich fünf Globuli einnehmen.

Vorbeugen – so schützen Sie die Augen Ihres Kindes

Ein Helm beim Radfahren bietet auch den Augen einen gewissen Schutz. Ansonsten kann man nicht viel unternehmen. Ein blaues Auge zu bekommen, gehört zu den Erfahrungen, die wohl jedes bewegungsfreudige Kind einmal macht.

Bluterguss und Pferdekuss

Symptome

Bläuliche Verfärbung der Haut (ein sogenannter blauer Fleck), meist verbunden mit einer Schwellung sowie große Schmerzempfindlichkeit bei Druckeinwirkung sind typische Symptome.

Prellungen am Schädel können außerdem mitunter von erstaunlichen Beulen begleitet sein, da die Schwellung ja aufgrund des darunter liegenden Schädelknochens nur nach außen, in Richtung Haut abgeleitet werden kann. Sie sind noch kein Hinweis auf schwere Verletzungen, etwa eine Gehirnerschütterung. Kommt es jedoch nach Prellungen im Kopfbereich zu Schwindelanfällen, Übelkeit oder Erbrechen, muss der Verletzte umgehend ins Krankenhaus gebracht werden.

Ursachen

Der Bluterguss ist ein Zeichen für eine Blutung unterhalb des Hautgewebes. Diese wiederum ist das Resultat einer Verletzung an Bändern, Sehnen, Muskeln oder Knochen. Besonders unan-

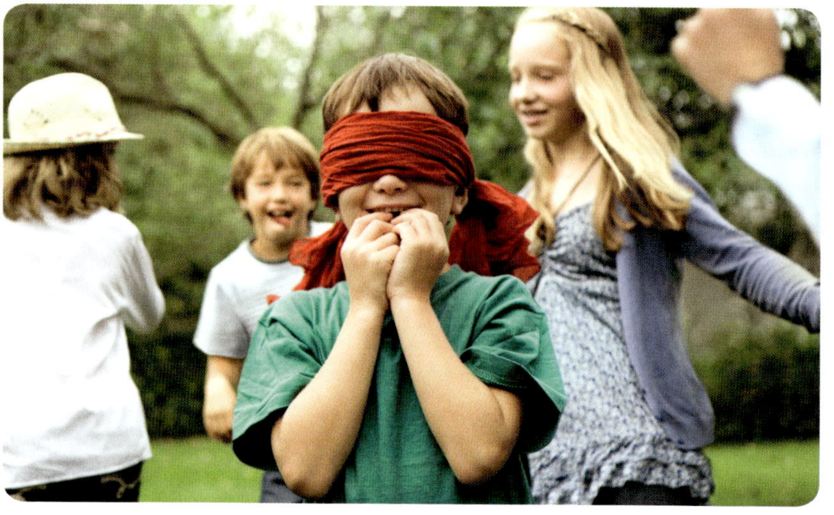

Beim Spielen und Toben passiert es hin und wieder, dass ein Kind sich ein paar Blessuren holt. Der Schmerz ist aber in der Regel auch schnell wieder vergessen.

genehm ist der sogenannte „Pferdekuss" an großen Muskeln wie Oberschenkel und Wade, wo sich die Blutung durch die straffe Gewebestruktur nur schlecht ausbreiten kann und sich dadurch auf ein eng begrenztes, mit zahlreichen Schmerzrezeptoren ausgestattetes Gewebe konzentriert.

Psychische Hintergründe

Blutergüsse haben bei Kindern auch einen pädagogischen Effekt. Sie lernen daraus, bei welchen Herausforderungen sie vorsichtig sein sollten und wie sie ihre Bewegungsabläufe unfallsicherer gestalten können. Dazu ist es aber notwendig, dass sie diese Erfahrungen überhaupt machen. Wer Kinder in Watte packt, nimmt ihnen diese Chance.

Bewährte Hausmittel

Erste Hilfe: Kälte

Lang andauerndes Kühlen lindert die Schmerzen und schließt die verletzten Blutgefäße. Zur Kühlung verwendet man zermahlene

Eiswürfel, die in ein dickes (!) Handtuch eingerollt werden. Oder einen Schwamm, der mit eiskaltem Wasser getränkt wurde und dann auf die verletzte Stelle gedrückt oder mit einem Kompressenverband darauf befestigt wird.

Dauer der Kühlung:

- Bei Prellungen an Knochen und Gelenken: zehn bis 20 Minuten.
- Bei Verletzungen im Muskelbereich: 20 bis 30 Minuten.

Der Schwamm beziehungsweise die Schwammkompresse muss immer wieder neu mit kaltem Wasser getränkt werden. Man kann dem Wasser auch noch etwas Alkohol oder Essig zugeben, das steigert den Verdampfungs- und dadurch den Kühleffekt. Bei Prellungen an Knochen reichen die Kühlmaßnahmen als Therapie in der Regel völlig aus.

Eis sorgfältig isolieren

Bei der Eisbehandlung sollten Sie auch wirklich ein dickes Handtuch oder Kleidungsstück verwenden, das Eis soll keinesfalls direkt auf der Haut sein. Denn dadurch kann es nicht nur zu Erfrierungen der Haut kommen, sondern auch zu einer überschießenden Gegenreaktion direkt nach dem Kühlen: Die Blutgefäße werden dann plötzlich weit gestellt – mit der Folge, dass sich die Blutung weiter vergrößert. Wer auf Nummer sicher gehen will, nimmt kein Eis, sondern lediglich einen in kaltem Wasser getränkten Schwamm oder ein Kühl-Pack.

Heilerde-Umschlag

Bei Weichteilverletzungen wie dem Pferdekuss legen Sie nach der Kälteanwendung einen – nicht zu festen! – Druckverband mit Heilerde an.

Zubereitung: Verwenden Sie als Unterlage einen Fil-Zellin®-Verbandstoff (aus der Apotheke), den Sie in Salzwasser tränken.

Dann verrühren Sie drei Esslöffel Heilerde mit zehn Tropfen entzündungshemmender Hyzum-Lösung (einer Arnika-Zubereitung, die ebenfalls in der Apotheke erhältlich ist) zu einem Brei, verstreichen ihn messerrückendick auf der schmerzenden Stelle und decken alles mit dem Verbandstoff ab. Diese Mullauflage wird dann mit einer zehn Zentimeter breiten Idealhaftbinde „festgezurrt". Die Binde sollte gut gestrafft sein, aber nicht so straff, dass es im Muskel zu Durchblutungsstörungen kommt.

Heilerde, ein sehr feiner Gesteinsstaub, ist ein altbewährtes Hausmittel.

Das Kind sollte den Heilerde-Umschlag für mehrere Stunden tragen (beispielsweise über Nacht). Danach den Verband samt – mittlerweile ausgehärteter – Heilerde entfernen und die schmerzende Stelle noch einmal für zehn Minuten kühlen.

Homöopathie

Das Kombinationspräparat Traumeel® ist das homöopathische Mittel der ersten Wahl bei Blutergüssen. Dieses Präparat gibt es als Salbe, in Form von Tropfen oder als Tabletten zum Einnehmen. Es sollte jedoch erst 24 Stunden nach Verletzungseintritt zum Einsatz kommen. Die Salbe wird dreimal täglich behutsam auf die schmerzende Stelle aufgetragen. Von den Mitteln zum Einnehmen nimmt man dreimal täglich zehn Tropfen oder dreimal täglich eine Tablette.

Vorbeugen – so schützen Sie Ihr Kind vor Blutergüssen

Ein Helm beim Radfahren oder anderen sportlichen Aktivitäten bietet Schutz vor Blutergüssen am Kopf. Ansonsten gilt wie für das blaue Auge (ab Seite 103): Blaue Flecken gehören zu den Erfahrungen der Kindheit.

Daumenlutschen

Symptome

Das Kind steckt den Daumen in den Mund – entweder bleibt er dort bewegungslos oder es wird kräftig und rhythmisch daran gesaugt. Es gibt sogar Kinder, die den „Doppelbohrer" beherrschen: den Daumen in den Mund und den Zeigefinger in die Nase. Bis zum vierten Geburtstag ist das alles kein wirkliches Problem – danach sollte jedoch etwas unternommen werden.

Ursachen

Wie die Affen, so werden auch Menschen mit einem Saugreflex geboren, der saugende Mundbewegungen bei Berührung der Lippen oder der Zungenspitze auslöst und die Nahrungsversorgung im ersten Lebensjahr sicherstellt. Bereits im Mutterleib lösen Feten diesen Reflex selbst aus, indem sie den Daumen in den Mund nehmen. Das legt die Vermutung nahe, dass bereits der Reflex selbst angenehme Empfindungen hervorruft. Der Reflex verschwindet jedoch zum Ende des ersten Lebensjahres, er kann daher das Daumenlutschen eines Vierjährigen nicht erklären.

Was aber bleibt, ist die Erinnerung daran, wie angenehm das Saugen war. Kinder nehmen daher später gern Gegenstände zum

Keinen Druck aufbauen

Machen Sie Ihr Kind nicht ständig darauf aufmerksam, dass es mit dem Nuckeln aufhören soll. Erst recht dürfen Sie ihm nicht sagen, dass so etwas ja „nur kleine Babys" tun. Das sorgt nur für Stress – und Stress treibt den Daumen wieder zwischen die Lippen. Meist geschieht das überwiegend dann, wenn die Eltern gerade nicht hinschauen. Wer die Mahn- und Meckerkeule schwingt, wird also nur erreichen, dass aus dem öffentlichen ein heimlicher Daumenlutscher wird.

Schnuller: Pro und Contra

Etwa zwei Drittel aller Eltern versuchen anfangs den Schnuller einzusetzen, um ihr kleines Kind zu beruhigen und vom Daumenlutschen abzuhalten. Nichtsdestoweniger ist der berühmte „Nucki" nach wie vor umstritten.

So gestehen zwar auch Kritiker zu, dass es gesünder ist, wenn Kinder am Schnuller lutschen statt am Daumen, weil beim Daumenlutschen der Kiefer stärker verformt wird. Andererseits basiere, so das am häufigsten zu hörende Kritikargument, jeder Schnuller auf einem falschen Verständnis des Saugens an der Brust. Beim Stillen wirke die Brustwarze der Mutter zusammen mit der Zunge des Kindes als Kieferformer, beim Schnullern hingegen könne die Zunge keine Bewegungen ausführen, die ihren natürlichen Muskel- und Hebelverhältnissen entspricht. Ganz zu schweigen davon, dass die Kräfte nach innen wirken, sodass der kindliche Kiefer keine korrekten Wachstumsimpulse bekommt.

Wissenschaftliche Studien geben Hinweise darauf, dass Schnullerkinder häufiger an Mittelohrentzündungen leiden, weil bei ihnen die Keime leichter vom Mund über die Eustachischen Röhren ins Ohr gelangen. Außerdem werden sie von ihren Müttern seltener gestillt und schneller von der Brust entwöhnt. In diesem Punkt sind jedoch die Ursachen noch ungeklärt. Denn möglicherweise nutzen generell Frauen, die Probleme mit dem Stillen haben, eher einen Schnuller, um ihr Kind zu beruhigen.

Dafür steht fest, dass Schnuller vor Karies schützen – vorausgesetzt, dass sie nicht vorher von den Eltern mit deren Speichel angefeuchtet werden. Außerdem senkt die umstrittene Einschlafhilfe, wie amerikanische Wissenschaftler herausfanden, das Risiko für den plötzlichen Kindstod um bis zu 90 Prozent. Bei diesem tragischen Vorfall versagt nach aktueller Studienlage nämlich die Atemkontrolle des Säuglings – und offenbar sorgt das Nuckeln am Schnuller dafür, dass der kleine Schläfer zuverlässiger atmet und bei Sauerstoffnot rascher aufwacht.

Nuckeln in den Mund, um die Ruhe und Geborgenheit wieder aufleben zu lassen, die sie seinerzeit beim Stillen empfanden. Dies zeigt sich auch daran, dass sie umso intensiver und schneller saugen, je aufgeregter sie sind. Der Gegenstand freilich ist prinzipiell austauschbar, der Daumen steht eben immer zur Verfügung. Und das ist ein Problem: Denn der Daumen ist groß und nur wenig nachgiebig, sodass das fortwährende Lutschen an ihm zu Kiefer- und Zahnfehlstellungen führen kann. Bis zum dritten Lebensjahr bilden sie sich in der Regel noch von allein zurück – danach müssen sie dann per Zahnspange korrigiert werden. Zudem gibt es Hinweise darauf, dass längeres Daumenlutschen das Risiko erhöht, später zum Raucher zu werden. Mit dem Start ins vierte Lebensjahr sollte es daher spätestens erledigt sein – und glücklicherweise ist das auch in neun von zehn Fällen der Fall. Doch bei den restlichen zehn Prozent müssen sich die Eltern etwas einfallen lassen.

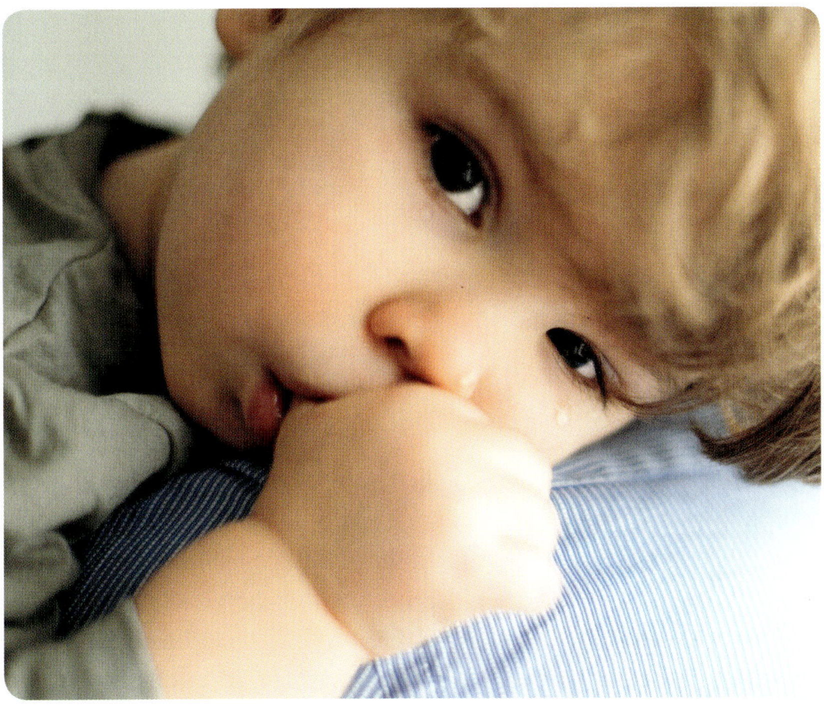

Das Daumenlutschen vermittelt sehr kleinen Kindern oft auch Sicherheit – kein Wunder also, dass es manchen dann schwerfällt, darauf zu verzichten.

Psychische Hintergründe

Bis zum dritten Lebensjahr ist es nicht nur unschädlich, sondern psychisch sogar ein Pluspunkt, wenn ein Kind am Daumen nuckelt. So entdeckten Forscher, dass Lutschbabys insgesamt ruhiger sind, besser schlafen und weniger schreien als andere. In einer Studie ließ man Nuckel-Babys und Nicht-Nuckel-Babys mit einem Spielzeug hantieren und beobachtete dabei, wie weit sie bereit waren, sich für dafür von ihrer Mutter zu entfernen. Es zeigte sich, dass die Daumenlutscher deutlich risikofreudiger waren. Der Grund: Sie wussten ja, dass sie, sofern es stressig werden würde, etwas hatten, mit dem sie sich beruhigen konnten. Das Daumenlutschen im Säuglingsalter fördert also die Selbstständigkeit des Kindes.

Bewährte Hausmittel

„Daumenfreie" Zeiten belohnen

Eine Angewohnheit, die angenehme Gefühle erzeugt, wird ein Kind nur dann sein lassen, wenn es Alternativen dazu angeboten bekommt, die ebenfalls angenehm sind. Sie müssen dem Nuckler also eine Perspektive anbieten. Schlagen Sie ihm einen Deal vor: Wenn er es schafft, sechs Nächte daumenfrei einzuschlafen, bekommt er eine Belohnung! Und dann malen Sie auf eine Tafel jedes Mal einen Kreidestrich, wenn es geklappt hat. Kinder lieben solche Statistiken, die ihren eigenen Erfolg belegen!

Führen Sie keinen „Krieg" um den Daumen, sondern probieren Sie gemeinsam mit Ihrem Kind spielerische Lösungen aus.

Am Anfang wird es immer wieder Rückschläge geben. Erst wird es dem Nuckler schwerfallen, ohne Daumen einzuschlafen, und wenn es dann endlich gelingt, wird er am nächsten Morgen oft die Feststellung machen müssen, dass der Daumen sich wieder unbemerkt zwischen die Lippen geschoben hat. Machen Sie Ihrem Kind nun keinesfalls Vorwürfe, denn wer will sich schon als Versager fühlen. Machen Sie ihm stattdessen klar, dass man den Daumen irgendwie überlisten muss. Führen Sie dazu gemeinsam Überlegungen mit Ihrem Kind durch: Könnte man ihn beispielsweise einwickeln oder einen Strumpf über die Hand ziehen? Es wäre natürlich am besten, wenn Ihr Kind selbst auf solche Ideen kommen würde – oder zumindest das Gefühl hätte, selbst darauf gekommen zu sein.

Keine widerlichen Lacke einsetzen!

Immer wieder einmal wird empfohlen, dass man die Daumen mit einem ekelhaft schmeckenden Lack einpinseln solle, um das Daumenlutschen zu beenden. Psychologisch ist das völlig falsch gedacht. Denn wer malt den Lack auf? Papa oder Mama. Und wenn dann das Kind beim Daumenlutschen den widerlichen Geschmack im Mund hat, weiß es, wem es das zu verdanken hat. Diese Erfahrung lindert nicht etwa den Drang zum Daumenlutschen, sondern reduziert allenfalls den natürlichen Vertrauensvorschuss für die Eltern. Solche Lacke sind zudem ungesund, denn sie enthalten Lösemittel.

Vorbeugen – so schützen Sie Ihr Kind vor zu langem Daumenlutschen

- **Nicht verbieten!** Diverse Studien zeigen, dass unter den Kindern, die nach dem vierten Geburtstag noch am Daumen lutschen, besonders viele sind, bei denen die Eltern zuvor energisch versucht hatten, diese Angewohnheit zu unterbinden. Und das, obwohl es nicht nur unschädlich, sondern auch psychisch vorteilhaft ist, wenn ein Säugling am Daumen lutscht! Da ist also in den ersten Lebensjahren des Kindes deutlich mehr Gelassenheit von den Eltern gefordert.
- **Nicht rauchen:** Sind Sie Raucher? Dann gewöhnen Sie es sich ab! Denn wenn Sie eine Zigarette im Mund haben, ist das für ein Kleinkind nichts anderes als eine spezielle Variante des Daumenlutschens, die es nachzuahmen gilt. Womit die Kleinen übrigens – aus Sicht von Psychologen – gar nicht so falsch liegen, denn das Ziehen an der Kippe hat in der Tat viel mit dem Saugen am Daumen gemeinsam.

Dermatitis (Hautekzeme)

Symptome

Beim Säugling beginnt Dermatitis mit stark entzündeten, manchmal nässenden Stellen im Gesicht, an den Handgelenken und an den Streckseiten der Arme und Beine. Bei der sogenannten Windeldermatitis handelt es sich um ein Hautekzem, das durch die Wärme- und Feuchtigkeitsbedingungen unter einer Windel gefördert wird. Mehr darüber lesen Sie ab Seite 269.

Bei Kindern ab etwa zwei Jahren ändert sich das Erscheinungsbild der Dermatitis. Jetzt steht eine ausgeprägte Trockenheit der Haut im Vordergrund. Betroffen sind fortan neben Gesicht und Hals vor allem die Beugeseiten der großen Gelenke, wie die Ellenbeugen, Kniekehlen und Innenseiten der Handgelenke.

Typisches Kennzeichen der Dermatitis ist der quälende, in die Tiefe gehende Juckreiz, der zu einem Teufelskreis führt, weil durch das Kratzen die Haut mechanisch irritiert und verletzt wird, was das Entzündungsgeschehen und den Juckreiz weiter hochschaukelt.

Eine Volkserkrankung

Die atopische Dermatitis tritt meist schon im Säuglings- und Kleinkindalter auf. In 60 Prozent der Fälle beginnt die Erkrankung bereits im ersten Lebensjahr, in 87 Prozent innerhalb der ersten fünf Lebensjahre. In Deutschland leiden mehr als zehn Prozent aller Kinder an Dermatitis. Sie gehört damit zu den häufigsten chronischen Erkrankungen im Kindesalter.

Ursachen

Häufigste Ursache der Dermatitis sind Allergien, psychischer Stress kann die Symptome verstärken. Oft leiden weitere Familienmitglieder an allergischen Erkrankungen, was für eine starke genetische

Keine Angst vor weich gespülten Kuscheltextilien

Auch wenn diese Vermutung noch weitverbreitet ist, spielen Weichspüler bei der Dermatitis nur selten eine Rolle. In einer Studie der Wilhelms-Universität Bonn zeigte sich sogar, dass viele Menschen mit Dermatitis davon profitieren, wenn ihre Wäsche weich gespült wird, weil so die Textilfasern mit einem Gleitfilm bedeckt werden, der die Haut vor Reibungswiderständen und damit auch vor entzündungsfördernden Reizen schützt. Für Duftstoffallergiker können zwar parfümhaltige Weichspüler ein Problem sein – aber es gibt sie mittlerweile ja auch als duftstofffreie Varianten zu kaufen.

Komponente spricht. Aufgrund von Familien- und Zwillingsstudien wird der Einfluss des Erbguts auf 60 bis 70 Prozent geschätzt.

Dabei scheinen jedoch diverse Gene mitzuspielen. So ist das Risiko eines Kindes für Neurodermitis deutlich erhöht, wenn ein Elternteil oder gar beide Allergiker sind. Es ist noch höher, wenn die Eltern ebenfalls an Neurodermitis leiden. Die Identifizierung von Allergiegenen könnte also Aufschluss darüber geben, warum manche Menschen an Neurodermitis erkranken, während andere ein allergisches Asthma bronchiale entwickeln.

Psychische Hintergründe

Hartnäckig hält sich die Vorstellung, wonach Dermatitis – die ja auch immer noch Neurodermitis genannt wird – überwiegend psychische Ursachen hätte. Demnach soll die Erkrankung vor allem „dünnhäutige", übersensible Persönlichkeiten treffen, die schlecht mit Konflikten und anderen zwischenmenschlichen Stresssituationen umgehen können.

Wissenschaftliche Studien geben jedoch Hinweise darauf, dass der Allergiker in sozialen Belastungssituationen sogar robuster ist als der Bevölkerungsdurchschnitt. Und er hat auch nicht, wie immer noch zu hören ist, überdurchschnittlich oft eine Mutter, die ihn mit verdeckt feindseligem, überbehütendem und psychisch unreifem Verhalten in seine Krankheit treibt. Von dieser These haben sich Psychologen mittlerweile verabschiedet.

Der Juckreiz als Folge der Dermatitis zeigt jedoch in der Tat psychische Bezüge, so können etwa unterdrückte Emotionen, Schuldgefühle und selbstaggressive Tendenzen sowie Ängste und Depressionen das Jucken deutlich verstärken.

Bewährte Hausmittel

Die Essigapotheke

Essig verringert die Brenn- und Juckgefühle auf der Haut. Bevorzugen Sie dabei dunkle Essigsorten mit hohem Gerbstoffanteil.

Zubereitung: Essig und Wasser zu gleichen Teilen vermischen und mehrmals täglich auf den gereizten Hautpartien verteilen.

Länger anhaltend ist die Wirkung einer Essig-Mais-Paste, wie es in einigen mittelamerikanischen Ländern sowie in Mexiko praktiziert wird.

Zubereitung der Essig-Mais-Paste: Zerstampfen Sie etwa 100 Gramm gekochten Mais oder Mais aus der Dose und verrühren Sie die entstandene Maispaste mit Essig zu einer klebrigen Masse, die auf den betreffenden Hautstellen verteilt wird. 15 Minuten einwirken lassen, danach mit lauwarmem Wasser abspülen. Diese Masse sollte mindestens einmal täglich aufgetragen werden.

Weniger ist mehr

Gerade bei Hautausschlägen neigt man dazu, Heilverfahren miteinander zu kombinieren. Seien Sie jedoch vorsichtig dabei, denn die Kinderhaut ist zu sensibel, als dass man sie mit einer „Armee" aus Heilmitteln traktieren sollte. So sollten Sie auf keinen Fall mehrere Tees miteinander kombinieren, es reicht einer.

Und während der homöopathischen Behandlung sollten Sie sogar restlos auf andere Arzneien verzichten, es sind allenfalls Umschläge mit Cystus- oder Rotbuschtee erlaubt.

Hilfe aus Afrika: Rotbuschtee

Der südafrikanische Rotbusch- oder Rooibostee zählt in seiner Heimat zu den Standardhausmitteln bei juckenden Hauterkrankungen. Rotbuschtee ist bei Kindern recht beliebt, weil er nicht so herb, leicht süß und sogar ein wenig fruchtig schmeckt.

Zubereitung: Einen gehäuften Teelöffel mit einer kleinen Tasse (150 Milliliter) kochendem Wasser übergießen, drei bis fünf Minuten ziehen lassen, danach abseihen. Drei Tassen pro Tag davon trinken.

Man kann den Tee auch als Umschlag direkt auf die juckenden Hautpartien legen. Dazu lässt man ihn auf Handwärme abkühlen, dann tränkt man mit ihm ein Leinentuch, das aufgelegt wird. Anwendungsdauer: fünf bis zehn Minuten.

Hilfe aus Fernost: Oolong

Der taiwanische Tee (man erhält ihn in Apotheken und Teefachgeschäften) wurde an der Universitätshautklinik im japanischen Orsu an 118 Dermatitis-Patienten erfolgreich ausgetestet. Die Forscher verabreichten den Probanden, die bereits mindestens ein halbes Jahr vergeblich mit Steroiden, Antihistaminika und Allergen-Karenz behandelt wurden, zusätzlich drei Tassen Oolong-Tee pro Tag. Einen Monat später zeigten 63 Prozent der Patienten eine mäßige bis deutliche Verbesserung, und selbst nach sechs Monaten, in denen sonst die meisten Arzneimittel einen Großteil ihres Effekts einbüßen, waren es noch 54 Prozent. Studienleiter Masami Uehara erklärt sich die nachhaltige Wirkung auf die Haut aus den entzündungshemmenden Polyphenolen des Tees.

Zubereitung: Einen gehäuften Teelöffel des Tees mit einer Tasse (150 Milliliter) heißem (nicht mehr kochendem) Wasser übergießen, drei bis fünf Minuten ziehen lassen, danach abseihen. Davon drei Tassen pro Tag trinken.

Als halbfermentierter Tee schmeckt er nicht so grasig wie Grüntee und nicht so kräftig-herb wie Schwarztee. Doch bedenken Sie: Oolong stammt von der gleichen, koffeinhaltigen Teepflanze wie grüner und schwarzer Tee, und deshalb wirkt er auch

Nach der Ernte werden die Blätter des Oolong zunächst in der Sonne getrocknet und anschließend in Körben deponiert, in denen sie kräftig durchgeschüttelt werden.

ähnlich anregend wie sie. Für Kleinkinder ist er deshalb nicht so gut geeignet.

Weitere hilfreiche Pflanzenprodukte

Für einige pflanzliche Heilmittel (die folgenden sind in Apotheken erhältlich) sind Heilwirkungen auf Dermatitis dokumentiert, beispielsweise für Salben aus der Ballonpflanze (Cardiospermum halicacabum), die auch mit herkömmlichen Mitteln wie etwa Kortison kombinierbar ist. Als wirksam haben sich außerdem Salben aus der Zaubernuss (Hamamelis virginiana) und Tinkturen der Bittersüßstängel (Solanum dulcamara) erwiesen. Der griechische Cystusstrauch (Cistus incanus) zeigte in einer Anwendungsbeobachtung ebenfalls, dass er Menschen mit entzündlichen Hauterkrankungen helfen kann.

Eine wahrhaft königliche Anwendung: Vielleicht können Sie den kleinen Badefan mit einer Kleopatra-Geschichte unterhalten.

Kleopatra-Bad

Eine Bäderalternative im Kampf gegen das Jucken!

Zubereitung: Mischen Sie einen Esslöffel Olivenöl mit 250 Milliliter Milch und geben Sie diese Mischung ins 30 bis 32 Grad warme Badewasser (mit dem Thermometer messen). Das Bad sollte etwa zehn Minuten dauern.

Schwarzkümmel – keine Hilfe bei Dermatitis

Schwarzkümmelöl gilt aufgrund seiner Fettsäuren in der alternativen Medizin als Heilmittel bei Allergien. Bei Dermatitis scheint es jedoch, so die Ergebnisse einer Studie des Universitätsklinikums Mannheim, wirkungslos zu sein. Die Wissenschaftler verabreichten 20 Patienten mit hartnäckigen Ekzemen eine Schwarzkümmelsalbe und eine wirkstofffreie Placebo-Salbe, die streng seitengetrennt auf dem linken und auf dem rechten Arm der jeweiligen Testperson verstrichen wurden. Nach vier Wochen zeigten sich keine deutlichen Unterschiede zwischen der Haut beider Arme, die Schwarzkümmelsalbe war also nicht effektiver als das Placebo-Produkt.

Der therapeutische Effekt wird noch verstärkt, wenn Sie statt Olivenöl das (allerdings deutlich teurere) Nachtkerzenöl verwenden. Kinder akzeptieren das Bad meist gut, da es sich angenehm auf der Haut anfühlt. Nur tauchen sollten sie darin nicht.

Homöopathie

- **Antimonium crudum D6** bei starkem Juckreiz, der sich durch Bettwärme, Sonnenlicht, Essen und Waschen mit kaltem Wasser

Diäten können helfen

Wissenschaftler der Berliner Charité fanden heraus, dass der Verzicht auf Farb-, Duft- und Konservierungsstoffe in der Nahrung sinnvoll sein kann. Die Forscher verordneten 41 Patienten mit Dermatitis eine sechswöchige Diät, in der auf Süßwaren, Käse, Eier, Räucherfleisch, Dosengemüse, Marmelade und auf andere Nahrungsmittel verzichtet wurde, die große Mengen an Zusatzstoffen enthalten. Bei 63 Prozent der Testpersonen ließ sich dadurch eine deutliche Besserung der Symptome erzielen. Einen Versuch ist diese Diät in jedem Falle wert, denn der Verzicht auf die genannten Speisen verursacht sicher keinen Schaden.

Eine weitere Alternative im Kampf gegen den Juckreiz ist eine histaminarme Diät. Ihr Ziel besteht darin, den Anteil an Histaminen in der Nahrung herunterzuschrauben, da diese Stoffe bei Dermatitis und anderen Erkrankungen eine Schlüsselrolle spielen, indem sie den Mastzellen unseres Immunsystems gewissermaßen die Munition zur Verfügung stellen, um Entzündungen auszulösen. Wer sein Kind histaminarm ernähren will, muss auf Speisen wie Pökel- und Räucherfisch (zum Beispiel der bei Kindern beliebte Thunfisch), Rohwürste, Mettwurst, Hartkäse, Hülsenfrüchte, Tomaten, Sauerkraut, Spinat und Fertiggerichte verzichten. An einigen deutschen Kliniken wird bereits erfolgreich mit dieser Methode gearbeitet. Eine ihrer großen Vorteile liegt jedoch darin, dass Eltern sie mit ihrem kleinen Patienten auch zu Hause durchführen können.

Unerwarteter Erfolg: abgelutschte Schnuller gegen Allergien

Zahnärzte sehen es in der Regel nicht gern, wenn Eltern den Schnuller ihres Babys anlutschen. Denn sie könnten dabei über ihren Speichel den Kindermund mit Kariesbakterien infizieren. Doch wer ein Baby mit hohem Allergierisiko hat, sollte laut einer schwedischen Studie dieses weitverbreitete Ritual nicht unbedingt ablegen: Das Forscherteam vom Königin-Silvia-Krankenhaus in Göteborg beobachtete sechs Monate lang den Schnullergebrauch von 184 Neugeborenen, die größtenteils mindestens ein allergisches Elternteil und daher ein erhöhtes Allergierisiko hatten. Die Forscher protokollierten auch, wie das Lutschwerkzeug vor seinem Einsatz gereinigt wurde. Dabei kristallisierten sich im Wesentlichen drei Strategien heraus: Fast alle Eltern reinigten den Schnuller vorher mit Leitungswasser, etwa 50 Prozent nahmen ihn zusätzlich selbst in den Mund, und ein Großteil der anderen Hälfte kochte ihn regelmäßig aus.

18 Monate später untersuchte man die Kinder auf Allergien, und dabei gab es vor allem in Bezug auf die Hautekzeme große Unterschiede: So zeigten mit 54 Prozent jene Kinder die höchste Erkrankungsquote, die per Kaiserschnitt zur Welt gekommen waren und deren Eltern den Schnuller regelmäßig auskochten. Von den Kaiserschnittkindern indes, die einen abgelutschten Sauger erhielten, litten nur 31 Prozent an einem Ekzem. Und am besten ging es den natürlich geborenen Kindern mit abgelutschtem Schnuller: Von ihnen zeigten lediglich 20 Prozent allergische Hautsymptome.

Dass ein Kaiserschnitt das Allergierisiko erhöht, ist schon länger bekannt. Denn bei diesem Eingriff wird das Baby – anders als bei einer natürlichen Geburt – nicht mit der immunstärkenden Darmflora der Mutter infiziert. Doch Eltern können offenbar ihr potenziell allergisches Kind vor dem Allergikerschicksal bewahren, indem sie dessen Schnuller in den eigenen Mund nehmen, bevor sie ihn weiterreichen. Der Grund: Bei dieser Aktion wandern Bakterien von den Eltern zum Kind, die dessen Immunsystem trainieren und es dadurch unempfindlicher gegenüber potenziellen Allergenen wie Pollen oder Nahrungsmitteln machen. Dass man dabei den Nachwuchs auch mit Karies oder anderen Keimen infiziert, ist hingegen unwahrscheinlich: „Wir konnten keine Hinweise auf mehr Erkältungen finden", erklärt Studienleiter Bill Hesselmar. Und eine Durchsicht der aktuellen Studienlage hätte auch keine Hinweise auf ein erhöhtes Kariesrisiko ergeben. Was nicht heißt, dass mit dem angelutschten Schnuller nur „gute" Keime in den Kindermund wandern. Aber offenbar können sich die Krankheitserreger in ihrem neuen Milieu nicht durchsetzen.

verschlimmert, durch Ruhe und Spaziergänge an der frischen Luft jedoch gelindert wird. Dosierung: Dreimal täglich fünf Globuli im Mund zergehen lassen.

- **Dulcamara D3**, wenn der Ausschlag bei Bettwärme schlimmer wird und sich unter Kälte bessert. Dosierung: Fünf Globuli zehn Minuten vor dem Zubettgehen einnehmen.
- **Rhus toxicodendron D3**, wenn der Ausschlag mit Bläschen besetzt ist und sich die Beschwerden unter kühler Luft verschlimmern. Dosierung: Dreimal täglich fünf Globuli im Mund zergehen lassen.
- Bewährte Komplexmittel gegen juckende Hautausschläge sind **DERCUT spag.** (dreimal täglich 20 Tropfen), **Derma-Gastreu R23** (einmalig zehn Tropfen bei akuten Schüben) und **Ekzemasorin N** (bei akuten Schüben fünf bis zehn Tropfen alle 60 Minuten).

Um den natürlichen Schutzmantel der Haut nicht zu zerstören, sollte das Kind nicht zu oft und auch immer nur mit möglichst schonenden Zusätzen gebadet werden.

Sonstige Maßnahmen

- **Lockere Kleidung:** Lassen Sie Ihr Kind nur Kleidung tragen, die nicht zu dicht anliegt!
- **Neues nur gewaschen tragen:** Waschen Sie neue Textilien vor dem ersten Tragen, verwenden Sie generell nur unparfümierte Waschmittel und Weichspüler!

- **Tipps zur Körperpflege:** Sorgen Sie dafür, dass Ihr Kind nur Reinigungsmittel und Kosmetika ohne rückfettende Zusätze verwendet. Das Kind sollte nicht zu heiß baden oder duschen und sich beim Abtrocknen nur trocken tupfen, nicht trocken rubbeln. Halten Sie die Fingernägel des Kindes kurz, damit die Haut beim Kratzen weniger verletzt wird.
- **Kein Alkohol auf die Haut:** Geben Sie zur Linderung keine Alkohollösungen auf die Haut. Denn nach der ersten Erleichterung trocknen sie die Haut aus.
- **Die richtigen Fette genießen:** Bevorzugen Sie beim Zubereiten von Speisen Hanf- und Leinöl. Deren Fettsäuren helfen, die Entzündungen in der Haut zu lindern.

Vorbeugen – so schützen Sie Ihr Kind vor Dermatitis

- **Stillen Sie,** wenn möglich, Ihr Kind, bis es ein halbes Jahr alt ist. Nur so kann sich die kindliche Immunabwehr voll entwickeln. Dann sollte aber spätestens mit der Beikost gestartet werden. Denn anders als früher gilt die Einführung vieler verschiedener Lebensmittel, gemeint sind Grundnahrungsmittel wie Gemüse, Obst, Brot, Milchprodukte, etwas Fleisch und Fisch, als Schutzfaktor vor Allergien.
- **Die richtige Hautpflege** vermag viele Dermatitis-Schübe bereits im Vorfeld zu lindern. Im Sommer braucht die Haut viel Feuchtigkeit, deshalb eignen sich dann fettarme Cremes mit wässriger Trägersubstanz. Im Winter braucht die Haut hingegen etwas mehr Fett, jetzt sollte auf Salben mit öliger Trägersubstanz umgestellt werden.
- **Sparsam beim Waschen:** Trockene Haut sollte möglichst wenig gewaschen werden, denn Wasser und Seife entziehen ihr noch mehr Feuchtigkeit.

Dreitagefieber

Symptome

Das Fieber steigt auf 40 Grad, oft treten Krämpfe auf und später kommt sogar noch ein Hautausschlag dazu: Wenn Babys am Dreitagefieber erkranken, kann das für die Eltern schon besorgniserregend sein. Doch in der Regel verläuft es harmlos. Und ändern kann man ohnehin nichts: Denn dem Dreitagefieber kann praktisch niemand entgehen.

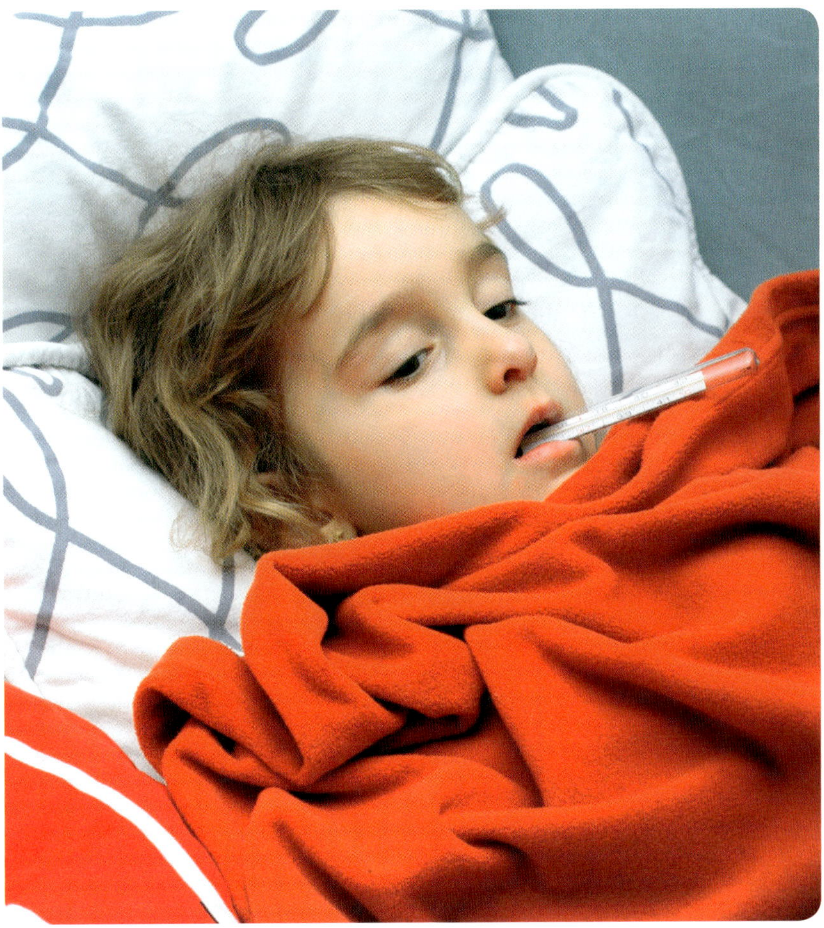

Trotz rasantem und sehr plötzlichem Fieberanstieg ist das Dreitagefieber in der Regel harmlos.

Ursachen

Auslöser dieser typischen Kinderkrankheit, die meist in den ersten zwei Lebensjahren auftritt, ist ein Virus namens HHV-6. Es gehört zur Gruppe der Herpesviren. Und das verweist schon auf das zentrale Problem der Krankheit: So wie Lippenherpesviren auch dann im Körper sind, wenn wir keinen Ausschlag haben, kommt HHV-6 gleichfalls bei gesunden Menschen vor. Und die tragen dann den Erreger per Speicheltröpfchen in die Welt hinaus, ohne dass man ihnen irgendwelche Symptome ansehen könnte. Im Erwachsenenalter sind mindestens 80 Prozent der Bevölkerung latent mit dem Virus infiziert.

Bewährte Hausmittel

Wadenwickel

Sie bewirken durch Verdunstung einen Kühleffekt, wie es auch beim Schwitzen geschieht.

Zubereitung: Dazu werden zwei Baumwolltücher (zum Beispiel Küchenhandtücher) oder saugfähige Leinentücher (Innentücher) gut in lauwarmem Wasser getränkt und nicht zu stark ausgewrungen. Die feuchten Tücher werden anschließend um die Unterschenkel gewickelt, aber die Gelenke sollten frei bleiben. Damit das Bett nicht durchnässt wird, legen Sie eine saugende Unterlage unter die umwickelten Beine des Kindes.

Die Wickel bleiben ungefähr 20 bis 30 Minuten auf den Beinen, die dabei nicht zugedeckt sind, damit der Verdunstungsef-

Achtung!

Ein weitverbreiteter Irrtum bei der Anwendung von Wadenwickeln ist der Gebrauch von kaltem Wasser. Der Kältereiz würde nur das Schwitzen unterbrechen und das Absenken der Körpertemperatur verlangsamen.

fekt auch eintreten kann. Dadurch kann Fieber ab 39 Grad Celsius innerhalb von 60 bis 90 Minuten um ein bis maximal anderthalb Grad gesenkt werden. Eine raschere Absenkung belastet den Kreislauf zu sehr. Sobald die Körpertemperatur um ein Grad abgesenkt ist, wird die Anwendung beendet.

Bei Säuglingen ist der Anteil der Unterschenkel an der Gesamtkörperoberfläche zu klein, sodass Wadenwickel hier nicht ausreichend Wärme abführen können. Deswegen sollte man ihnen ein mit lauwarmem Wasser getränktes Hemdchen überziehen oder mit warmem Wasser eine Ganzkörper-Waschung durchführen. Das Kind danach nicht abtrocknen, da die Feuchtigkeit zur Verdunstung und damit zur Abkühlung beiträgt.

Vorbeugen nicht nötig

Eine Impfung gegen das Dreitagefieber gibt es nicht. Sie ist bei der Harmlosigkeit der Erkrankung auch nicht nötig. Hinzu kommt, dass die Evolution mittlerweile für den menschlichen Körper einen sehr exquisiten Weg gefunden hat, sich selbst zu impfen: Laut den Ergebnissen einer Studie des Rochester Medical Centers in New York kommt immerhin eines von 116 Neugeborenen mit HHV-6-Genen zur Welt. Die Dreitagekrise wird also mittlerweile ähnlich vererbt wie die Augenfarbe und die Form der Beine. Was auf den ersten Blick beunruhigend klingt, weil man ja nicht unbedingt

Keine Panik

Auch wenn das Fieber sehr schnell auf über 40 Grad Celsius ansteigen kann, sind die Kinder erstaunlich fit dabei. Und nach drei bis neun Tagen ist alles vorbei. Der Körper baut Abwehrkräfte auf und eliminiert die Krankheit selbst. Lediglich bei Fieberkrämpfen, die etwa in jedem zehnten Fall auftreten, ist ärztliche Intervention nötig. Wenn die Kinder sonst gesund sind, sind keine weiteren Komplikationen zu befürchten.

mit einem Krankheitserreger geboren werden will. Auf den zweiten Blick ist es jedoch eine gute Nachricht, denn die betroffenen Babys kommen nicht nur mit dem Virus, sondern auch gleich mit der passenden Immunantwort auf ihn zur Welt. Ihnen bleibt also später das Dreitagefieber erspart.

Durchfall

Symptome

Die typischen Anzeichen für einen Durchfall sind wässriger Stuhl, starker Stuhldrang und heftige Unterleibskrämpfe.

> Der Magen-Darm-Trakt ist schnell mal in Unruhe versetzt, etwa wenn sich auf Reisen Tagesablauf und Speiseplan plötzlich ändern.

Ursachen

Hauptursache sind Infektionen, vor allem Reisedurchfall wird durch Erreger aus der Nahrung ausgelöst. Darüber hinaus können Darmentzündungen, Nahrungsmittelallergien und Unverträglichkeiten sowie emotionale Belastungen wie etwa Ekel und Ängste zu Durchfall führen.

Psychische Hintergründe

Der Darm verfügt über ein umfangreiches Nervengeflecht, einige Wissenschaftler sprechen sogar von einem „Darmhirn". Was aber nicht bedeuten soll, dass es unabhängig vom Gehirn unter der Schädeldecke funktioniert. Die Kontakte der beiden Nervenzentren zueinander sind sogar ausgesprochen intensiv. So bekommt der Darm ständig Signale über die „Großwetterlage" der Psyche, die sich schließlich bei ihm in konkreten Verdauungssymptomen spiegeln kann – wie etwa beim Angstdurchfall.

Ein solcher Durchfall entsteht mitunter dadurch, dass die starke emotionale Erregung auf die Abwehrzellen im Darm wirkt und in

Wann wird Durchfall ein Fall für den Arzt?

Wenn gleichzeitig Fieber festzustellen ist oder sich Blut oder Schleim im Stuhl zeigen. Ebenso wenn der Durchfall länger als drei Tage dauert. Bei Säuglingen und Kleinkindern sollte man allerdings schon nach einem Tag den Arzt aufsuchen, da bei ihnen der durchfallbedingte Flüssigkeits- und Elektrolytverlust schon früh zu Nierenversagen führen kann.

der Folge das „motorische Darmhirn" aktiv wird und die Darmmuskulatur in Bewegung setzt. Am Ende dieser Reaktionskette kann es dann, abhängig von der Intensität des emotionalen Reizes, zum Durchfall kommen. Diesen Mechanismus findet man gerade bei Kindern sehr häufig.

Bewährte Hausmittel

Viel trinken!

Als Erste Hilfe empfiehlt sich, möglichst viel Flüssigkeit aufzunehmen, am besten stilles Mineralwasser.

Apfelbrei mit Salbei

Salbei entspannt die gereizten Darmmuskeln und seine Gerbstoffe geben der Darmschleimhaut zusätzlich einen natürlichen Schutz. Außerdem verfügt Salbei über antibiotische Substanzen, in deren Visier auch Escherichia coli gerät – dieser Erreger mit seinen giftigen Ausscheidungen ist nämlich einer der Hauptauslöser von Durchfallerkrankungen.

Salbei ist ein recht bitteres Gewürz, ein Tee daraus dürfte deshalb kaum von einem Kind getrunken werden – doch zusammen mit einer süßsauren Apfelsorte wie etwa Jonagold wird der Geschmack auch für empfindliche Kindergaumen erträglich. Apfelpektine gelten zudem als entzündungshemmend, und sie binden im Darminhalt Wasser.

Zutaten: zwei bis drei Äpfel, ein bis zwei Teelöffel Honig, ein Teelöffel zerkleinerte Salbeiblätter, ein Teelöffel Butter.

Zubereitung: Die Äpfel schälen, entkernen, klein schneiden und mit einer kleinen Menge Wasser zu Mus zerkochen. Oder die rohen Äpfel auf einer sehr feinen Reibe zerreiben.

Honig, Salbei und Butter in das Mus einrühren und alles etwa zehn Minuten ziehen lassen. Dem Kind immer wieder einen Teelöffel davon zu essen geben oder auch als komplette Mahlzeit anbieten.

Statt des Salbeis können Sie auch etwas Zimt in den Apfelbrei rühren – oder beide Zutaten hineingeben.

Zimt gehört zu den ältesten Gewürzen und hat auch als Heilmittel eine sehr lange Tradition. Er hilft sogar dabei, den Blutzucker zu senken.

Schwarzer Tee mit Zimt

Zimt gilt in Indien als bestes Mittel gegen Durchfall. Er wirkt stopfend und antibiotisch auf zahlreiche Darmkeime.

Zubereitung: Einen Teelöffel Schwarztee und eine viertel Zimtstange mit einer Tasse (200 Milliliter) kochendem Wasser übergießen. Fünf Minuten ziehen lassen, anschließend abseihen und mit etwas Honig süßen. Das Kind sollte davon drei Tassen pro Tag trinken.

Kefir mit Johannisbeersaft

Diese Mischung wirkt gut bei Darmentzündungen. Die Gerbstoffe und Vitamine der Beere stabilisieren die Darmschleimhaut, Kefir unterstützt mit seinen Hefe- und Bakterienkulturen die Darmflora.

Zubereitung: Vermischen Sie 150 Milliliter Kefir mit 50 Milliliter Johannisbeersaft, bei Bedarf können Sie noch nachsüßen. Das Kind sollte täglich drei Gläser davon trinken.

Sie können auch ein paar Nuss- oder Mandelsplitter über das Getränk streuen. Den reinen Johannisbeersaft erhalten Sie in Reformhäusern.

Homöopathie

- **Nux vomica D6** hilft, wenn man nervös ist oder viel Verschiedenes durcheinandergegessen hat. Dreimal täglich fünf bis zehn Globuli einnehmen.

Probiotika verkürzen den Krankheitsverlauf

Laut einer Studie der walisischen Swansea University's School of Medicine, der insgesamt die Daten von über 8000 Patienten zur Verfügung standen, reduzieren Probiotika (als Tablette oder Joghurt) den Krankheitsverlauf um durchschnittlich einen Tag, außerdem senken sie das Risiko, dass der Durchfall länger als vier Tage dauert, um knapp 60 Prozent. Offenbar beeinflussen sie die Darmflora und tragen so zur Verkürzung des Krankheitsverlaufs bei. Unklar sei jedoch, so die Forscher, welche Bakterienstämme bei wem die beste Wirkung erzielen. Der Verbraucher kommt hier nicht umhin, die einzelnen Produkte auszuprobieren.

- **Arsenicum album D6** lindert die Beschwerden nach dem Genuss kalter Getränke. Dreimal täglich fünf bis zehn Globuli einnehmen.
- **Veratrum album D6** bei stark wässrigen Durchfällen, die den Körper auszehren. Dreimal täglich fünf bis zehn Globuli einnehmen.

Vorbeugen: So schützen Sie Ihr Kind vor Durchfall

- **Vitamin A** spielt eine große Rolle für Aufbau und Funktion der Darmschleimhaut. Wissenschaftliche Studien belegen, dass vor allem chronischer und immer wiederkehrender Durchfall häufig mit Vitamin-A-Mangel einhergeht. Dem kann man durch eine ausgewogene Mischung aus Rohkost und erhitztem Gemüse begegnen, wobei orangegelbe Farbtöne (Möhren, Kürbis, rote und gelbe Paprika) überwiegen sollten. Außerdem empfiehlt sich die Zufuhr von reichlich Vitamin E (in Form von Weizenkeimöl und Nüssen), denn das sorgt dafür, dass Vitamin A überhaupt erst aus der Leber frei und damit auch in unserem Körper aktiv werden kann.

- **Zink** ist ebenfalls wichtig: Zinkmangel gehört zu den häufigen Ursachen von Durchfall. Der Grund: Ein Zinkdefizit macht den Darm anfälliger für Bakterien, deren Gifte dann vom Körper mit Durchfall beantwortet werden, als eine Art „Durchspül-Eigentherapie", um die schädlichen Stoffe zügig aus dem Körper zu entfernen. Auch Darmviren haben es leichter, wenn uns Zink fehlt. Ganz zu schweigen davon, dass das Mineral an der Produktion zahlreicher Verdauungsenzyme beteiligt ist. Achten Sie daher darauf, dass Ihr Kind immer in ausreichenden Mengen zinkhaltige Nahrungsmittel zu sich nimmt. Viel Zink enthalten zum Beispiel Käse, Weizenkeime, Nüsse, Haferflocken, Hirse, Sesam und Mohn.

Falls Ihr Kind häufig unter Durchfall leidet, könnte ihm eventuell eine Ernährungsumstellung helfen.

- **Milchsäurebakterien** schützen vor Durchfall, indem sie zum Aufbau der Darmflora beitragen. Wenn Ihr Kind ein morgendlicher Müsliesser ist, sollten Sie immer etwas Naturjoghurt hineingeben.
- **Reisedurchfall** in anderen Ländern ersparen Sie Ihrem Kind mit folgenden Maßnahmen: Kein Leitungswasser und keine offenen Getränke zu sich nehmen, außerdem keine Eiswürfel und keine Salate. Stattdessen nur in Flaschen abgefüllte oder abgekochte Getränke, die Speisen sollten gut durchgekocht und das Obst sollte schälbar sein, wie etwa Kiwis und Bananen. Generell gilt der Grundsatz: „Koch es, brat es, schäl es – oder vergiss es!"

Erbrechen und Übelkeit

Symptome

Ein unkontrollierbares Zusammenziehen der Muskeln in Magenwänden, Zwerchfell und Bauch führt zu dem Resultat, dass der Mageninhalt kräftig nach oben gedrückt und durch den Mund abgegeben wird.

Ursachen

Hauptauslöser für Erbrechen sind bei Kindern Infektionen, Vergiftungen, Unverträglichkeiten, Ekel und Reiseübelkeit. Das Erbrechen hat in den meisten Fällen den konkreten Sinn, den Körper so rasch wie möglich von Schadstoffen zu befreien, es sollte daher nicht mit allen Mitteln bekämpft werden. Es sei denn, es handelt sich um ein Erbrechen im Zuge einer psychischen Störung (zum Beispiel Bulimie) oder einer Reiseübelkeit, die vermutlich biologisch sinnlos ist.

Wenn außerdem das Erbrechen besonders oft und heftig und sogar nach jedem Trinken erfolgt, sollte man mit dem Kind ein Krankenhaus aufsuchen, wo dann gegebenenfalls eine antibiotische Therapie eingeleitet und eine Infusion mit einer mineralischen Lösung gegeben wird.

Psychische Hintergründe

Das nervliche Steuerzentrum des Erbrechens liegt in der Medulla oblangata, einem Areal des unteren Hirnstamms. Dieser Bereich steht in enger Verbindung zur menschlichen Psyche. Das erklärt auch, wieso Ängste und Ekel bei Kindern zu Erbrechen führen können. In der Psychosomatik wird das Erbrechen auch als körperlicher Ausdruck von Trotz und Widerstand interpretiert. Nach dem Muster: Das Kind weigert sich, das Äußere, also die Welt, in sich aufzunehmen, und es artikuliert diese Ablehnung, indem es seinen Körper von der Nahrung befreit, die ihm von außen zugeführt wird. Dieser Mechanismus wird auch als ein Motiv der Ess-Brech-Sucht, also der Bulimie, gesehen.

Bewährte Hausmittel

Mit Ingwer gegen Reiseübelkeit

Die von Reiseübelkeit – aufgrund genetischer Disposition – besonders heftig geplagten Chinesen entdeckten, dass sie sich mit Ingwer „seefest" machen konnten. Das traditionsreiche Gewürz setzt laut wissenschaftlichen Studien das Erregungsniveau in den Magenwänden herab, darüber hinaus wirkt es auch angstlösend.

Ingwer hat in der Naturheilkunde eine lange Tradition. In der Ayurveda-Lehre und der Traditionellen Chinesischen Medizin schätzt man ihn schon seit über 2500 Jahren.

Eine klinische Studie mit Ingwer an Patienten, die per Drehstuhl in einen „reiseähnlichen Taumelzustand" gesetzt wurden, zeigte beachtliche Erfolge.

Zubereitung von Ingwertee: Einen Teelöffel der zerhackten Wurzel mit einer Tasse kochendem Wasser (150 Milliliter) übergießen, zugedeckt zehn Minuten ziehen lassen, dann abseihen und mit Honig und Zitrone würzen. Nicht mehr als drei Tassen pro Tag davon trinken.

Alternativ kann Ihr Kind auch vor Reiseantritt ein paar Ingwerkekse knabbern. Oder Sie vermischen etwas Ingwerpulver mit Pudding oder Obstsalat zu einem schmackhaften Dessert. Für Kinder ist das natürlich eine echte Alternative zum scharf-aromatischen Ingwertee. In der Apotheke gibt es zudem Ingwerpräparate zu kaufen.

Spezialfall: Reiseübelkeit

Hauptauslöser für Reiseübelkeit ist das überforderte Gehirn. Befindet man sich beispielsweise im Fond eines fahrenden PKW, wo der Blick nach vorn stark eingeschränkt ist, so nimmt man widersprüchliche Reize aus dem Seh- und Gleichgewichtsbereich wahr. Die Augen melden dem Gehirn Bewegungslosigkeit, das Innenohr mit seinem Gleichgewichtsorgan meldet hingegen Beschleunigungs- und Lageveränderungen. Das Gehirn fühlt sich durch diese widersprüchlichen Signale bedroht und veranlasst die Ausschüttung von Stresshormonen, die zu den bekannten Symptomen Kopfschmerzen, Übelkeit, Schwindel und Erbrechen führen. Kinder sind besonders anfällig für diesen Mechanismus, weil ihnen noch die Reiseerfahrungen fehlen, die ihr Gehirn von der Harmlosigkeit des Augen-Gleichgewichtssinn-Widerspruchs überzeugen konnten.

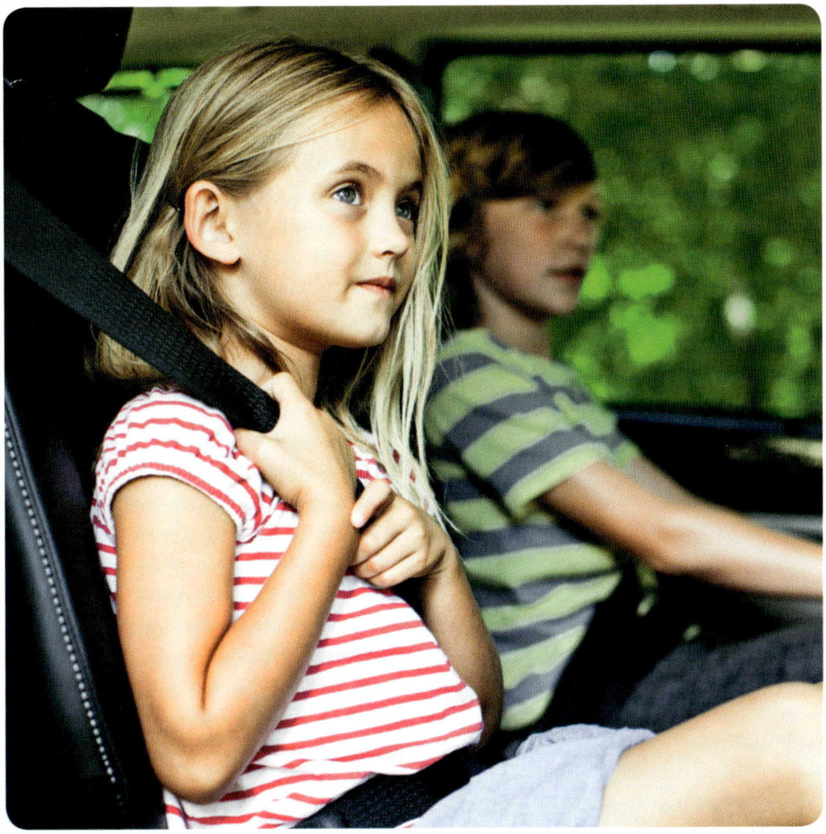

Gegen die Reiseübelkeit helfen verschiedene Hausmittel und ein entsprechendes Verhalten während der Reise: Der Blick aus dem Fenster beispielsweise hilft dem kindlichen Gehirn, sich an die Fortbewegung entsprechend anzupassen.

Die Reiseübelkeit wegmassieren

Ebenfalls aus China stammt die Akupressur. Sie wirkt ähnlich wie Akupunktur, funktioniert aber ohne die bekannten Nadeln, daher eignet sie sich zur Selbstmedikation.

Anwendung: Für die Behandlung der Reisekrankheit wird das Handgelenk des Kindes gebeugt, sodass man deutlich die zwei scharfkantigen Sehnen sehen kann, die vom Unterarm in die Hand führen. Auf diesen beiden Sehnen wandert man nun zwei Daumenbreit in Richtung Ellenbeuge. Dort liegt der sogenannte Neiguan-Punkt. Dieser wird dann mit den Fingerspitzen der anderen Hand für ein bis zwei Minuten massiert. Erst rechts, dann links, jeweils mit einem Druck, der deutlich zu spüren, aber nicht schmerzhaft ist. Bei Kleinkindern sollten die Eltern diese Massage durchführen, ältere Kinder können es selbst probieren.

Nach dem Erbrechen: leichte Kost

Nach dem Erbrechen sollte der Magen-Darm-Trakt geschont werden. Geben Sie dem Kind deshalb zunächst einmal möglichst wenig Fett, wenig Eiweiß, wenige Zusatzstoffe (also keine Fertiglebensmittel) und keine anregenden Substanzen (zum Beispiel koffeinhaltige Getränke oder Gewürze wie Pfeffer, Paprika oder Curry) zu essen.

Gefragt sind zunächst einmal Kohlenhydrate, Wasser und Mineralien. Zu Großmutters Zeiten gab man den kleinen und großen Patienten nach dem Erbrechen erst einmal stilles Mineralwasser zum Trinken und zum Essen eine Portion Götterspeise. Das mag seltsam anmuten, ist aber durchaus sinnvoll! Denn das Gelatine-Dessert enthält viele Kohlenhydrate und Mineralien (mit Ausnahme von Natrium und Kupfer), wird leicht vertragen – und schmeckt!

> Nach dem Erbrechen hat Ihr Kind wahrscheinlich ohnehin wenig Appetit. Wichtig ist nur, dass es Flüssigkeit zu sich nimmt, am besten stilles Wasser und Tee.

Nicht die Magenwände reizen!

Unmittelbar nach einer Brechattacke und ebenso zum Vorbeugen, falls eine starke Neigung zum Erbrechen besteht, sollte alles gemieden werden, was die Magenschleimhaut reizen könnte. Hierzu gehört natürlich Kaffee. Absolut tabu sind Colagetränke, da sie neben dem Koffein auch noch Farb- und Zusatzstoffe enthalten, die den Magen reizen. Ebenfalls auf der Negativliste stehen:

- Zitrusfrüchte
- Zitrussäfte
- Anregende Gewürze
- Rohe Zwiebeln
- Kohl
- Hülsenfrüchte
- Frittierte und sehr fette Speisen
- Sahne-, Käse- und andere fettreiche Kuchensorten

Balsam für den gereizten Magen

Wenn sich das Kind erbrochen hat, sollte man seinem Magen etwas Gutes tun. Dazu eignen sich die folgenden Nahrungsmittel:

- Zwieback
- Haferschleim
- Milchbrei
- Kompott
- Trockenes Brot (hier ausnahmsweise dem Weißbrot den Vorzug gegenüber Vollkornbrot geben!)

Vorbeugen – so schützen Sie Ihr Kind vor Erbrechen und Übelkeit

- **Möglichst ruhig reisen:** Vorbeugend gegen Reiseübelkeit empfiehlt sich, den (körperlichen) Reisestress zu minimieren, sich also an einem Ort aufzuhalten, wo die Bewegung am geringsten ist. Im Flugzeug ist das im Bereich der Tragflächen, im Autobus auf den vorderen Plätzen, und auf See ist es mittschiffs ruhiger als anderswo. Wer seinem Kind auf dem Autorücksitz Reiseprobleme ersparen will, sollte möglichst ruhig und gleichmäßig fahren und es hinten in die Mitte setzen, damit es einen freien Blick hat.
- **In der Küche und am Esstisch:** Übelkeit und Erbrechen beugen Sie außerdem vor, indem Sie in der Küchenhygiene aufmerksam sind – und Ihr Kind außerdem nicht zum Verzehr ungeliebter Speisen zwingen.

Fußpilz

Symptome

Fußpilz gehört zu den häufigsten Infektionen überhaupt. Er zeigt sich in Form von Rötungen und Schuppungen an den Fußsohlen oder zwischen den Zehen – und er kann unangenehm und penetrant jucken!

Ursachen

Fußpilz kann durch viele unterschiedliche Erreger verursacht werden. Gerade die empfindliche Haut von Säuglingen wird gern von Hefepilzen heimgesucht, die es auf ihrer Wanderschaft mitunter sogar schaffen, bis zu den Schleimhäuten der Geschlechtsorgane vorzudringen. Schimmelpilze nutzen meist Hautverletzungen für ihre Attacken oder docken sich an bereits bestehende Hauterkrankungen an.

Häufigste Fußpilz-Auslöser (zu etwa 80 Prozent) sind aber Fadenpilze, und unter ihnen vor allem ein Mikroorganismus namens Trichophytum rubrum. Er liebt Temperaturen um die 35 Grad Celsius und siedelt sich deshalb besonders gern an subjektiv kalten und außerdem feuchten Füßen an. Wie andere Fadenpilze infiziert er seinen Wirt meist indirekt, also nicht durch direkten Hautkontakt, sondern durch Haut- und Haarschuppen in bereits benutzten Handtüchern oder im warm-feuchten Milieu eines Schwimmbads.

Keine Bagatelle!

Fußpilz beeinträchtigt die Leistungsfähigkeit und Abwehrkraft der Haut. Die Erreger der Wundrose beispielsweise, einer schmerzhaften Infektion der Hautlymphspalten, besiedeln vorzugsweise Hautpartien, die zuvor vom Fußpilz geschwächt wurden. Fußpilz muss daher stets konsequent behandelt werden.

Bewährte Hausmittel

Backpulverpaste legt Pilze trocken

Backpulver hilft gegen das Jucken und raubt als „Trockenleger" nachwachsenden Pilzen die Lebensgrundlage. Streuen Sie mehrmals täglich ein wenig aluminiumfreies Backpulver in die Schuhe des Kindes. Es absorbiert dort die Feuchtigkeit, hält die Füße trocken und verhindert dadurch einen erneuten Pilzangriff.

Teebaumöl, der Pilzkiller

Das Australische Teebaumöl enthält sogenannte Terpene, die über sehr gute pilzabtötende Wirkungen verfügen und – bei äußerer Anwendung – auch in tiefere Hautschichten vordringen. In einer amerikanischen Studie an 117 Patienten zeigte es sogar Wirkungen beim besonders hartnäckigen Pilzbefall der Fußnägel, der sogenannten Onychomykose: Nach sechsmonatiger Anwendung des Öls war bei 18 Prozent der Probanden der Pilz völlig verschwunden, bei 61 Prozent zeigte sich eine deutliche Besserung.

Die Behandlung von Pilzerkrankungen erfordert meist einige Geduld und Konsequenz.

Anwendung: Geben Sie fünf bis zehn Tropfen Teebaumöl in eine Fußwanne mit heißem Wasser und lassen Sie das Kind ein zehnminütiges Fußbad nehmen.

Betroffene Nägel und besonders stark betroffene Hautstellen werden per Wattebausch direkt mit leicht verdünntem Teebaumöl (Jojoba- und Teebaumöl im Verhältnis 3:1) bestrichen.

Salbei hemmt den Schweiß

Salbei (Salvia officinalis) enthält – genauso wie der Australische Teebaum – pilzabtötende Terpene. Hinzu kommt, dass er die Schweißabsonderung hemmt und damit den Parasiten ihre feuchten Lebensbedingungen nimmt. Die Anwendung erfolgt über Fußbäder mit Salbeiöl (in der Apotheke erhältlich).

Nur Geduld …

Auch bei Fußpilz hilft es nicht, die einzelnen pflanzlichen Heilverfahren miteinander zu kombinieren, nach dem Motto „Viel hilft viel". Denn wer mehrere Heilpflanzen gleichzeitig einsetzt, riskiert Hautreizungen, die das Problem noch weiter verschlimmern können. Bleiben Sie also stets bei einer Methode, und seien Sie dabei geduldig. Falls sich bei Ihrem Kind auch nach drei Wochen partout noch keine Verbesserung einstellt, können Sie einen Wechsel auf ein anderes Verfahren erwägen. Eine Fußpilztherapie kann bis zu acht Wochen dauern – wenn Nägel betroffen sind, sogar mehrere Monate.

Anwendung: Geben Sie fünf bis zehn Tropfen davon in eine Fußwanne mit heißem Wasser, fünf bis zehn Minuten sollte das Fußbad andauern.

Besonders stark betroffene Hautstellen werden per Wattebausch direkt mit leicht verdünntem Salbeiöl (Oliven- und Salbeiöl im Verhältnis 3:1) bestrichen.

Salbeiöl birgt weniger allergisches Potenzial als Teebaumöl. Außerdem hat es als zusätzlichen Effekt, dass die Schweißdrüsen gehemmt werden. Bei Nagelpilz ist hingegen Teebaumöl die bessere Alternative.

Schüßlersalze ändern das Fußmilieu

Heilpraktiker berichten von Heilerfolgen mit Schüßlersalzen. Besonders chancenreich sind demzufolge Behandlungen mit den Salben Nr. 10 (Natrium sulfuricum) und Nr. 8 (Natrium chloratum), die im Wechsel zwei- bis dreimal täglich auf die betroffenen Hautbereiche aufgetragen werden.

Bislang ist es Wissenschaftlern noch nicht gelungen, die Effekte der Schüßlersalze, die ja letzten Endes aus der Homöopathie hervorgegangen sind, zu belegen. Dennoch wirken sie mitunter beachtlich. Beim Fußpilz bewirken sie laut Schüßler-Lehre eine Milieuveränderung auf der Haut, sodass sich die Pilze nicht mehr länger halten können und schließlich verschwinden.

Socken und Handtücher oft waschen

Grundsätzlich empfiehlt sich bei Fußpilz wie bei anderen Mykosen auch, die Wäsche möglichst oft zu wechseln und gründlich zu waschen. Es ist allerdings nicht nötig, sie beim Waschen zu kochen, wie häufig behauptet wird. Eine Untersuchung der Hautklinik in Ludwigshafen erbrachte, dass die Pilze – sofern Waschmittel benutzt wird – bereits bei Temperaturen von 60 Grad keine Überlebenschance mehr haben, die meisten von ihnen überstehen noch nicht einmal die 30-Grad-Wäsche.

Voraussetzung ist allerdings, dass die Wäschestücke maschinell gereinigt wurden. Bei der Handwäsche bleiben genug Erreger am

Leben, sodass eine abermalige Infektion über die Kleidung durchaus möglich ist.

Vorbeugen: So bleiben die Kinderfüße gesund

- **Gut trocknen:** Nach dem Baden oder Duschen die Füße sorgfältig abtrocknen. Auch in den Zehenzwischenräumen gründlich abtupfen. Das Handtuch nach dem Abtrocknen direkt in die Wäsche geben.
- **Füße schützen:** In Schwimmbädern und Saunen sowie in Hotelzimmern das Kind immer Badeschlappen tragen lassen.
- **Füße gut belüften:** Das Kind sollte keine Schuhe mit Synthetikauskleidung und auch keine Synthetiksocken tragen – besser sind Baumwollstrümpfe, die außerdem täglich gewechselt werden sollten.
- **Behutsam kürzen:** Schneiden Sie die Fußnägel nur sehr vorsichtig, damit es nicht zu Hautverletzungen kommt. Auch eingewachsene Fußnägel können Fußpilz provozieren!

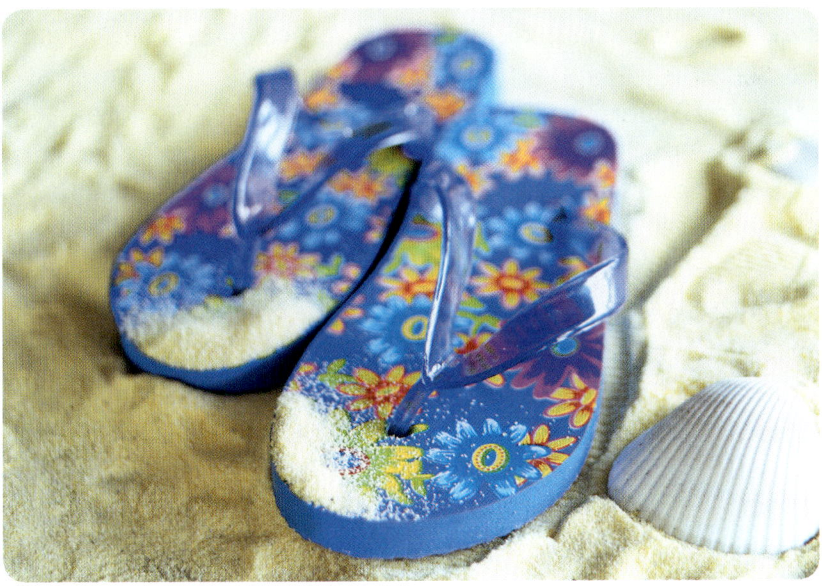

Gerade in Freibädern und Schwimmhallen ist das Infektionsrisiko groß. Kinder und Erwachsene sollten deshalb hier Badeschlappen tragen.

Gliederzucken (Restless-Legs-Syndrom)

Symptome

Die Gliedmaßen des schlafenden Kindes – vor allem seine Beine – zucken, manchmal kommt es zu regelrechten Laufbewegungen im Bett. Am nächsten Morgen fühlt sich das Kind dann oft matt und unausgeschlafen.

Ursachen

Grundsätzlich muss zwischen der idiopathischen und der symptomatischen RLS-Form (RLS = Restless-Legs-Syndrom) unterschieden werden. Bei der symptomatischen Variante gehören die Zuckungen zum Beschwerdebild einer anderen, übergeordneten Krankheit wie etwa Arthritis, Diabetes oder Lungen- und Nierenleiden, die dann natürlich bei der Behandlung Priorität haben. Auch schwangere Frauen leiden häufiger unter RLS-Erscheinungen, die sich jedoch glücklicherweise in der Regel legen, sobald das Kind geboren ist.

Die „unruhigen Beine" stellen Mediziner und Forscher noch vor Rätsel: Konkrete Ursachen für das Restless-Legs-Syndrom konnten bisher nicht ausgemacht werden.

Problematisch wird die Fahndung nach den Ursachen jedoch, wenn die Restless Legs idiopathischer Natur sind, also keine übergeordnete Krankheit nachweisbar ist. Man weiß bis heute nicht genau, weshalb dann die „Zappelbeine" entstehen. Vermutlich werden Nervensignale vom Gehirn nicht richtig in die Beine übertragen. Vieles spricht zudem dafür, dass der Stoffwechsel des Botenstoffes Dopamin im Hirn gestört ist, denn Medikamente mit diesem Wirkstoff helfen oft gegen RLS. Als gesichert gilt mittlerweile, dass die Gene eine zentrale Rolle spielen. Wenn beide Eltern darunter leiden, haben die Kinder ein Risiko von etwa 75 Prozent, ebenfalls RLS zu entwickeln.

Psychische Hintergründe

Das nächtliche Zappeln und Treten der Beine legt die Vermutung nahe, dass der Patient unbewusst vor etwas weglaufen möchte.

Weit verbreitet

Zuckende Arme und Beine während des Schlafes sind eigentlich nichts Besonderes, sie gehören gewissermaßen – gerade bei Kindern – zum „Standard-Ritual" eines Schlafenden. Problematisch wird es erst, wenn die Schlafqualität leidet. Wissenschaftler schätzen, dass unter den Kindern vom Grundschulalter bis zur Volljährigkeit etwa zwei Prozent unter der Krankheit leiden. Sie beginnt meist im fünften Lebensjahr. Unter „Zappelkindern" (hyperaktiven Kindern) sind besonders viele von RLS betroffen.

Die Forschung konnte diese Theorie jedoch nicht bestätigen. Oft kommt das Gliederzucken wie aus heiterem Himmel, auch in emotional völlig unbelasteten Lebensphasen.

Bewährte Hausmittel

Ölmassagen und mit Johanniskrautöl

Johanniskrautöl (erhältlich im Reformhaus und in Apotheken) hilft unruhigen Beinen: Vor dem Schlafengehen die Füße fünf bis zehn Minuten lang mit dem Öl einmassieren.

Kühlende Bäder

Bei ausgeprägten Beschwerden sollten Beine und Füße vor dem Schlafengehen kühl (nicht unangenehm kalt!) abgeduscht werden. Wenn die Unruhe den ganzen Körper erfasst, kann auch vom Kopf abwärts geduscht werden. Anschließend mit noch etwas feuchter Haut ins Bett gehen.

Folsäure hält die Beine ruhig

RLS-Patienten leiden oft unter einem ausgeprägten Mangel an Folsäure, die am Eiweißstoffwechsel und an diversen Vorgängen im Hirn beteiligt ist. Folsäure kommt in praktisch allen Blattgemüsen vor. Besonders reich daran sind alle grünen Gemüse, Salat,

Tomaten, Gurken, Blumenkohl und Getreide, während Rindfleisch, Fisch und Obst eher folsäurearm sind.

Damit das B-Vitamin über den Darm aufgenommen werden kann, müssen ausreichend Zucker und Natrium vorhanden sein.

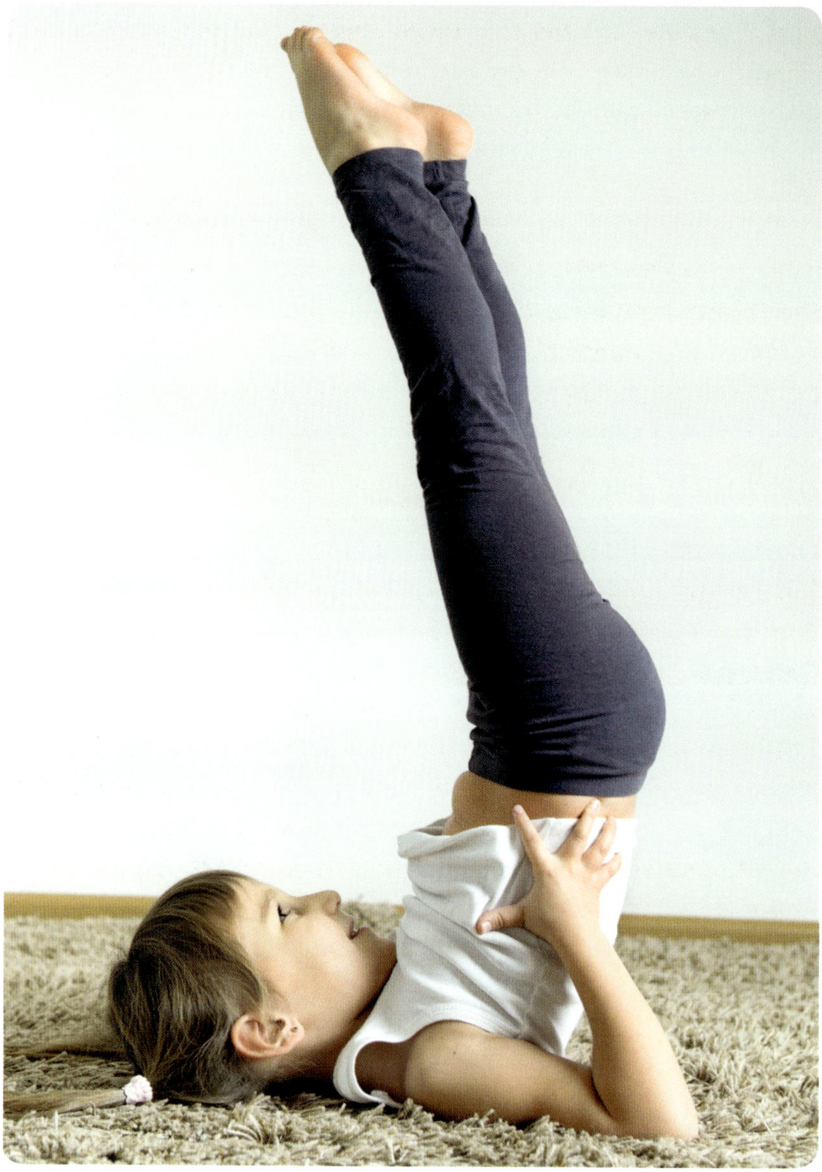

Eine gute Übung, um zappelige Beine zu beruhigen: die Kerze.

Eine kohlenhydrat- und salzarme Kost, aber auch lang gegarte oder warm gehaltene Speisen (Kantinen- und Fertiggerichte!) verschlechtern die Folsäurebilanz. Um genügend Folsäure aufzunehmen, sollten Kinder immer einen Teil des Gemüses als Rohkost essen – was die meisten Kids auch lieber mögen als gekochtes Grünzeug. Obacht bei der Einnahme von Medikamenten! ASS (Acetylsalicylsäure) ist ein Folsäureräuber, sollte Kindern aber ohnehin nicht gegeben werden (siehe Kasten Seite 251).

Bewegung hilft

Das Kind sollte sich möglichst viel bewegen, vor allem hilft Gymnastik, bei der die Beine beansprucht werden. Sehr bewährt hat sich beispielsweise die „Kerze“, eine Yoga-Übung, bei der aus der Rückenlage heraus die Beine eine halbe Minute lang senkrecht nach oben gestreckt gehalten und anschließend vorsichtig hinter dem Kopf abgesenkt werden – soweit dies ohne Schmerzen möglich ist.

Eisen für entspannte Nächte

Das Mineral wird nicht nur für die Blutbildung benötigt, sondern auch für die Bildung des Muskelfarbstoffes Myoglobin und diverser Enzyme. Entsprechende Präparate bleiben jedoch meist wirkungslos, denn das eigentliche Problem ist oft die mangelnde Eisenverwertung. Grundsätzlich ist die Eisenaufnahme aus pflanzlichen Lebensmitteln geringer als aus tierischen. Sie lässt sich jedoch verbessern, wenn die eisenhaltigen Nahrungsmittel mit vitaminhaltigen gegessen werden, also beispielsweise das Vollkornmüsli mit Obst oder ein Glas Saft zum Pfannkuchen aus Vollkornmehl.

Zu den größten Eisenräubern gehören dagegen Alginate, Guarkern- und Johannisbrotmehle (E 406, E 407 und E 407 e, E 410, E 412), die als Zusatzstoffe in Puddingpulver, Brotaufstrichen, Fertigsaucen, Instantsuppen, Speiseeis und fettreduzierten, aber trotzdem sahnigen Nahrungsmitteln enthalten sind – übrigens auch in Bio-Lebensmitteln!

Verdickungsmittel entziehen den Lebensmitteln Wasser und geben ihnen dadurch eine zähere Konsistenz. Auf den Verpackungen werden sie manchmal auch als „modifizierte Stärke“ deklariert.

Vorbeugen – so schützen Sie Ihr Kind vor Gliederzucken

Einer Erkrankung mit so unklaren Ursachen kann man schlecht vorbeugen. Aber bekannt ist zumindest, dass viele RLS-Patienten einen Eisenmangel im Gehirn haben. Deshalb erscheint es sinnvoll, das Kind vor einem Eisendefizit zu schützen. Dazu gehört, dass man ihm keine Cola-Getränke gibt, die aufgrund ihrer Phosphate die Eisenaufnahme des Organismus beeinträchtigen können. Der Verzicht auf diese Softdrinks schützt zudem vor größeren Mengen Koffein, das laut einer Studie aus den 1970er-Jahren die RLS-Symptome verstärken kann.

Grindflechte (Impetigo)

Symptome

Grindflechte ist ausgesprochen ansteckend. Falls Ihr Kind daran erkrankt, dürfen Sie es nicht in die Gesellschaft anderer Kinder lassen.

Die Krankheit heißt im medizinischen Sprachgebrauch Impetigo vulgaris. Der Hautausschlag der Grindflechte zeigt sich im Gesicht und befällt in erster Linie Kinder. Grundsätzlich wird zwischen einer kleinblasigen und einer großblasigen Variante unterschieden. Beide Formen beginnen überwiegend im Gesicht: zunächst mit roten Flecken (Maculae), die rasch in mit wasserklarer Flüssigkeit gefüllte Bläschen übergehen. Die Bläschen sind jeweils von einem schmalen Entzündungshof umgeben.

Achtung – Infektionsgefahr!
Grindflechte ist sehr ansteckend. An Schulen und Kindergärten brechen mitunter regelrechte Epidemien aus. Erkrankte Kinder gehören deshalb nicht in den Kindergarten oder die Schule, sondern sollten zu Hause bleiben, bis die Krankheit überwunden ist.

Ursachen

Ausgelöst wird dieser Hautausschlag durch Staphylokokken und Streptokokken.

Bewährte Hausmittel

Ringelblume hemmt Entzündungen

Die Ringelblume (Calendula officinalis) attackiert die für die Erkrankung verantwortlichen Erreger, darüber hinaus hemmt sie die typischen Entzündungserscheinungen, die schorfige und verkrustete Haut wird aufgeweicht und wieder geschmeidig gemacht.

Impetigo wird am besten mit Ringelblumensalbe behandelt. Man erhält sie in der Apotheke (Achtung: Kaufen Sie keine kosmetischen Produkte!). Sie können die Salbe auch selbst herstellen:

Zubereitung: Zwei Handvoll frische Blüten in 500 Gramm Schweinefett erhitzen und gut durchmischen. Einen Tag lang

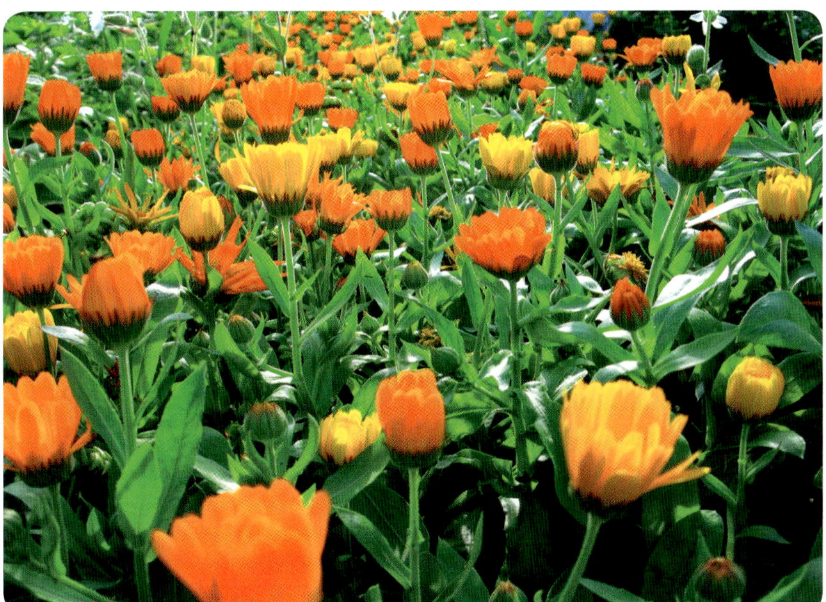

Die Ringelblume ist eine bewährte Helferin bei verschiedenen Erkrankungen der Haut, unter anderem auch bei Grindflechte.

zugedeckt ziehen lassen. Die erkaltete Masse am nächsten Tag wieder erwärmen und abseihen, schließlich in Salbentöpfchen füllen. Bei Brandwunden drei- bis viermal täglich auftragen.

Anwendung: Verteilen Sie die Salbe mehrmals täglich auf den betroffenen Stellen. Bei Kindern funktioniert das am besten abends, dann kann die Salbe über Nacht einwirken. Um Flecken zu vermeiden, legen Sie ein Handtuch aufs Kopfkissen.

Sonstige Maßnahmen

Einige Ärzte verschreiben antibiotische Medikamente gegen Impetigo – oft aus Angst vor möglichen Komplikationen, etwa einer Nierenentzündung. Derartig schwerwiegende Komplikationen sind jedoch sehr selten, und wenn sie doch auftreten, dann heilen sie bei einem Kind meist komplett aus. Behandeln Sie daher Ihr Kind besser nur mit Ringelblumensalbe.

Mindestens genauso wichtig sind aber hygienische Maßnahmen: Schneiden Sie Ihrem Kind die Fingernägel, damit es die betroffenen Stellen nicht aufkratzen kann. Manchmal ist es auch sinnvoll, stark erkrankte Areale mit einem Verband abzudecken. In jedem Falle sollte sich das Kind oft die Hände mit Seife waschen. Wechseln Sie außerdem seine Kleidung täglich und waschen Sie sie bei 60 Grad. Wichtig: Auch die Eltern müssen sich die Hände waschen, wenn sie Kontakt mit ihrem kranken Kind hatten.

Vorbeugen – so schützen Sie Ihr Kind vor Grindflechte

Impetigo ist eine Infektionserkrankung. Ihr Kind sollte keinen Kontakt mit einem infizierten Patienten haben. Halten Sie auch Geschwisterkinder auf Abstand und: Lassen Sie Ihr Kind zu Hause, wenn es an Grindflechte erkrankt ist! Es darf Gemeinschaftseinrichtungen wie Kindergärten oder Schulen erst wieder besuchen, wenn die infizierten Hautstellen abgeheilt sind.

Halsschmerzen

Symptome

Halsschmerzen sind die etwas unpräzise Bezeichnung für eine Entzündung der Rachenschleimhaut. Sie äußert sich in Trockenheit, Brennen, Sprach- und Schluckbeschwerden.

Ursachen

Halsschmerzen gehören gerade in Deutschland zu den häufigsten Gründen, eine Arztpraxis aufzusuchen. Dabei lassen sie sich in den meisten Fällen mit Hausmitteln behandeln. Denn bei Erwachsenen werden sie in etwa acht von zehn, bei Kindern sogar in neun von zehn Fällen von Viren ausgelöst, die ohnehin nicht auf rezeptpflichtige Antibiotika reagieren.

Bakterielle Halsentzündungen erkennt man an einem weißlichgelben Belag auf den Schleimhäuten. Bei diesen kann eine Antibiotikabehandlung sinnvoll sein, vor allem dann, wenn das Kind ausgeprägtes Fieber (über 38 Grad Celsius) und starke Schmerzen beim Schlucken und Sprechen hat.

Halsweh kann sehr unterschiedliche Ursachen haben und tritt recht häufig auf. Hausmittel helfen in den meisten Fällen sehr gut dagegen.

Psychische Hintergründe

Die Rachenschleimhäute werden nicht nur durch lautes, sondern auch durch gepresstes Sprechen beansprucht. Gepresstes Sprechen heißt: Die Worte fließen nicht entspannt aus dem Mund, sondern werden unter großem Muskeleinsatz herausgedrückt, als wenn der Sprecher die Worte einerseits nachdrücklich betonen, andererseits immer wieder zurückholen wolle, weil er ihre Wirkung nicht einschätzen kann. Diese Art des Sprechens gehört nach Ansicht von Sprachtherapeuten zu den am häufigsten vorkommenden Sprechfehlern unserer Zeit und ist vor allem ein Zeichen von Unsicherheit und Versagensangst. Achten Sie darauf, dass sich Ihr Kind gar nicht erst an dieses gepresste Sprechen gewöhnt.

Achtung!

Halsschmerzen sind ein Fall für den Arzt, wenn folgende Begleitsymptome auftauchen:

- Atembeschwerden
- Der Hals reagiert empfindlich auf Berührung
- Ohrenschmerzen
- Fieber über 39,5 Grad Celsius
- Wenn Halsschmerzen und Heiserkeit länger als zwei Wochen andauern

Bewährte Hausmittel

Schonung

Das Kind sollte seinen Hals schonen: Wenig sprechen, schon gar nicht schreien. Und es sollte hauptsächlich flüssige Nahrung zu sich nehmen.

Der Backäpfeltrick

Bei Halsschmerzen mit Heiserkeit können Backäpfel helfen. Sie haben auch den Vorteil, dass sie bei Kindern gut ankommen – kein Wunder, sie sind lecker!

Beim Zubereiten von Backäpfeln oder Zwiebelsaft ist Ihr Kind bestimmt gern mit dabei!

Zubereitung: Die Äpfel werden entkernt, mit reichlich Honig übergossen und anschließend im Backofen bei 180 Grad etwa 30 Minuten gebacken. Man isst sie, wenn sie noch warm, aber nicht mehr heiß sind. Die Pektine des Apfels wirken sanft antibiotisch und entzündungshemmend. Honig galt schon in der frühen asiatischen Medizin als wirksamer „Infektkiller".

Der Zwiebeltrick

Ein Gemisch von Zwiebeln und Kandiszucker mobilisiert die Widerstandskräfte und wirkt über die Schwefelverbindungen der Zwiebel sanft antibiotisch.

Zubereitung: Zwei Teelöffel Kandiszucker mit den zerkleinerten Stücken einer Gemüsezwiebel in einem Liter Wasser zehn Minuten lang erhitzen, aber nicht kochen. Gut durchrühren! Schließlich die Zwiebelstücke abseihen und täglich zwei Gläser der verbleibenden Mischung trinken.

Viele Eltern glauben zunächst kaum, dass ihr Kind so etwas trinken würde – doch die meisten machen relativ gut mit. Denn durch das Erhitzen verlieren die Zwiebeln ihre Schärfe.

Saure Mischung zum Gurgeln

Essig ist ein altes und bewährtes Hausmittel bei Halsschmerzen und Heiserkeit.

Zubereitung: Mischen Sie dunklen Essig, Wasser und Honig (am besten eine dunkle, gerbstoffreiche Sorte) zu gleichen Teilen. Geben Sie dem Kind davon alle drei Stunden einen Teelöffel. Damit soll es für mindestens 30 Sekunden gurgeln, am besten vier- bis fünfmal pro Tag.

Als Alternative zum Cystussud gibt es auch „Cystus 052®"-Pastillen, die man in unterschiedlichen Geschmacksrichtungen bekommt, wie etwa Vanille und Honig-Orange.

Gurgeln mit Cystussud

Ein bewährtes Hausmittel aus dem griechischen Chalkidiki, das sogar bei Mandelentzündungen hilft. Den Cystussud mit seinen antibiotischen und schleimhautstabilisierenden Gerbsäuren gibt es fertig gemischt in der Apotheke.

So lernt Ihr Kind das Gurgeln

Üben Sie anfangs am besten mit Wasser: Sagen Sie Ihrem Kind, dass es den Kopf nach hinten neigen und dann versuchen soll, das Wasser hinten in der Kehle zu halten, ohne es zu trinken.

Wenn es das gut beherrscht, soll es versuchen, Geräusche in der Kehle zu machen. Zeigen Sie ihm, wie das aussieht und wie es sich anhört.

Bringen Sie ihm außerdem bei, das Wasser auszuspucken und nicht herunterzuschlucken.

Anwendung: Das Kind nimmt einen kräftigen Schluck davon in den Mund, und dann wird für mindestens 30 Sekunden damit gegurgelt. Wenn es geht, danach nicht ausspucken, sondern herunterschlucken! Aber zwingen Sie das Kind nicht dazu! Lassen Sie die Anwendung vier- bis fünfmal täglich wiederholen.

Kühlende Halswickel

Kalte Halswickel hemmen Entzündungsprozesse.

Zubereitung: Falten Sie ein Leinentuch (etwa 20 mal 60 Zentimeter) oder eine Stoffwindel der Länge nach zusammen und tauchen Sie den Stoff in mäßig kühles Leitungswasser (im Winter sollten Sie es leicht erwärmen). Lassen Sie das Tuch abtropfen, dann wickeln Sie es locker um den Kinderhals. Darüber legen Sie noch ein trockenes Handtuch, um Wasserflecken auf der Kleidung zu vermeiden. Dauer der Anwendung: 20 Minuten. Wenn der Wickel warm geworden ist, müssen Sie ihn erneuern. Wiederholen Sie die Anwendung zweimal pro Tag. Tipp: Geben Sie ein wenig Essig ins Wasser, das stabilisiert die kühlende Wirkung!

Aufsteigende Fußbäder

Fußbäder sind die richtige Wahl bei den ersten Anzeichen von Halsschmerzen. Dazu werden die Füße in ein Gefäß mit 37 Grad Celsius warmem Wasser gestellt, anschließend lässt man schubweise heißes Wasser zulaufen, bis die Erträglichkeitsgrenze erreicht ist. Ziel dieser ansteigenden Bäder ist es, über die Durchblutungsverbesserung an den Füßen reflektorisch die Durchblutung in den Nasen- und Rachenschleimhäuten zu verbessern. Denn die Blutgefäße von Füßen und Atemwegen sind nervlich miteinander verbunden: Kalte Füße führen zu schlecht durchbluteten und damit infektanfälligen Atemwegen, warme Füße hingegen mobilisieren die Immunabwehr in Nase und Rachen.

Inhalationen

Inhalationen mit Kamille, Thymian und Oregano wirken entzündungshemmend und helfen gegen das Reizgefühl im Hals.

Zubereitung: Mischen Sie jeweils gleiche Teile der Pflanzen zusammen und übergießen Sie zwei Esslöffel davon in einer ausreichend großen Schüssel mit einem Liter heißem (nicht kochendem!) Wasser. Dann beugt sich das Kind über die Schüssel, Kopf und Nacken sind mit einem Handtuch abgedeckt. Sagen Sie dem Kind, dass es die Dämpfe einatmen soll, wechselweise durch Mund und Nase.

Die Anwendung sollte acht bis zehn Minuten dauern und zweimal pro Tag durchgeführt werden. Nach dem Inhalieren sollte das Kind nicht direkt an die frische Luft gehen!

Wichtig: Das Atmen darf dem Kind nicht wehtun – und es sollte nicht zu nahe an die Flüssigkeit herangehen!

Homöopathie

- **Belladonna D6** hilft bei Schluckschmerzen, wenn der Rachen hochrot und trocken ist und die Mandeln geschwollen sind. Dosierung: Dreimal täglich fünf Globuli im Mund zergehen lassen.
- **Apis D6** hilft, wenn Belladonna keinerlei Wirkung (also auch keine vorübergehende Verschlimmerung der Beschwerden) erzielen konnte. Dosierung: Dreimal täglich fünf Globuli im Mund zergehen lassen.
- **Phytolacca D6** ist das Mittel der Wahl bei starken Halsschmerzen, tiefrotem Rachen und einem Schmerz, der zu den Ohren hinaufzieht und bei Druck auf den Hals nachlässt. Dosierung: Dreimal täglich fünf Globuli im Mund zergehen lassen.
- **Lachesis D12** hilft, wenn der Hals sehr berührungsempfindlich ist und das Kind nach dem Schlucken einer warmen Flüssigkeit spürt, wie sich ihm die Kehle zuschnürt. Dosierung: Dreimal täglich fünf Globuli im Mund zergehen lassen.
- **Aconitum D6** hilft, wenn die Halsschmerzen durch trockene, kalte Luft oder Fahrtwinde ausgelöst wurden. Es hilft nur vorbeugend oder zum Beginn der Erkrankung, ist aber in diesem Stadium sehr zuverlässig. Dosierung: Alle 30 Minuten zwei Globuli, bis die Schmerzen deutlich nachlassen.

Setzt man die geeigneten homöopathischen Mittel rechtzeitig ein, kann man gerade bei Halsschmerzen überraschende Erfolge erzielen.

Akupressur

Akupressur ist bei der Behandlung von Halsentzündungen sehr wirksam, da die Schleimhäute gut durch äußerliche Massagen an bestimmten Reizpunkten beeinflusst werden können. Der zu stimulierende Punkt ist die „Talsenke". Er liegt auf der Rückseite der Hand. Am besten finden Sie ihn, wenn Sie (mit dem Zeigefinger der anderen Hand) vom linken Handgelenkrand in Richtung Daumenkuhle wandern. Etwa ein bis zwei Zentimeter vor der Kuhle endet der Handknochen und Sie geraten in eine Vertiefung – das ist die „Talsenke". Drücken Sie diesen Punkt in kreisenden Bewegungen kräftig für fünf Minuten, danach behandeln Sie die andere Hand ebenfalls. Größere Kinder können die Akupressurmassage auch selbst durchführen. Zweimal pro Tag wiederholen.

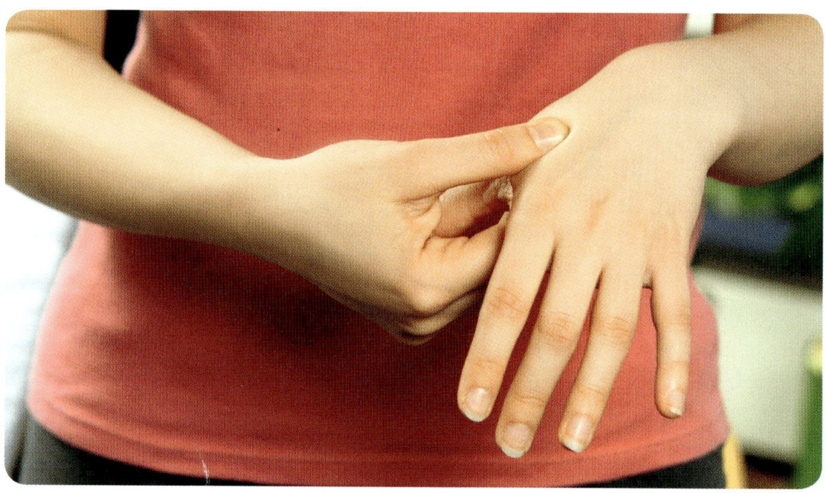

Eine Akupressurmassage der „Talsenke" hilft gegen Halsweh.

Vorbeugen – so bleibt der Kinderhals gesund

- **Luft befeuchten:** Überprüfen Sie die Luftfeuchtigkeit in der Wohnung. Liegt sie unter 45 Prozent, trocknen die Schleimhäute aus und werden anfälliger für Entzündungen. In diesem Falle muss die Raumluft angefeuchtet werden. Stellen Sie einen

Kessel Wasser auf die Heizung, auch das Aufhängen von nassen Handtüchern trägt zur Feuchtigkeit bei.

- **Nichtraucher sein:** In Wohnungen, in denen ein Kind lebt, sollte niemals geraucht werden.
- **Die Nase nutzen:** Machen Sie Ihr Kind darauf aufmerksam, dass es möglichst oft durch die Nase atmen sollte. Erklären Sie es damit, dass die Haare in der Nase die Bakterien daran hindern, in den Mund und den Hals zu kommen.
- **Raus!** Stubenhocker bekommen öfter Atemwegsinfekte. Gehen Sie täglich mehrmals mit Ihrem Kind ins Freie. Wählen Sie einen Kindergarten, bei dem das Spielen draußen ganz oben auf der Agenda steht, ideal ist ein Waldkindergarten. Kinder mögen jedes Wetter. Es sind oft eher die Eltern, die es beim ersten Regentropfen vom Spielplatz wieder nach Hause zieht. Es gibt bekanntlich kein schlechtes Wetter, nur die falsche Kleidung!

Harnblasenentzündung (Zystitis)

Symptome

Das Kind muss häufig Wasser lassen, eventuell kommt es auch zum Einnässen, obwohl es eigentlich schon „sauber" war. Das Urinieren brennt und schmerzt, die erkrankten Kinder wimmern oder weinen. Bei Babys ist die Diagnose etwas schwieriger, da die Windel nicht nasser ist als sonst: Die Kleinen müssen zwar häufiger, geben aber dabei nicht so viel Harn ab. Typischerweise riecht aber der Urin in der Regel ziemlich streng, mitunter ist er trüb oder blutig verfärbt. Im letzten Fall sollte ein Arzt hinzugezogen werden.

Ursachen

Auslösender Keim der Zystitis ist in 80 Prozent aller Fälle eine Bakterie namens Escherichia coli. Sie ist normalerweise im menschlichen Darm zu Hause, wo sie beim Verdauen hilft. Gelangt der Coli-Keim aber von dort aus in die Harnröhre, so kann er dort zu einem echten Problem werden.

Die unerwünschten Wanderbewegungen der Coli-Bakterien werden durch äußere Stressreize unterstützt. Oft reicht es schon aus, im nassen Badeanzug herumzulaufen oder ein paar Minuten auf kalten Steinen zu sitzen, damit sich eine Zystitis einstellt. Doch es gibt auch noch eine ganze Reihe von anderen Risikofaktoren.

Die alte „Elternweisheit", dass Kinder nicht im nassen Badezeug herumlaufen sollen, hat tatsächlich ihre Berechtigung.

So werden Mädchen viel häufiger von der Zystitis heimgesucht als Jungen, weil ihre Harnröhre deutlich kürzer ist. Dadurch ist bei Mädchen der Weg für die entzündungsauslösenden Keime zur Harnblase deutlich kürzer. Bei einem Drittel der zystitiserkrankten Mädchen besteht außerdem von Geburt an eine stark ausgeprägte Neigung der Haut- und Schleimhautzellen, Bakterien festzuhalten. Dies bedeutet konkret: Die Zystitis-Keime werden nicht – wie es sein sollte – mit dem Urin einfach fortgespült, sondern sie erhalten die Chance, sich in den Harnwegen zu „verstecken".

Psychische Hintergründe

Die Harnblasenentzündung (Zystitis) kann psychische Hintergründe haben. In der Traditionellen Chinesischen Medizin wird sie im Zusammenhang mit „Herz-Hitze", also Sorgen, übergroßer Freude und Aufregung gesehen. Bei Kindern kommt dies allerdings seltener vor als bei Erwachsenen.

Bewährte Hausmittel

Viel trinken!

Als „Erste Hilfe" empfiehlt sich bei Blasenentzündungen, die Flüssigkeitszufuhr bei Klein- und Grundschulkindern auf zwei, bei Jugendlichen auf drei Liter pro Tag zu steigern. Auf diese Weise werden die Harnwege durchgespült, sodass viele der Keime einfach fortgeschwemmt werden. Fragen Sie Ihr Kind, was es gern trinken möchte. Vor allem Wasser, Tees und Saftschorlen sind geeignete Getränke. Da große Mengen getrunken werden müssen, ist es wichtig, dass das Kind mitzieht.

Antibiotische Brunnenkresse

Bei Blasenentzündungen ist die Kresse ein bewährtes Heilkraut, sie konnte bereits in vielen Studien ihre Wirkungen auf die Harnwege unter Beweis stellen. Sie wirkt aufgrund ihrer Senföle in hohem Maße antibiotisch, ihr Vitamin C wirkt entzündungshemmend und unterstützt das Immunsystem.

Am besten gibt man frische oder tiefgekühlte Brunnenkresse in den Salat oder (noch besser!) in den Frischkäse. Dosierung: fünf bis zehn Gramm pro Tag. Wichtig: Während der Kresseanwendung soll das Kind viel trinken!

> Brunnenkresse können Sie selbst anbauen und ernten. Zum Trocknen legen Sie die Blätter und Blüten der Kresse auf ein Siebgitter in einen trockenen, schattigen und staubfreien Raum. Nach dem Trocknen hält sie sich in einem sauberen und geruchlosen Behälter (kein Plastik!) mehrere Monate.

Cranberry lässt Bakterien „abrutschen"

Cranberry (die Moosbeere) hat in Nordamerika nicht nur als Beilage zum Thanksgiving-Menü eine lange Tradition, sondern auch als Heilmittel. Die Proanthocyanidine des Cranberry-Saftes (gewonnen aus den Früchten des Moosbeerenstrauchs Vaccinium macrocarpon) hindern Bakterien daran, an der Blasenschleimhaut anzudocken und dort Entzündungen auszulösen.

Das Kind sollte von dem Saft 100 und 200 Milliliter pro Tag trinken. Mischen Sie ihn am besten in einen Fruchtsaft, da er sonst zu sauer ist. Cranberry-Saft können Sie in Apotheken und Reformhäusern kaufen. Verkapselte Extrakte, die es im Reformhaus gibt, haben den Vorteil, dass sie geschmacksneutral sind. Kinder sollten aber auch den natürlichen Geschmack von Lebensmitteln kennenlernen, auch wenn der mitunter recht herb ist.

Homöopathie

- **Cantharis D6** hilft bei Blasenentzündungen mit Krämpfen sowie starken, brennenden Schmerzen und spärlichem Urinabfluss. Dosierung: Dreimal täglich fünf Globuli im Mund zergehen lassen.

- **Petroselinum D6** lindert den plötzlich auftretenden Harndrang. Dosierung: Dreimal täglich fünf Tropfen einnehmen.

Vorbeugen – so bleibt die Kinderblase gesund

- **Flüssigkeit:** Halten Sie das Kind vor allem im Sommer zum ausgiebigen Trinken an.
- **Wärme:** Das Kind sollte besonders an den Füßen und am Unterleib warm sein. Dabei kommt es nicht nur auf warme Unterwäsche an (sie darf auf keinen Fall kneifen, also zu eng sein, denn das begünstigt genitale Entzündungen und Infektionen!), sondern auch auf warme Socken. Bei kalten Füßen verschlechtert sich nämlich reflexbedingt die Durchblutung der Nieren- und Blasenschleimhaut, sodass Erreger ein leichtes Spiel haben.
- **Raus aus den Badesachen:** Nasse Badebekleidung muss sofort gewechselt werden!
- **Nicht zu lange warten:** Sagen Sie Ihrem Kind frühzeitig, dass es rasch zur Toilette gehen soll, wenn sich der Harndrang einstellt. Und ebenso, dass es nicht auf Toilette gehen sollte, wenn es keinen Drang verspürt.
- **Der Bilderbuchtrick:** Bei kleinen Mädchen bleibt auch nach dem Wasserlassen oft ein wenig Urin in der Scheide zurück, der das Wachstum von Bakterien begünstigt. Dagegen hilft ein einfacher Trick: die Rennfahrerhocke! Das Mädchen sollte sich beim Harnlassen so weit wie möglich nach vorn lehnen. Durch diese Haltung wird die Harnröhre besser entleert. Das können Sie unterstützen, indem Sie der Kleinen ein Bilderbuch direkt vor die Toilette auf den Boden legen und ihr sagen, dass sie es nicht aufheben darf, um es zu lesen (beispielsweise, weil das die Figuren im Buch nicht leiden können). Dann muss sie sich vorbeugen, um hineinsehen zu können.
- **Die richtige Richtung:** Bringen Sie Ihrem Kind bei, dass es mit dem Toilettenpapier immer von vorn nach hinten wischt. Wenn Sie den Unterleib Ihres Babys säubern, sollten Sie das ebenfalls so tun.

Hautblasen

Symptome

Zuerst gibt es Hautrötungen, dann entsteht ein mit Flüssigkeit gefüllter Hohlraum, der die oberste Hautschicht abhebt.

Eine Blase bildet sich nicht sofort. Nach dem entsprechenden Reiz auf die Haut – etwa durch einen falsch sitzenden Schuh – können noch mehrere Stunden vergehen, bis die Blase sichtbar wird.

Ursachen

Die meisten Blasen entstehen durch Reibungskräfte aufgrund wiederholter Belastungen oder zu enger oder kaputter Kleidungsstücke und Schuhe. Durch die Reibung wird die obere Hautschicht gegenüber der tieferen verschoben, bis sich schließlich beide voneinander lösen. Dann bildet sich ein Hohlraum, der schon bald mit Gewebewasser gefüllt wird. Kinder beobachten diesen Vorgang oft mit großer Faszination – es sei denn natürlich, die Begeisterung wird durch Schmerzen verdrängt.

Wichtig!
Wenn Sie bei Ihrem Kind eine Hautblase aufstechen (siehe unten) und die dabei austretende Flüssigkeit trübe ist oder übel riecht, kann es bereits zu einer schweren Entzündung gekommen sein. In diesem Fall sollten Sie den Arzt aufsuchen.

Blasenort Nummer eins ist der Fuß – aufgrund von unflexiblem oder zu engem Schuhwerk, Löchern in den Socken oder starken Hautbelastungen, wie sie beispielsweise bei längeren Wanderungen entstehen.

Erste Hilfe

Nehmen Sie sich Zeit und eine Nadel. Dann reinigen und sterilisieren Sie zunächst Nadel und Blasenoberfläche samt umliegender Haut mit

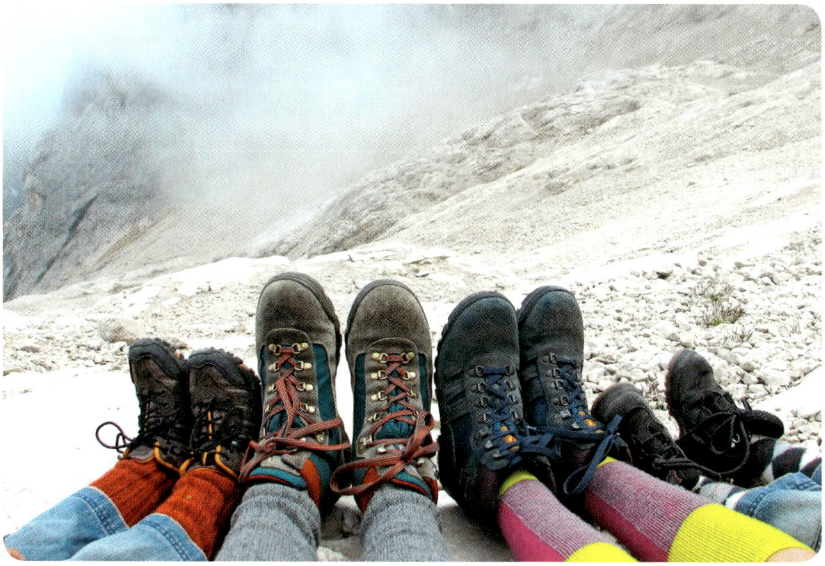

Bei längeren Wanderungen und sportlichen Ausflügen sollte das Kind immer Schuhe tragen, die schon „eingelaufen" sind, also keine nagelneuen.

verdünntem Alkohol. Schließlich stechen Sie an der Blasenseite ein kleines Loch und drücken den Inhalt der Blase aus. Die Blasenhaut wird nicht abgezogen. Schützen Sie die Stelle tagsüber mit einem speziellen Blasenpflaster (aus der Drogerie oder Apotheke), nachts ziehen Sie es ab, damit die Luft den Heilungsprozess beschleunigen kann.

Erklären Sie dem Kind vorher genau, was Sie vorhaben. Manche Kinder sind fasziniert von der Aktion, andere wollen partout nicht. Einige wollen auch selbst Hand ablegen. Lassen Sie Ihr Kind ruhig selbst versuchen, sofern es schon dazu in der Lage ist. Bleiben Sie aber dabei.

Ringelblume hilft der Haut

Calendula (Ringelblume) ist bei Hautblasen das Mittel der Wahl, da sie Entzündungen und Schmerzen hemmt, zudem vor Infektionen schützt und als sogenanntes Emolliens (hautaufweichendes Mittel) wirkt. Besonders bewährt haben sich homöopathische Calendulasalben, die mehrmals täglich auf den betroffenen Stellen verteilt werden. Man erhält sie in den Apotheken.

Vorbeugen – so schützen Sie Ihr Kind vor Blasen

- **Schuhe gut präparieren:** Neue Schuhe vor dem ersten Tragen von innen mit einem Hirschtalgstift einreiben. Dadurch werden die Reibungskräfte gesenkt. Alle Schuhe sollten, bevor man sie für längere Touren einsetzen will, gut eingelaufen sein.
- **Die richtigen Socken auswählen:** Strümpfe sollten keine Löcher haben und trocken, sauber und passend sein, sie dürfen keine Falten werfen. Lassen Sie das Kind vor Wandertouren nur Socken anziehen, die einen Fersenteil haben! Die sogenannten Schlauchsocken neigen dazu, im Schuh Falten zu werfen, wodurch rasch Blasen entstehen. Vor allem Wanderer und Bergsteiger wissen, was auch wissenschaftliche Studien bestätigen: dass Acrylsocken den Fuß doppelt so gut schützen wie Socken aus Naturstoffen (etwa aus Baumwolle). Der Grund: Sie passen sich besser den Fuß- und Schuhformen an, außerdem fühlt sich Acryl selbst bei Nässe noch weich und angenehm an.
- **Doppelt hält besser:** Ein alter Trick, der beim Tragen von Wanderstiefeln vor Blasen schützt: Statt einem Paar dicker Socken sollte Ihr Kind zwei Paare dünne Socken übereinander tragen. So reiben die Socken aneinander und nicht am Fuß.

Heuschnupfen

Symptome

Der Heuschnupfen erscheint jedes Jahr zur selben Zeit, meist in den Frühjahrs- und Sommermonaten. Er kündigt sich durch Nasenjucken an. Die von betroffenen Kindern häufig durchgeführte Handbewegung von der Oberlippe aufwärts zur Nasenspitze wird gern als „allergischer Gruß" bezeichnet. Später tropft dann die Nase, die Flüssigkeit ist meist dünn und klar. Oft kommt es zu lang anhaltenden Niesattacken. Die Augen sind gerötet und stehen meist unter Tränenwasser.

Die Pollenallergie kommt oft im Verbund mit anderen Erkrankungen. So können Neurodermitis, Heuschnupfen und Asthma gemeinsam, nacheinander oder abwechselnd bei ein und derselben Person auftreten. Etwa 40 Prozent aller Kinder mit Heuschnupfen haben auch ein Hautekzem. Viele Heuschnupfen-Patienten haben zudem eine Kreuzallergie auf bestimmte Nahrungsmittel. So kann jeder zweite keinen Apfel mehr essen, weil ihm gleich darauf die Zunge anschwillt, die Mundschleimhaut brennt und juckt.

Heuschnupfen geht leider oft auch mit anderen Allergien einher.

Ein Volksleiden

Mindestens zehn Millionen Menschen leiden in Deutschland unter Heuschnupfen, unter Kindern und Jugendlichen liegt die Quote zwischen 15 und 30 Prozent. In jedem dritten Fall kommt es zu einem „Etagenwechsel“: Der Heuschnupfen geht in ein Asthma über.

In einer Studie der Universitätsklinik Leipzig gaben 15 von 50 Birkenpollenallergikern an, beim Verzehr von Soja schon einmal eine heftige Spontanreaktion ihres Immunsystems erlebt zu haben. Soja wird in vielen Lebensmitteln als Zusatz verwendet und ist oft Hauptzutat in veganen Lebensmitteln, also Produkten, die frei von tierischen Zutaten sind. Wer ein Kind mit Birkenpollenallergie hat, sollte daher in besonderem Maße auf die Verpackungsaufschriften achten. Das ist auch für Säuglinge wichtig: Babys, die nicht gestillt werden können, aber aus einer Allergikerfamilie stammen, sollten kein sojahaltiges Produkt bekommen. Allergien darauf sind häufig.

Ursachen

Auslöser des Heuschnupfens sind neben Gräserpollen die Pollen von Bäumen, Sträuchern und Kräutern. Zwischen Februar und April dominieren Frühblüher wie Erle, Hasel und Birke, von Mai bis

Juni lassen Gräserpollen die Nasen tropfen, und im Spätsommer und frühen Herbst ist es der Blütenstaub von Beifuß, Spitzwegerich und anderen Kräutern, der dem Allergiker zusetzt.

Nichtsdestoweniger ist der Heuschnupfen keinesfalls typisch für ländliche Regionen mit intensivem Pollenflug, in Städten kann er sich sogar besonders stark entwickeln. Zwischen Häusern und Straßen wachsen zwar weniger Bäume und Gräser, dafür machen die Luftschadstoffe den Blütenstaub aggressiver. Wissenschaftler der TU München verglichen die Pollen von Großstadtbirken mit denen von Bäumen, die jenseits vom Straßenverkehr in freier Natur standen. Das Ergebnis: Der durch Schadstoffe belastete „städtische" Blütenstaub setzte dreimal so viele Allergene frei. Ganz zu schweigen davon, dass Großstadtsmog auch die Schleimhäute reizt und die Immunabwehr in einen permanenten Alarmzustand versetzt.

Wie bei allen allergischen Erkrankungen spielt beim Heuschnupfen natürlich auch das Erbgut mit. Kinder, deren Elternteile beide

Babys dürfen ins Schwimmbad!

Dieser Ansicht ist Dr. Wolfram Hartmann, Präsident des Bundesverbandes der Kinder- und Jugendärzte. International gibt es keine Studie, die eindeutig zeigt, dass das Schwimmen in Bädern die Asthmarate erhöht. Das Umweltbundesamt hat zwar geraten, dass Kinder unter zwei Jahren nicht mit in Schwimmbäder genommen werden sollten, wenn in der Familie gehäuft asthmatische Erkrankungen auftreten, und dafür belgische Studien angeführt, die einen Zusammenhang zwischen Atemwegserkrankungen und dem Schwimmen in gechlortem Wasser postulieren. Hartmann jedoch, der selbst 25 Jahre lang Babyschwimmkurse betreut hat, betont, dass belgische Bäder stärker gechlort sind als deutsche. Nach seiner Erfahrung würde in hiesigen Lehrschwimmbecken das Wasser oft vor dem Babyschwimmen ausgetauscht oder mit neuem Frischwasser versorgt. Schwimmbäder, in denen Keime mithilfe von Ozon in Schach halten werden, enthalten ebenfalls etwas weniger Chlor.

Pollenallergiker sind, haben eine Wahrscheinlichkeit von 80 Prozent, dass sich bei ihnen ein Heuschnupfen entwickelt.

Psychische Hintergründe

Da Stress einen bestehenden Heuschnupfen verschlimmern kann, könnte es für Ihr Kind hilfreich sein, einige Entspannungstechniken auszuprobieren.

Heuschnupfenpatienten haben in der Pollenflugsaison stärkere Beschwerden, wenn sie kurz vorher starken psychischen Stress aushalten mussten. Die Symptome einer Pollenallergie verstärken sich also durch Stress, aber sie werden wohl nicht durch ihn ausgelöst.

Die Heftigkeit von Heuschnupfensymptomen hängt auch davon ab, ob das betroffene Kind – egal, ob bewusst oder unbewusst! – einen Vorteil darin sieht. Eltern sollten also bei ihren Trostpflas-

Bergurlaub für das Immunsystem

Ein Forscherteam der Münchener Arbeits- und Umweltmedizinerin Angela Schuh kommt nach Auswertung aktueller Forschungsergebnisse zu dem Schluss, dass ein Aufenthalt im Hochgebirge bei Allergien wie Dermatitis, Heuschnupfen und allergischem Asthma helfen kann. „In einer Studie verzeichneten zwei Drittel der Patienten noch nach zwölf Monaten eine deutliche Verbesserung", berichtet Schuh. Wobei ein wesentliches Wirkprinzip darin besteht, dass in den Bergen bestimmte Allergene – wie etwa Hausstaubmilben und auch viele Pollen – nicht mehr vorkommen, was dem Immunsystem eine gewisse Erholung gewährt. Zur Wirkung von Aufenthalten an Nord- und Ostsee fanden die Forscher hingegen nur wenige aussagekräftige Studien.
Der Aufenthalt in einer Klinik für Klimatherapie wird in der Regel von den Krankenkassen und anderen Versicherungsträgern bezahlt, sofern Behandlungen in der Nähe des Heimatortes keine Besserung mehr gebracht haben. Die Dauer des klimatherapeutischen Aufenthalts richtet sich nach dem Schweregrad der Erkrankung. So können in einigen Fällen schon nach drei Wochen dauerhafte Heilerfolge eintreten, während bei schwerem Kinderasthma durchaus ein Aufenthalt von mehreren Monaten oder Jahren notwendig sein kann.

tern für das allergiekranke Kind nicht zu großzügig sein und ihnen nicht irgendwelche teuren Geschenke machen. Denn sonst könnte es sein, dass die Heuschnupfensymptome – und darin muss überhaupt keine Bösartigkeit liegen! – immer genau dann auftreten, wenn gerade ein neuer MP3-Player auf dem Markt ist …

Bewährte Hausmittel

Die Pollen fortspülen

Einen halben Teelöffel Ackerschachtelhalm (Equisetum arvense) in einem dreiviertel Liter Wasser kurz aufkochen und nach etwa fünf Minuten abseihen. Der Tee eignet sich für Nasenspülungen, weil er die Nasenschleimhäute abschwellen lässt und auch diverse Pollen fortwäscht. In den Apotheken gibt es mittlerweile spezielle Kannen für Nasenspülungen zu kaufen. Sie sind gerade für Kinder leichter in der Anwendung als die klassischen Yogi-Kannen mit langer Tülle.

Mit Pestwurz gegen Heuschnupfen

Studien aus der Schweiz geben Hinweise darauf, dass Pestwurz bei Pollenallergien hilfreich sein kann. Sie ist ähnlich wirksam wie die bekannten Antihistaminika, nur mit weniger Nebenwirkungen. Pestwurz enthält allerdings giftige Pyrrolizidinalkaloide und sollte daher nicht als Teeaufguss verarbeitet werden. Setzen Sie sie besser als Präparat ein, dessen Extrakt in einem Spezialverfahren mit flüssigem Kohlendioxid gewonnen wurde. Durch dieses Verfahren werden nämlich die giftigen Stoffe ausgespült. Man erhält die entsprechenden Präparate in der Apotheke, sie sind auch für Kinder geeignet. Die Dosierung richtet sich nach den Packungsbeilagen.

Mit Süßholz die Atemwege befreien

Süßholzwurzel wirkt abschwellend auf die Schleimhäute der oberen Atemwege. Sie eignet sich dadurch zur unterstützenden Behandlung von Heuschnupfen. Als traditioneller Bestandteil von

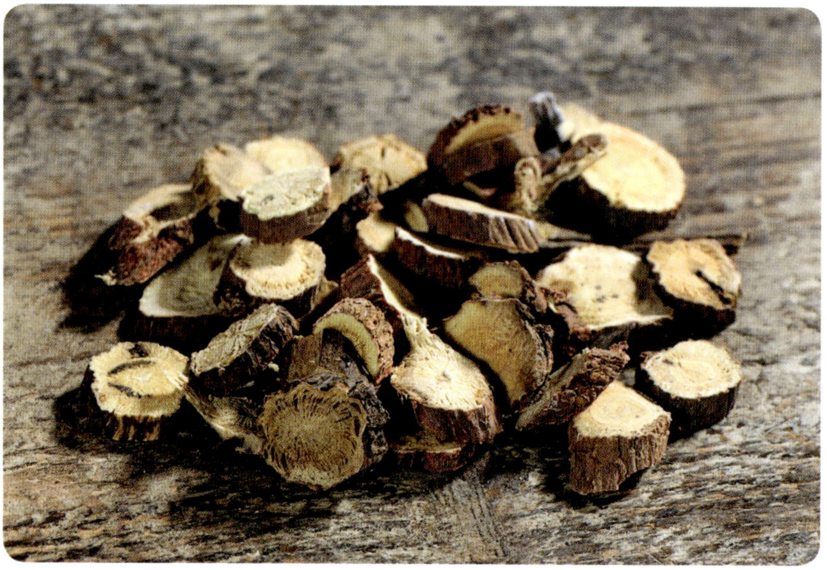

„Süßholz raspeln" kann man auch mal ganz wörtlich nehmen – und kleine Teile von der Wurzel für einen leckeren Tee abschaben.

Lakritze sollte sie auch von verwöhnten Kindergaumen akzeptiert werden, beispielsweise als Zusatz im Rotbuschtee.

Zubereitung: Geben Sie einen Teelöffel geschnittene Süßholzwurzel pro Tasse in den Tee; mindestens fünf Minuten ziehen lassen und dann abseihen. Geben Sie jeweils eine Tasse zu den Mahlzeiten.

Süßholzwurzeln eignen sich zur Akutbehandlung von Heuschnupfen, aber nicht zur Dauertherapie. Denn sie verschieben den Natrium-Kalium-Haushalt zuungunsten des Kaliums. Sie sollten daher bei Kindern nicht länger als eine Woche am Stück zum Einsatz kommen.

Die antiallergische Kraft von Benifuuki-Tee

Der aus Japan stammende Tee enthält Catechine, denen Wissenschaftler eine starke antiallergische Wirkung nachsagen. In einer Studie schützte er Heuschnupfen-Patienten vor ihren typischen Frühjahrsproblemen, wobei sie schon Ende Dezember mit ihrer Teekur angefangen hatten.

Benifuuki wird ähnlich wie Oolong, also durch Halbfermentation grüner Teeblätter hergestellt. Er schmeckt daher nicht so „fischig" wie Grüntee und nicht so malzig wie Schwarztee, hat also gute Chancen, auch von Kindern akzeptiert zu werden.

Benifuuki wird – ähnlich wie der berühmte „Matcha" – auch als Pulver angeboten, das man in heißem Wasser verrührt, bis der Tee cremig aufschäumt, was allein schon ziemlich attraktiv für Kinder ist. Trotzdem sollten Sie noch etwas Zucker oder Honig einrühren, denn Benifuuki hat durchaus eine kräftige Bitternote. Eine weitere Alternative besteht darin, das Pulver in nicht erwärmte Shakes oder Smoothies einzurühren.

Wieder eine schöne Mitmachidee: Mit Benifuuki wird das Teekochen zum Event!

Zubereitung: Rühren Sie pro Getränk einen Teelöffel ins heiße Wasser. Ein bis zwei Drinks pro Tag reichen für eine Teekur, denn der Catechingehalt in den Benifuuki-Blättern ist sehr hoch. Der Heuschnupfenpatient sollte, je nach Art seiner Pollenallergie, zwischen Ende Dezember und Anfang Februar mit seiner Kur anfangen und sie so lange durchhalten, bis „seine" Pollensaison vorüber ist. Man erhält Benifuuki im Teefachhandel.

Magnesium dämpft die allergische Reaktion

Göttinger Wissenschaftler konnten nachweisen, dass Magnesium durch seine antagonistische Wirkung gegenüber Kalzium die Mastzellen des Immunsystems davon „überzeugt", weniger Histamine in den Blutkreislauf abzugeben – und diese Stoffe spielen bei allergischen Reaktionen eine Schlüsselrolle. Das Mineral hat daher auch bei Heuschnupfen eine Chance verdient. Eine Magnesiumkur macht jedoch nur Sinn, wenn sie vier bis sechs Wochen vor dem erwarteten Ausbruch des Heuschnupfens begonnen wird.

Die entsprechenden Präparate gibt es in Drogerien und Apotheken. Dosierung: Kleinkinder können 100 Milligramm pro Tag, Schulkinder 200 Milligramm pro Tag bekommen.

Homöopathie

- **Allium cepa D6** hilft gegen starken Niesreiz. Alle 15 Minuten drei Globuli im Mund zergehen lassen.

- **Arsenicum album D6** hilft bei Bindehautentzündungen, die durch Heuschnupfen entstanden sind. Dreimal täglich fünf Globuli im Mund zergehen lassen.

Vorbeugen – so schützen Sie Ihr Kind vor Heuschnupfen

Der häufige Einsatz von Antibiotika erhöht das Allergierisiko. Bedenken Sie das, bevor Sie Ihrem Kind bei Halsschmerzen oder anderen harmlosen Beschwerden ein Antibiotikum verabreichen.

- **Raus ins Licht:** Laut einer Studie des King's College in London lässt Vitamin-D-Mangel das Risiko für ein allergisches Asthma deutlich ansteigen. Der Grund: Vitamin-D-Defizite stimulieren in den Bronchien ein exzessives Wachstum der glatten Muskulatur, sodass dort weniger Luft passieren kann. Die beste Vorbeugung: Täglich für mindestens eine Stunde an die frische Luft gehen, auch wenn es kalt ist.
- **Für die Ernährung:** Gut ist es auch, wenn Sie mindestens zwei größere Fisch- und Käsemahlzeiten pro Woche auf den Teller bringen.
- **Nach Antibiotikagabe die Darmflora aufbauen!** Mikrobiologen der Universität Michigan entdeckten, dass häufiger Antibiotikakonsum das Risiko für Atemwegsallergien erhöht. Der Grund: Die Medikamente zerstören die Darmflora, die im Immunsystem als „immunologischer Erkennungsdienst" fungiert. Gelangen dann Fremdkörper in die Atemwege, stoßen sie auf ein relativ unvorbereitetes Immunsystem, das zu Überreaktionen neigt. Die Wissenschaftler empfehlen daher, nach einer Antibiotikatherapie generell einen Aufbau der Darmflora durchzuführen. Dazu dienen nicht nur probiotischer Joghurt und Kefir mit den enthaltenen Milchsäurebakterien, sondern auch Nahrungsmittel mit hohem Anteil an Polyphenolen, weil diese Stoffe als Basis für die Darmflora dienen. Einen hohen Anteil an Polyphenolen haben Rotbusch-, Jasmin- und Grüntee sowie Roggenvollkorn und die meisten Kohlsorten.
- **Das Auto „versiegeln":** Kinder mit Heuschnupfen haben gerade im Auto immer wieder große Probleme, es jagt dann eine Niesattacke die nächste. Das muss nicht sein. Mittlerweile kann man sich für relativ wenig Geld einen Pollenfilter ins Auto

Der Segen des Landlebens

Aktuelle Studien zeigen: Kinder von Frauen, die während der Schwangerschaft Kontakt zu Tieren, Getreide oder Heu hatten, bekommen im späteren Leben seltener allergische Atemwegs- und Hauterkrankungen. Aus früheren Untersuchungen war bereits bekannt, dass Landkinder seltener unter allergischen Erkrankungen leiden. Vor allem der Genuss frischer Kuhmilch und der Aufenthalt in Kuhställen wurden für den beobachteten Schutz verantwortlich gemacht.

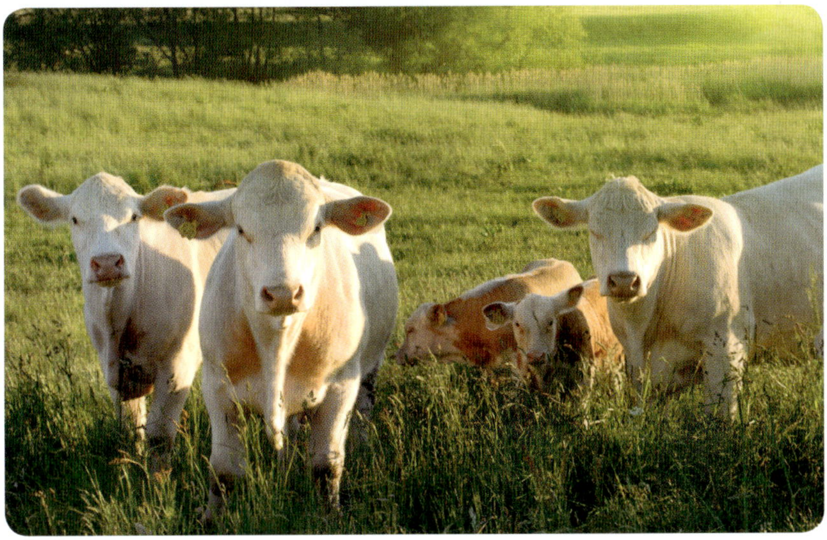

Falls Sie in der Stadt leben, fahren Sie an den Wochenenden oder im Urlaub möglichst oft in ländliche Umgebung.

einbauen lassen. Er hält die Heuschnupfen-Allergene zu einem großen Teil ab, muss aber einmal pro Jahr gewechselt werden. Auf jeden Fall sollte man während des Fahrens die Fenster geschlossen halten.

- **Die Wohnung befreien:** Mit dem richtigen Lüften kann man die Pollenbelastung in den Wohnräumen zumindest dosieren. Wohnt man in der Stadt, sollte das am besten morgens und vormittags geschehen, denn dann ist die Pollenbelastung am niedrigsten. Auf dem Land ist die Luft abends sauberer. Wer kann: Schlafzimmer auf die windabgewandte Seite verlegen. Und: Straßenkleidung nicht im Schlafzimmer ablegen oder lagern, denn sie ist oft voller Pollen. Ebenfalls pollenbelastet sind die Haare. In der Heuschnupfensaison sollte man daher öfter als sonst die Haare abends durchspülen.

- **Keine Angst vor Impfungen!** Viele Eltern, aber auch Ärzte befürchten, Impfungen im ersten Lebensjahr könnten das Allergierisiko erhöhen. Diese Furcht ist nach Ergebnissen des bundesweiten Kinder- und Jugendgesundheitssurveys unbegründet. Demnach haben Kinder, die bis zum Ende des ersten Lebensjahres alle von der Ständigen Impfkommission empfohlenen Impfungen erhalten haben, sogar ein etwas geringeres Allergierisiko als andere. Ihr Heuschnupfenrisiko ist um immerhin 14 Prozent niedriger.

Husten

Symptome

Der menschliche Körper ist ein Gesamtkunstwerk. Selbst solch profane Reaktionen wie das Husten haben eine wichtige Funktion.

Tag für Tag ziehen wir etwa zehn- bis fünfzehntausend Liter Luft durch unsere Lungen. Ein überlebenswichtiger Mechanismus, der

Immer mehr Jugendliche haben Keuchhusten

Die Impfungen der letzten Jahre haben dafür gesorgt, dass Keuchhusten (Pertussis) als typische Krankheit von Klein- und Grundschulkindern zurückgegangen ist. Dafür erkranken immer mehr Jugendliche. Jüngere Studien belegen, dass bei etwa jedem fünften Jugendlichen, der länger als zwei Wochen unter Husten leidet, der Pertussis-Erreger nachweisbar ist. Er nimmt aber bei ihnen nicht den typischen „Bellcharakter" des kindlichen Keuchhustens an, sondern entwickelt eher die Symptome eines krampfhaften asthmatischen Hustens.

daher vom Körper mit mannigfaltigen Methoden am Laufen gehalten wird. Eine davon ist der Hustenreflex: Die Stimmritze im Kehlkopf öffnet sich, die Atemluft samt Fremdkörpern und gelöstem Schleim wird mit massivem Muskeleinsatz hinausgestoßen – und das mit einer Geschwindigkeit von bis zu hundert Stundenkilometern.

Manchmal werden aber auch deutlich weniger Kräfte frei. Wie etwa beim Reizhusten oder auch beim psychosomatischen Hüsteln. Dabei geht es aber auch nicht darum, einen Fremdkörper aus den Atemwegen zu befördern.

Ursachen

Husten kann vielerlei Ursachen haben. Meist erkennt man sie schon an seinem Klang.

Die Ursachen für Husten können vielfältig sein:

- **Reizhusten** löst ein Kribbeln im Hals aus und ist typisch für Empfindlichkeit gegenüber Kaltluft; er kündigt oft eine nahende Erkältung an.
- **Hüsteln oder Räuspern** ist in der Regel psychosomatisch bedingt.
- Wenn man sich verschluckt hat, ist ein Fremdkörper in die Atemwege gelangt, den der Körper unbedingt entfernen will. Dieser Husten erledigt sich in der Regel, wenn der Fremdkörper abgehustet worden ist.
- **Tief sitzender Husten mit Schleimauswurf** zeigt hingegen meist eine Bronchitis an. Sie tritt oft im Zusammenhang mit Erkältungen und grippalen Infekten auf. Der Husten verstärkt sich in der Regel bei raschem Temperaturwechsel oder dann, wenn der Patient seine Lage im Bett verändert.
- **Kratzender und krampfartiger Husten** ist typisch für asthmatische Erkrankungen und Keuchhusten.
- **Asthma** kann nicht nur durch Allergien in den Atemwegen, sondern auch durch verschiedene Nahrungsmittelallergien ausgelöst werden. Bei Erwachsenen können in erster Linie Allergien auf Kabeljau, Garnele, Kiwi, Haselnuss und Senf die Auslöser sein. Bei Kindern können vor allem Allergien auf Kuhmilch und Hühnerei zu allergischem Asthma führen.

Psychische Hintergründe

Bronchien und Atemmuskeln haben einen starken Bezug zur Psyche. Verlegenheit etwa wird gern durch Husten und Räuspern ausgedrückt, was natürlich in der Regel keinen Krankheitswert hat.

Ganz anders ist das beim Asthma. Es gehört zu den psychosomatischen Krankheiten, asthmatische Anfälle treten unter seelischen Belastungen besonders häufig auf. In der Psychosomatik wird der Asthmaanfall als ein unterdrücktes Weinen, als eine Art „Heulszene der Lunge" dargestellt. Für diese These spricht, dass die Atemnot unter Schluchzen ein Ende finden kann und dass gerade die Kinder später Asthma entwickeln, die Vorwürfe und Zurückweisungen erleben, wenn sie als Baby ihre Mutter durch Schreien oder Weinen zu sich rufen wollten.

Bewährte Hausmittel

Eibischtee

Dieser Tee ist ein Klassiker gegen Reizhusten infolge von Zigarettenqualm oder kalter Luft. Man bereitet ihn kalt zu, damit der Schleim der Eibischwurzeln nicht verloren geht.

Zubereitung: Einen Teelöffel der Wurzeln mit 250 Milliliter kaltem Wasser übergießen. Lassen Sie das Ganze zugedeckt mindestens zwei Stunden lang ziehen. Lassen Sie das Kind von dem zähflüssigen Getränk drei bis vier Tassen pro Tag trinken.

Die meisten kennen Johanniskraut als Mittel gegen Ängste und Depressionen. Man kann es außerdem auch bei Nervosität und bei nervösem Husten verabreichen.

Tee mit Thymian und Johanniskraut

Diese Mischung hilft bei nervös bedingtem Reizhusten und auch gegen häufiges Hüsteln.

Zubereitung: Mischen Sie beide Pflanzen (in der Regel bekommt man sie getrocknet in Apotheken und Drogerien) zu gleichen Teilen. Dann übergießen Sie drei Teelöffel der Mischung mit einer Tasse kochendem Wasser. Zehn Minuten zugedeckt ziehen lassen, schließlich abseihen. Davon sollte das Kind zwei bis drei Tassen pro Tag trinken, am besten nach den Mahlzeiten.

Vorsicht, Lungenentzündung!
Kommt es zu starkem Husten, Atemschmerzen, Müdigkeit, Erschöpfung und hohem Fieber, besteht der Verdacht einer Lungenentzündung. Spätestens jetzt muss der Arzt hinzugezogen werden!

Besser als Hustensaft: Buchweizenhonig

Buchweizenhonig wird in osteuropäischen Ländern sowie in Kanada schon länger als Heilmittel gegen Husten eingesetzt. Er zeigte in einer amerikanischen Studie an 105 hustenden Kindern eine bessere Wirksamkeit als ein konventioneller Hustensaft mit dem Wirkstoff Dextromethorphan. Laut Studienleiter Ian Paul von der Pennsylvania State University linderte das Bienenprodukt nicht nur die Hustensymptome, sondern verbesserte auch den Schlaf. Darüber hinaus ist Buchweizenhonig in seiner Anwendung sicher und kinderfreundlich. Nicht nur, weil er praktisch frei von Nebenwirkungen ist. Sondern auch, weil er mit seiner Konsistenz und auch seinem süßen Geschmack quasi ein natürlicher Hustensaft ist. Man erhält ihn in Naturkostgeschäften, einige Imker bieten ihn auch im Direktvertrieb an.

Anwendung: Jeweils einen Teelöffel eine halbe Stunde vor den Mahlzeiten und einen vor dem Schlafengehen einnehmen.

Rettichsaft mit Honig

Rettich ist ein beliebtes Mittel der russischen Volksmedizin, er hilft bei Bronchitis und Keuchhusten. Es existieren auch wissenschaftliche Hinweise darauf, dass der Honig und Schwefelverbindungen des Rettichs antibiotisch auf diverse Bakterien wirken.

Zubereitung: Höhlen Sie einen Rettich aus und füllen Sie ihn mit Honig. Nach drei bis fünf Stunden wird er kopfüber in eine Schüssel gestellt. Jetzt kann der fertige Hustensaft – ein Gemisch aus Honig und Rettichwasser – herausfließen und gesammelt werden. Lassen Sie das Kind zweimal täglich von dem Saft trinken, am besten nach den Mahlzeiten.

Mit Quitte oder Avocado können Sie viele verschiedene Gerichte kreieren, die auch Ihrem Kind schmecken werden.

Quittensuppe mit Honig

Die Kerne und das Fleisch der Quitte enthalten überdurchschnittlich viel Pflanzenschleim, der sich wie ein Schutzfilm über die oberen Atemwege legt. Darüber hinaus enthält die Frucht große Mengen an Vitamin C, Zink und Jod. Die Quitte ist für die Küche in besonderem Maße geeignet, denn durch ihren hohen Gehalt an Pektinen braucht man kaum Gelierstoffe, um sie einzukochen. Für das Einkochen sollte übrigens ein Dampfsieb und nur wenig Wasser verwendet werden. Hier lesen Sie Großmutters Quittenrezept gegen Bronchitis.

Zubereitung: Etwa 150 Gramm Quitten schälen und in kleine Würfel schneiden. Dann kocht man sie in 250 Milliliter Wasser weich und streicht sie durch ein Sieb. Abgeschmeckt wird mit etwas Zitronenschale und reichlich Honig. Zum Schluss wird die Suppe über ein paar Stücke Zwieback in einen Teller gegossen und gegessen.

Avocado-Oregano-Suppe

Oreganoblätter enthalten zahlreiche ätherische Öle, darunter das desinfizierende Thymol. Es entfaltet seine Wirkungen innerlich vor allem in den Atemwegen, Oregano ist dadurch ein wirksames Heilkraut bei Erkältungen, Husten und Keuchhusten.

Die Avocado-Oregano-Suppe unterstützt nicht nur die Therapie – sie wird von Kindern in der Regel auch gern gegessen.

Zutaten: 0,5 Liter Instant-Hühnerbrühe (ohne Glutamat!), eine reife Avocado, ein Esslöffel zerhackte Oreganoblätter, eine Messerspitze weißer Pfeffer, etwas Salz, Saft einer halben Zitrone

Zubereitung: Die Hühnerbrühe erhitzen. Währenddessen die Avocado längs halbieren und entkernen. Das Fruchtfleisch lösen und mit einer Gabel zerdrücken. Die heiße Brühe von der Kochstelle nehmen, das Avocadopüree und die übrigen Zutaten hinzufügen. Alles gründlich vermischen. Die Suppe eignet sich als Vorspeise oder als Hauptgericht zum Abendessen.

Magnesium entspannt die Atemwege

Das Mineral Magnesium fungiert im Körper als Gegenspieler zum „Atemwegsengsteller" Kalzium, außerdem bringt es die Mastzellen des Immunsystems dazu, weniger Histamine auszuschütten. Ein Effekt, der gerade für allergische Asthmatiker von Bedeutung ist, denn Histamine sind ja der Zündschlüssel, der die allergische Reaktion in Gang setzt.

Magnesiumreiche Lebensmittel sind Knäckebrot, Leinsamen, Sesam, Sonnenblumenkerne und Reis. Wenn Sie Ihrem Kind Präparate (bei Kleinkindern nicht mehr als 100 Milligramm pro Tag, bei Schulkindern nicht mehr als 200 Milligramm pro Tag) geben, sollten Sie bedenken, dass eine Magnesium-Supplementierung erst nach etwa drei bis vier Wochen in den Zellen messbare Wirkungen zeigt. Beachten Sie außerdem, dass Stress den Magnesiumbedarf erhöht!

Absolute Priorität

Der Hustenreflex wird durch zahlreiche Sinneszellen in der Bronchialschleimhaut und den Atemwegen ausgelöst. Bei Reizung dieser Zellen (zum Beispiel durch Gase, Kälte, Fremdkörper) werden Signale ans Gehirn weitergeleitet, von dem aus schließlich gezielte Befehle an die Muskeln des Oberkörpers (vor allem die Rücken- und Bauchmuskeln) gesendet werden. Der Hustenreflex genießt in der Bewertungsskala des Gehirns absolute Priorität. Was konkret heißt: Wenn wir uns erst einmal „eingehustet" haben, können wir auch nicht mehr ohne Weiteres aufhören. Dies gilt erst recht für Kinder, die sich sehr schnell in einen Hustenanfall hineinsteigern können.

Kräuter-Fußbäder

Ansteigende Fußbäder mit Thymian- und Ackerschachtelhalm helfen bei beginnenden Infekten der oberen Atemwege.

Zubereitung: Kochen Sie zunächst jeweils einen Liter Thymian- und Schachtelhalmtee, indem Sie jeweils acht Teelöffel der beiden Kräuter mit einem Liter kochendem Wasser übergießen, zehn Minuten zugedeckt ziehen lassen und danach abseihen. Diese beiden Tees schütten Sie dann in eine hohe Fußbadewanne und

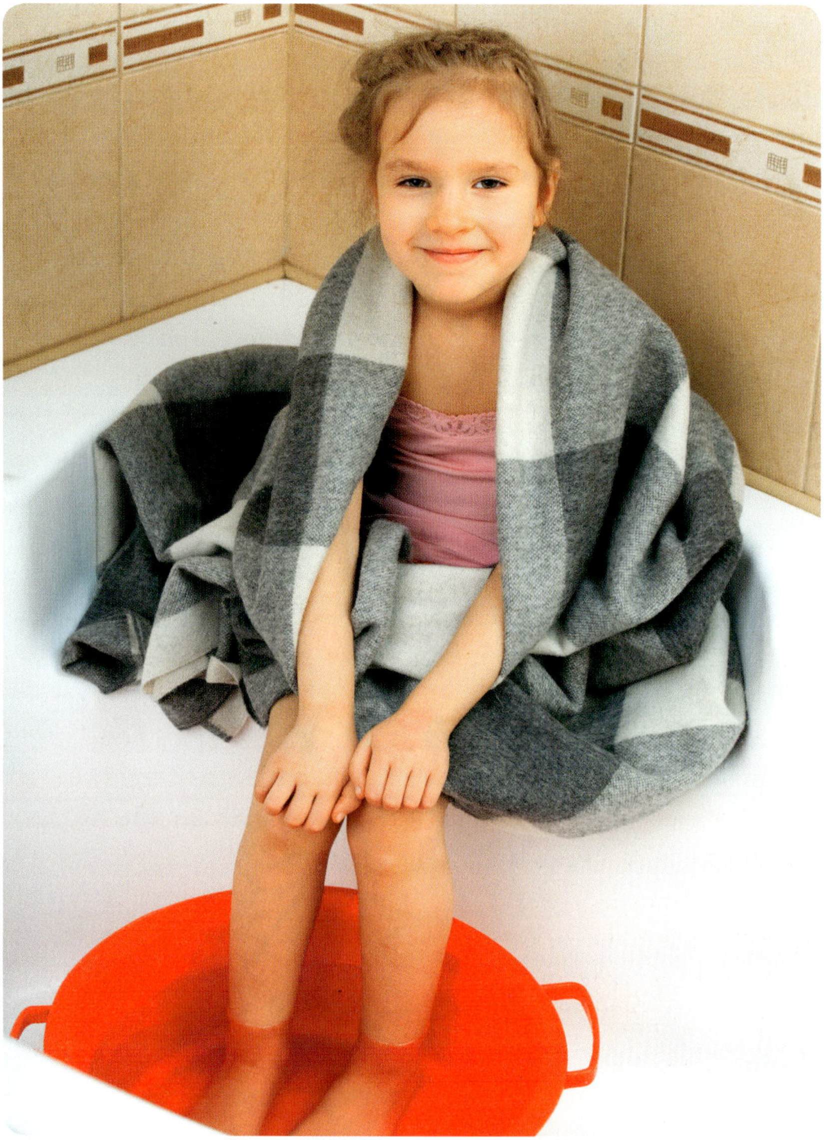

Nach dem ansteigenden Fußbad kann Ihr Kind es sich im Bett gemütlich machen. Vielleicht lesen Sie ihm etwas vor.

füllen immer weiter mit kaltem Wasser auf, bis eine Temperatur von etwa 33 Grad Celsius erreicht ist.

Das Kind soll dann seine Füße in die Wanne stellen. Jetzt gießen Sie langsam aus einer Kanne oder einem Kessel heißes Wasser hinzu, damit die Temperatur langsam auf 42 Grad Celsius ansteigt. Danach die Füße abtrocknen und warme Strümpfe anziehen. Ihr Kind sollte sich nach dem Fußbad etwas Ruhe gönnen.

Inhalationen: die Heilkraft des Nebels

Inhalationen unterstützen durch ihren Wasserdampf die körpereigenen Schutzmechanismen der Atemwege. Diese leiden nämlich unter der trockenen Luft, die besonders zur Winterzeit in geheizten Räumen auftritt: Die Schleimhäute trocknen aus, werden rissig und dadurch anfällig für Infektionen. Zudem schaffen es die Flimmerhärchen, mit denen die Atemwege ausgekleidet sind, im Trockenen nicht mehr, Keime und andere Fremdkörper abzutransportieren. Hier kann man dann mit einer befeuchtenden Dampfanwendung wirksam gegensteuern.

Zur vorbeugenden Befeuchtung der Atemwege reicht es bereits, den Wasserdampf pur zu inhalieren. In der Hustentherapie ist es jedoch ratsam, ätherische Öle zuzusetzen, die in den Atemwegen als abschwellende und antibiotische „Rohrputzer" wirken. Am Heidelberger Universitätsinstitut für pharmazeutische Chemie konnte man nachweisen, dass Zimt-, Teebaum-, Salbei-, Thymian- und Zitronenmelissenöl genau die Erreger abtöten, die sich vorzugsweise in den Atemwegen einnisten.

Zubereitung: Übergießen Sie zehn Tropfen des jeweiligen Öls (Sie können auch zwei Öle zu gleichen Teilen mischen) in einer Schüssel mit einem Liter heißem (nicht kochendem!) Wasser. Dann beugt sich das Kind über die Schüssel, Kopf und Nacken sind mit einem Handtuch abgedeckt. Als Alternative kommen sogenannte Inhalatoren infrage. Hier muss allerdings die Öldosis auf fünf Tropfen abgesenkt werden, weil die Wassermenge geringer ist.

Sagen Sie Ihrem Kind, dass es die Dämpfe einatmen soll, abwechselnd durch Mund und Nase. Der Kopf sollte während des Ausatmens ein wenig angehoben werden, dies gilt sowohl für den Inhalator als auch für die klassische Methode, damit kein Heißluftstau entsteht. Überhaupt gilt: Das Atmen darf dem Kind nicht wehtun und es sollte nicht zu nahe an die Flüssigkeit herangehen!

Die Anwendung sollte acht bis zehn Minuten dauern. Wiederholen Sie sie zweimal pro Tag. Nach dem Inhalieren sollte das Kind nicht direkt an die frische Luft gehen.

Ein weiterer beliebter Zusatz für Inhalationen ist Salz. Es lässt sich jedoch, im Unterschied zu den flüchtigen ätherischen Ölen, bei Inhalator und klassischer Methode mit kochendem Wasser nur äußerst widerwillig vom Wasserdampf mitziehen, sodass letzten Endes nur wenige Mineralmoleküle bis in die Atemwege gelangen. Hier sind daher sogenannte Vernebler nützlich: In denen wird das Wasser samt zugesetztem Salz per Ultraschall oder Düsenkompressor in feinste Tröpfchen zerstäubt, die auch in tiefere Bereiche des Atemtrakts vordringen können. Dort verändern sie die Oberflächenspannung der Schleimschicht. Dadurch bilden sich größere Schleimtropfen, die vom Patienten besser abgehustet werden können.

Inhalationen helfen, die Schleimhäute mit Feuchtigkeit zu versorgen.

Die idealen Zeitpunkte für eine Inhalation sind morgens, um die Krusten in den Atemwegen abzubauen, und abends, um das Einschlafen zu erleichtern. Das Kind sollte mal mit dem Mund, mal mit der Nase, in jedem Falle aber nicht zu schnell und zu tief einatmen. Denn andernfalls kommt es zur Hyperventilation und einem Kohlendioxidabfall im Blut, der zu Krämpfen und Kopfschmerzen führen kann.

Homöopathie

- **Drosera Pentarkan** hilft bei krampfartigem Husten ohne Schleimauswurf. Viermal täglich zehn Tropfen, bei starkem Husten stündlich einnehmen.
- **Hepar sulfuris D12** beseitigt Reizhusten bei kaltem Wetter. Dreimal täglich fünf Globuli im Mund zergehen lassen.
- **Pulsatilla D6** bei trockenem Husten nachts, lockerem Husten mit reichlich Schleim am Morgen (typisch für Raucherhusten). Dreimal täglich fünf Globuli im Mund zergehen lassen.

Vorbeugen – so sinkt das Hustenrisiko

- **Fischöl hält die Atemwege frei!** Wissenschaftler beobachteten, dass Eskimos deutlich seltener an unter Atemwegserkrankungen leiden als andere Menschen. Ändern sie jedoch ihre Ernährung, indem sie weniger Fisch konsumieren, lässt dieser Effekt deutlich nach. Es besteht also ein guter Grund zur Annahme, dass die Omega-3-Fettsäuren aus dem Fisch unsere Atemwege gesund halten. In anderen Untersuchungen zeigte sich zudem, dass Fischöl unseren Immunstoffwechsel „umerziehen" kann. Nämlich weg von der Arachidonsäure, die als Basis für die Produktion von Stoffen dient, die für eine Engstellung unserer Bronchien sorgen. Mit anderen Worten: Fischöl ist eine Art von Hustensaft, der unsere Atemwege offen hält. Setzen Sie daher bei Ihrem Kind mindestens zweimal pro Woche fetten Fisch auf den Speiseplan (zum Beispiel Makrele, Hering oder Sardine, aber keinen Aal, denn der „füttert" den Arachidonsäurestoffwechsel). Falls das Kind keinen Fisch mag, sind Fischölkapseln aus Drogerie oder Apotheke eine Alternative. Das erkrankte Kind sollte zwei bis drei Gramm Öl pro Tag zu sich nehmen.

> Fischöl hat eine unglaubliche Wirkung auf die Atemwege. Es wird Ihrem Kind auf jeden Fall gut tun, regelmäßig Fisch zu essen.

- **Walnüsse tun's auch**: Wenn Fisch partout nicht schmeckt, dann sind auch Walnüsse eine gute Alternative, da sie den Körper ebenfalls mit Omega-3-Fettsäuren versorgen. Fünf bis sechs Nüsse können in dieser Hinsicht durchaus eine Portion Fisch ersetzen.
- **Vitamin E**: Wissenschaftler fanden Hinweise darauf, dass eine ausreichende Zufuhr mit Vitamin E die Anfälligkeit für asthmatische Erkrankungen reduziert. Wer also aus einer Familie mit Asthmatikern stammt und zu Allergien neigt, sollte darauf achten, seinen Vitamin-E-Status mit Weizenkeimöl und Nüssen (wobei allerdings Nüsse selbst auch ein gewisses Allergienrisiko bergen) möglichst hoch zu halten. Sesam und seine Öle reduzieren die Ausscheidung von Zwischenprodukten des Vitamin-E-Stoffwechsels über den Urin.
- **Möglichst wenige Antibiotika!** Denn diese Medikamente erhöhen laut einer Studie des Henry-Ford-Health-Systems in Detroit das Asthmarisiko für Kleinkinder um fast das Dreifache. Die Wissenschaftler erklären sich diesen Zusammenhang dadurch, dass Antibiotika auf die Bakterienzusammensetzung im Darm

Überflüssige Kaiserschnitte vermeiden

Sofern nicht eine klare medizinische Indikation dagegenspricht, sollte man auf eine Geburt per Kaiserschnitt verzichten. Denn der erhöht beim Kind das Asthmarisiko um 52 Prozent, wie Forscher der Universität Bergen in Norwegen ermittelten. Mögliche Erklärung: Das Kaiserschnittkind ist nicht wie bei der vaginalen Geburt den Bakterien der mütterlichen Scheide ausgesetzt, und damit unterbleibt ein wichtiger Trainingsreiz für sein Immunsystem.

wirken und dadurch die Entwicklung des Immunsystems stören. Man sollte diese Medikamente daher gerade bei Kindern, die oft an Atemwegsinfektionen erkranken, nur sehr vorsichtig und sparsam einsetzen.

- **Vorsicht bei Kälte!** So wirksam die Abhärtung in frischer Luft ist, um Husten vorzubeugen, so problematisch ist sie bei Kindern, die bereits eine Disposition zu Asthma haben. Denn akute Kältereize führen zur spontanen Engstellung der Bronchien, die bei ihnen Atemnot und Panik auslösen kann. Diese Kinder sollten daher bei „arktischen" Temperaturen lieber zu Hause bleiben. Bei Temperaturen knapp über dem Gefrierpunkt reicht es aber möglicherweise schon, einen Schal über Mund und Nase zu ziehen, um die Luft vor dem Einatmen etwas aufzuwärmen.

Insektenstiche

Ursachen

Wenn Insekten zustechen, dann geben sie dabei Gifte ab, die je nach Insektenart zu unterschiedlich schweren Abwehr- und Entzündungsreaktionen führen.

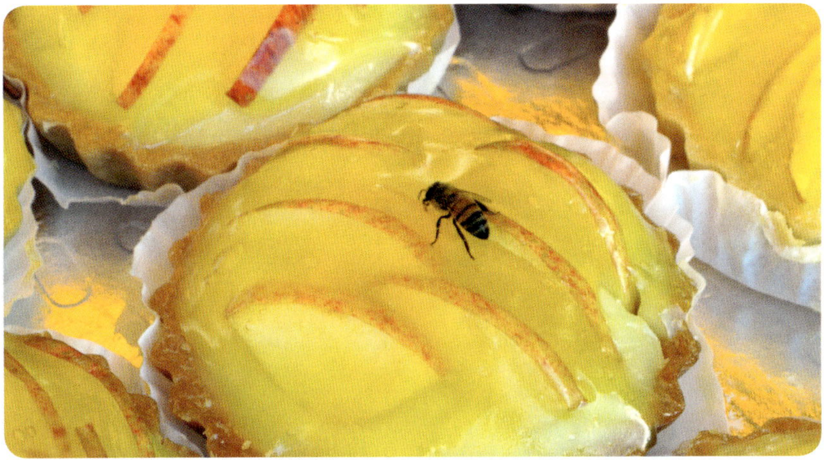

Sobald Süßes ins Spiel kommt, erhöht sich im Sommer das Risiko für Insektenstiche, denn Bienen und Wespen sind praktisch überall.

Keine Panik! Das Gift von Bienen, Wespen, Hornissen und Hummeln ist erst bei mehreren hundert Stichen lebensgefährlich. Nur für einen Allergiker kann bereits ein einziger Stich lebensbedrohlich sein.

Symptome

Besonders problematisch sind Bienenstiche, weil sie oft zu einer Allergie führen. Wespen- und Bremsenstiche sind schmerzhaft, aber für Nichtallergiker ungefährlich. Mückenstiche schließlich sind hierzulande ungefährlich, aber fast immer mit starkem Jucken verbunden.

Bewährte Hausmittel

Kühlen!

Legen Sie ein mit kaltem Wasser getränktes Tuch auf die betroffene Stelle, um die Schwellung einzudämmen.

Die Essigapotheke

Geben Sie unmittelbar nach dem Stich unverdünnten Essig auf die schmerzende Stelle. Dadurch wird verhindert, dass die Einstichstelle stark anschwillt. Wiederholen Sie das Prozedere mehrere Male.

Petersilie und Zwiebel

Ein uraltes Hausmittel bei Insektenstichen: Reiben Sie die betroffene Stelle mit frischen Petersilienblättern ab. Dabei nicht zu

Stachel entfernen!

Wespen- und Bienenstiche können sehr schmerzhaft sein und stark anschwellen. Erste Hilfe: Das Kind beruhigen! Bei einem Bienenstich bleibt der Stachel in der Haut. Man sollte ihn vorsichtig mit einer Pinzette entfernen, ohne den anhängenden Giftsack zu berühren. Bei Verdacht auf eine allergische Reaktion sofort den Notarzt verständigen! Ansonsten: Mit Gurkenscheiben, kalten (mit Eis gefüllten) Wickeln oder einem nassen Waschlappen mindestens zehn Minuten lang kühlen.

kräftig auf die Haut drücken! Oft hilft es auch, wenn man sanft mit der Schnittfläche einer halben Zwiebel über die Einstichstelle reibt. Die ätherischen Öle der Zwiebel entfalten einen angenehm kühlenden Effekt, außerdem wirken ihre Schwefelverbindungen antibiotisch (beim Insektenstich wandern viele Keime in die Haut!) und entzündungshemmend.

Homöopathie

- **Arnica D6** wirkt am besten, wenn es unmittelbar nach dem Stich zum Einsatz kommt. Es lindert das Spannungsgefühl in der Haut. Dreimal täglich fünf Globuli im Mund zergehen lassen.
- **Ledum D12** hilft gegen starke Schwellungen und heftigen, brennenden Juckreiz. Alle 30 Minuten fünf Globuli im Mund zergehen lassen, bis die Beschwerden deutlich abklingen.

Vorbeugen – so schützen Sie Ihr Kind vor Insektenstichen

- **Verschluck-Schutz:** Achten Sie darauf, Dosen und Flaschen im Freien stets zu verschließen. Kinder sollten beim Essen und Trinken nicht abgelenkt sein. Lassen Sie keine Essensreste und Verpackungsmüll auf dem Boden oder dem Tisch liegen (Eisstiel, Verpackung von Süßigkeiten).

- **Der Gefahr aus dem Weg gehen:** Meiden Sie Orte mit vielen Bienen und Wespen, zum Beispiel neben Abfalleimern. Babys nicht auf einer Wiese krabbeln lassen. Falls sie schon laufen können, sollten sie dabei feste Schuhe tragen.
- **Gartenwunder:** Bestimmte Pflanzen im Garten, zum Beispiel Tomatenpflanzen oder Weihrauch, wehren Insekten ab.
- **Gut angezogen:** Kleidung mit langen Ärmeln und lange Hosen schützen vor Mückenstichen.
- **Keine Verlockung bieten:** Öffnen Sie abends erst die Fenster, wenn alle Lichtquellen im Zimmer gelöscht sind.
- **Fensterschutz:** Einen zusätzlichen physikalischen Insektenschutz hat man durch Fliegengitter am Fenster und das Mückennetz über dem Bett (und auch über dem Kinderwagen). Kleine Kinder finden es in der Regel auch behaglich, unter einem Netz zu schlafen.
- **Essig:** Die meisten Insekten mögen keinen Essig, denn die darin enthaltenen Essigsäuren signalisieren ihnen Gefahr. Sie können also Ihr Kind vor Insektenstichen schützen, indem Sie es mit etwas Essig abtupfen oder mit Essigwasser abwaschen.
- **Thymian einsetzen:** Im Sudetenland banden sich die Frauen Thymianzweige um den Körper, um sich vor Insekten zu schützen. Ein Trick, der durchaus sinnvoll ist, da die Tiere keine ätherischen Pflanzenöle mögen. Wer keine Thymianzweige zur Hand hat, kann die Haut seines Kindes auch mit bereits gemischten Ölen bestreichen. Doch immer nur verdünnt, beispielsweise mit Olivenöl (im Verhältnis 1:10)! Neben dem Duft von Thymian wirken auch die Öle von Teebaum, Niembaum und Salbei abschreckend auf Insekten.
- **Hefehilfe:** Streuen Sie Ihrem Kind vor dem Gang ins Freie und, sofern nächtliche Mückenschwärme das Problem sind, etwas Bierhefepulver über das Essen. Der Grund: Die B-Vitamine der Hefe verändern die Körperausdünstung, sodass vor allem Mücken dann einen weiten Bogen machen. Und wenn es dennoch zu einem Stich gekommen sein sollte, beschleunigen die Vitamine die Wundheilung.

Mit einigen Tricks schaffen Sie es, die Wahrscheinlichkeit von Insektenstichen auch in den Sommermonaten einzudämmen.

Kopfläuse (Pediculosis)

Symptome

Die in unseren Breiten auftretenden Kopfläuse (Pediculosis) sind harmlos, sie spielen als Krankheitsüberträger keine Rolle. Sie führen oft nicht einmal zu spürbaren Symptomen, und wenn, dann sind es zwei bis drei Millimeter große Pusteln, die durch das Blutabzapfen der Parasiten entstehen. Sie zeigen sich frühestens vier Wochen nach dem Erstbefall, und dann können sie zwar mehr oder weniger stark jucken, doch ansonsten bereiten sie nur selten Probleme.

Die Parasiten selbst sind oft nur schwer zu erkennen, weil sie ihre Panzerfarbe der Haarfarbe des Wirtes anpassen: Hat der dunkle Haare, wird auch die Laus dunkel. Besser sieht man da schon ihre Eier (Nissen), wobei man allerdings zwischen entwicklungsfähigen und abgestorbenen Eiern oder leeren Eihüllen unterscheiden sollte. Entwicklungsfähige Eier sind im Haar durch ihre gelbliche bis mittelbraune, gegebenenfalls leicht gräuliche Färbung, schwerer zu finden. Sie haften am Haar meist nahe der Kopfhaut, und man findet sie am leichtesten hinter den Ohren sowie in der Schläfen- und Nackenpartie. Im Unterschied zu Kopfschuppen oder Haarspraypartikeln haften sie fest am Haar, man kann sie nicht ohne Weiteres abstreifen. Die auffälligeren weißlichen bis perlmuttartig schimmernden leeren Eihüllen sind leichter zu entdecken. Da Kopfläuse ihre Eier ein bis zwei Millimeter entfernt von der Kopfhaut ablegen, die Larven nach sechs bis zehn Tagen schlüpfen und das Haar

Hartnäckiger Gast

Schon vor 70 000 Jahren krabbelte die Laus auf den Köpfen des Menschen herum – und noch immer gehört sie zu seinen treuesten Begleitern. Auch derzeit mausert sie sich wieder zu einer echten Plage. Experten schätzen, dass bundesweit etwa jedes dritte Kind einmal pro Jahr von den ungeliebten Krabblern heimgesucht wird.

monatlich etwa zehn Millimeter wächst, sind Eihüllen, die weiter als einen Zentimeter von der Kopfhaut entfernt sind, in der Regel leer.

Ursachen

Bei der Suche nach den Ursachen für den Kopflaus-Boom vermutet man schnell hygienische Defizite, doch die sind heute nicht größer als vor zehn Jahren. Zudem können exzessive Reinigungseinsätze den robusten Parasiten ohnehin nicht beeindrucken: Häufiges Haarewaschen führt höchstens zu saubereren Läusen.

Wichtiger für die Verbreitung der Läuse ist der Körperkontakt von Mensch zu Mensch. Denn der flügellose Gliederfüßer kann zwar weder springen noch fliegen, doch wenn Kinder im Hort, im Zeltlager oder in der Jugendherberge die Köpfe zusammenstecken, vermag er mit seinen sechs Beinen blitzschnell den Wirt zu wechseln. Mädchen sind häufiger befallen als Jungen, doch das liegt nicht an ihren längeren Haaren, sondern an ihren spezifischen Umgangsformen. Bei Jungen ist der direkte Kopfkontakt nur kurz, beispielsweise bei Raufereien, während Mädchen häufig längere Zeit „die Köpfe zusammenstecken".

Entgegen weit verbreiteter Vorurteile: Kopflausbefall hat nichts mit Hygiene zu tun – Läuse fühlen sich auch in sauberen Haaren ausgesprochen wohl.

Psychische Hintergründe

Kopfläuse sorgen hierzulande oft für Panik, obwohl sie völlig harmlos sind. Eltern berichten regelmäßig, dass Kinder mit Kopfläusen stigmatisiert werden und sich ausgegrenzt fühlen, und diese Ausgrenzung regt wiederum die Mütter auf. Hier wäre auf allen Seiten etwas mehr Contenance angebracht.

Bewährte Hausmittel

Mit dem Bug Buster gegen die Eier

Immer mehr Läuse werden resistent gegen die herkömmlichen Insektizide. Was natürlich die Frage aufwirft, wie sich die Parasiten überhaupt noch bekämpfen lassen. Wirkungsvoll bleibt sicher

Wirkungslose Insektizide

Oft ist die Panik groß, wenn sich einmal in einer Schule oder einem Kindergarten die Kopflaus breit gemacht hat. In der Regel entwickeln sich dann kontroverse Diskussionen darüber, wie man dem Parasiten beikommen kann. Die lange Zeit übliche Standardbehandlung mit Insektiziden gerät zunehmend ins Abseits, weil sie als Waffe gegen den Schädling offenbar immer stumpfer wird.

So zeigten in einer dänischen Studie 70 Prozent der getesteten Kopfläuse eine Resistenz gegenüber dem Insektizid Permethrin, englische Wissenschaftler kamen auf eine Quote von über 50 Prozent. Für Deutschland existieren zwar noch keine entsprechenden Erhebungen, aber das Robert-Koch-Institut rät auch hier zur Vorsicht.

das komplette Abschneiden des Kopfhaars, doch gerade für Kinder ist das psychisch kaum zumutbar. Das Kämmen mit speziellen „Bug Busters" (erhält man in den Apotheken) zum Entfernen der Läuseeier – den Nissen – wird schon besser akzeptiert. Aber seine Erfolgsquote steht und fällt natürlich mit der Sorgfalt desjenigen, der es anwendet. Nichtsdestoweniger bleibt es eine wertvolle Therapieergänzung, allein schon, um die aktuelle Entwicklung des Lausbefalls zu überprüfen.

Neembaum enthält den Wirkstoff Azadirachtin. Er hemmt die Larvenentwicklung zahlreicher Insekten, doch für den Menschen und andere Säugetiere ist er in der Regel unschädlich.

Neembaumöl hilft schon nach zehn Minuten

In einer Studie der Universität Kairo wurden 60 Kinder erfolgreich mit einem Shampoo aus Neembaumextrakt behandelt: Bereits zehn Minuten Einwirkzeit ließen den Parasitenbestand nahezu komplett verschwinden.

Man erhält Tinkturen oder Öle aus Neem (oft auch Niem genannt) bereits in vielen Drogerien und Apotheken. Dort werden auch bereits entsprechende Shampoos angeboten.

Zubereitung: Man kann ein solches Shampoo auch selbst herstellen, indem man einfach Neembaumöl oder -tinktur in ein konventionelles Shampoo mischt. Geben Sie dafür drei bis fünf Trop-

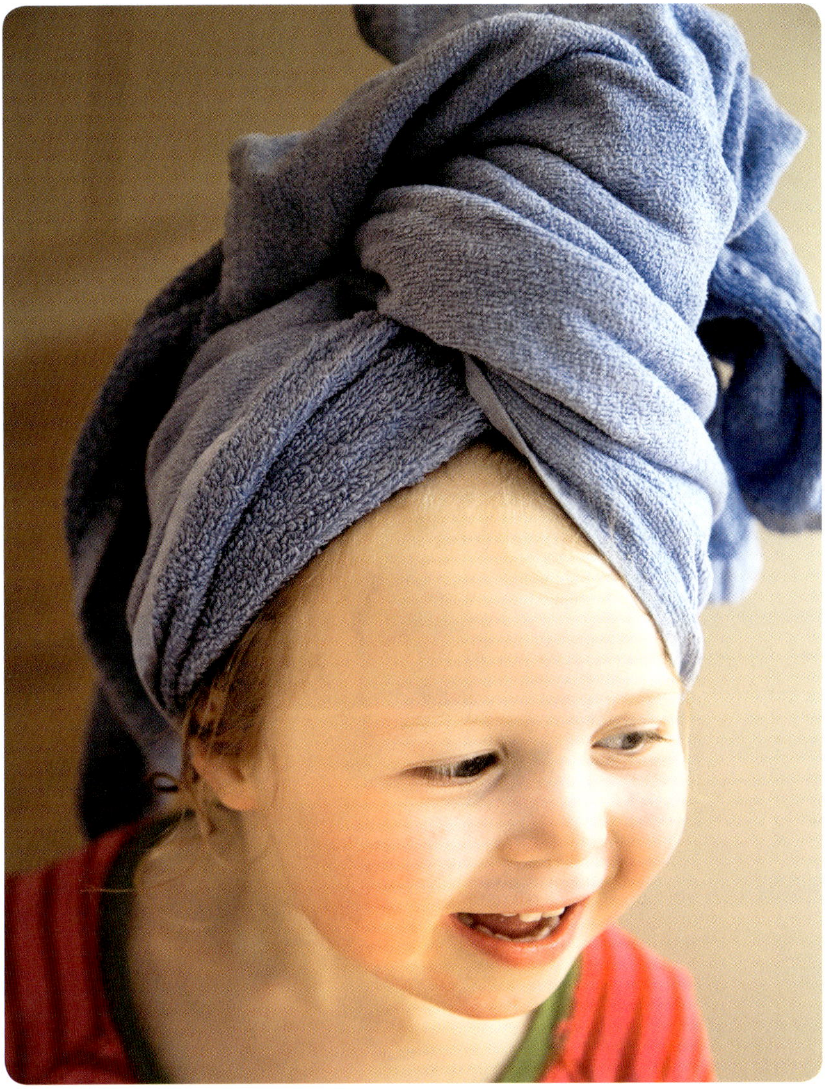

Auch wenn Sie selbst durch das Auftreten der Läuse etwas gestresst sind, bleiben Sie ruhig und vermitteln Sie auch Ihrem Kind, dass dieses Problem schnell behoben sein wird.

fen Öl oder Tinktur auf eine Portion Shampoo, das Sie mindestens zehn Minuten einwirken lassen. Danach ausspülen und das noch nasse Haar mit dem Nissenkamm (Bug Buster) durchgehen. Die Anwendung einige Stunden später und dann nach acht Tagen noch einmal wiederholen.

Die Läuse ersticken!

In den Apotheken erhält man Haarsprays, Lotionen oder Shampoos aus Silikonölen für den Kampf gegen die Laus. Das Wirkprinzip all dieser Mittel: Sie verschließen die Atemwege der Läuse, sodass sie ersticken. All das geschieht physikalisch und so schnell, dass die Tiere keine Resistenzen an ihre Nachfolgegenerationen weitergeben können.

Die Erfolgsquote der Öle liegt nach der ersten Anwendung bei bis zu 95 Prozent. Danach wird eine weitere Behandlung sieben bis zehn Tage später empfohlen, um den aus den Nissen schlüpfenden Nachwuchs abzutöten.

Eine Studie unter Leitung des englischen Insektenforschers Ian Burgess hat nun jedoch ergeben, dass dies offenbar nicht genug ist. Seine Erkenntnis: Die Brutzeit der Läuse kann über zwei Wochen dauern. Zwar schlüpfen dann nur noch wenige Larven, doch sie können ausreichen, um wieder eine große Kolonie aufzubauen. Burgess empfiehlt daher, drei Behandlungen im Abstand von einer Woche durchzuführen.

Homöopathie

- **Graphites D6** hilft gegen das Jucken. Dreimal täglich fünf Globuli im Mund zergehen lassen.
- **Ledum D6** mildert den Juckreiz ebenfalls. Dreimal täglich fünf Globuli im Mund zergehen lassen.

Vorbeugen – so schützen Sie den Kinderkopf vor Läusen

- **Keine Putzwut!** Das Reinigen von Kleidung, Bettwäsche, Teppichen, Polstermöbeln, Kämmen und Haarbürsten bringt weniger, als viele vermuten. Australische Forscher konnten keine Hinweise darauf finden, dass sich der Parasit auf diesen Wegen verbreiten würde. Als man in den Kämmen infizierter Kinder nach ihm fahndete, fand man: nichts. In den Teppichen von knapp 120 Schulklassen entdeckte man alles Mögliche, doch keine funktionsfähigen Läuse und Nissen. Man muss eben die Laus auf dem Kopf unter Kontrolle bringen und nicht dort, wo sie ohnehin nicht überleben kann.

- **Nicht die Klassenzimmer leerfegen!** Die übliche Strategie, Kinder erst dann wieder in die Schule zu lassen, wenn sie komplett nissenfrei sind, fegt allenfalls die Klassenzimmer leer, ist aber ansonsten wenig hilfreich. Denn ein Kind kann bereits 24 Stunden nach einer erfolgreichen Erstbehandlung wieder in die Schule, weil es dann nicht mehr infektiös ist. Der Grund: Nur erwachsene Läuse können ansteckend sein, nicht aber ihre Eier.
- **Vorsicht walten lassen:** Keinen Kontakt mit Kindern, die bereits nachgewiesenermaßen Läuse auf dem Kopf haben.
- **Große Wäsche:** Waschen Sie Bettwäsche und Kleidung bei einer Temperatur von 60 Grad Celsius.

Krätze (Scabies)

Symptome

Die Krätze zeigt sich durch juckende Knötchen zwischen den Fingern, am Handgelenk, rund um die Brust, am Gesäß und an den Geschlechtsteilen. Unter Wärme – beispielsweise unter der Bettdecke – wird das Jucken schlimmer; es verführt zum Kratzen, was natürlich Rötungen, offene Wunden und Entzündungen zur Folge haben kann. Die Krätze tritt bei Kindern deutlich häufiger auf als bei Erwachsenen.

Die Krätzmilbe gehört zu den Spinnentieren. Die Weibchen bohren Kanäle in die menschliche Haut. Die männlichen Milben wandern auf der Suche nach Weibchen nur auf der Hautoberfläche entlang.

Ursachen

Auslöser der Krätze ist eine Milbe namens Sarcoptes scabiei. Ihre Weibchen bohren sich in die Haut, während das Männchen unmittelbar nach der Befruchtung abstirbt. Die Tiere lassen bei ihren Bohrgängen allerlei Kot und Eier zurück, die in der Haut zu Immunreaktionen mit heftigem Jucken führen. Bei Wärme wird das Milbenweibchen an die Oberfläche gelockt – was natürlich die Beschwerden verschlimmert und die Ansteckungsgefahr vergrößert.

Krätze wird – ähnlich wie der Kopflausbefall – oft mit Verwahrlosung und unhygienischen Verhältnissen assoziiert. Dabei entwickeln sich Krätzemilben nicht zwangsläufig unter unhygienischen Bedingungen, sondern eher dort, wo viele Menschen auf engem Raum zusammenkommen, wie etwa in Kindergärten und Schulen. Der Parasit wird vor allem durch direkten Hautkontakt übertragen.

Psychische Hintergründe

Ihr Kind braucht jetzt nicht nur Hautpflege, sondern vor allem Trost und Zuwendung, um die unangenehme Zeit schnell hinter sich zu lassen.

Kleinkinder sind während der Zeit der Infektion sehr anhänglich, und die Eltern sollten diesem Bedürfnis nachkommen, denn das Ansteckungsrisiko ist relativ gering, weil die Parasiten die weiche und gut durchblutete Kinderhaut besonders gern mögen. Achten Sie lieber darauf, dass die Betroffenen andere Handtücher und Waschlappen benutzen als der Rest der Familie, außerdem sollten Sie täglich sämtliche Kleidungsstücke des Kindes wechseln und bei 60 Grad waschen.

Bewährte Hausmittel

Schwefelblüte und Perubalsam

Eine Salbe aus Schwefelblüte (wird aus schwefelhaltigen Erzen gewonnen, man erhält sie in der Apotheke) und Perubalsam (in Apotheken oder Drogerien) macht den Krätzmilben den Garaus. Zubereitung: Mischen Sie jeweils zehn Gramm der beiden Substanzen mit 100 Gramm Fett in einem stabilen Topf und kneten Sie die Creme gut durch. Tragen Sie die Salbe einmal täglich auf die betroffenen Stellen auf, drei bis fünf Tage lang; am besten ist, wenn Sie das Kind vorher für 15 Minuten ein Vollbad von 36 Grad Celsius nehmen lassen, um die Haut aufzuweichen und die Milbengänge zu öffnen.

In Wohnräumen keine Überlebenskünstler!

Obwohl die Krätzmilbe ein typischer Parasit des Menschen ist, kann sie bei normaler Raumtemperatur und Luftfeuchtigkeit höchstens zwei bis vier Tage außerhalb des menschlichen Körpers überleben. Bei Temperaturen um 12 Grad Celsius und feuchter Luft ist sie hingegen bis zu 14 Tagen lebensfähig. Das bedeutet auch, dass es nicht reicht, die Kleidung des Kindes einfach nur zum Auslüften ins Freie zu hängen!

Das grüne Seifenbad

Das grüne Seifenbad zählt zu den traditionellen Hausmitteln in der Krätzetherapie, seine Herkunft ist allerdings unbekannt.

Anwendung: Das Kind wird dabei erst 30 Minuten lang mit grüner Schmierseife (Kali-Seife) eingerieben, am ganzen Körper. Anschließend wird es im heißen Bad 30 Minuten lang leicht massiert. Daraufhin wird der kleine Patient eine halbe Stunde lang mit Schwefelsalbe eingerieben. Diese Salbe wird hergestellt aus sechs Gramm gereinigtem Schwefel, drei Gramm roher Pottasche und 24 Gramm Fett. Die Masse gut durchkneten! Nach etwa zwei Stunden nimmt das Kind noch einmal ein warmes Bad. Wiederholen Sie die Anwendung an drei aufeinanderfolgenden Tagen. Danach sollten die Parasiten abgestorben sein.

Milben mögen kein Teebaumöl

Das australische Öl konnte in Studien seine Wirksamkeit gegen den Parasiten unter Beweis stellen.

Anwendung: Vermischen Sie einen Teil Teebaumöl mit fünf Teilen Jojobaöl und verteilen Sie es dann mit einem Wattebausch oder Waschlappen unter leichtem Tupfen auf dem Körper des Kindes. Wiederholen Sie diese Anwendung zweimal pro Tag.

Farbtherapie beruhigt

Bestimmte Farben lenken die Aufmerksamkeit auf sich und beruhigen das Kind, sodass das Krätze-Jucken weniger empfunden

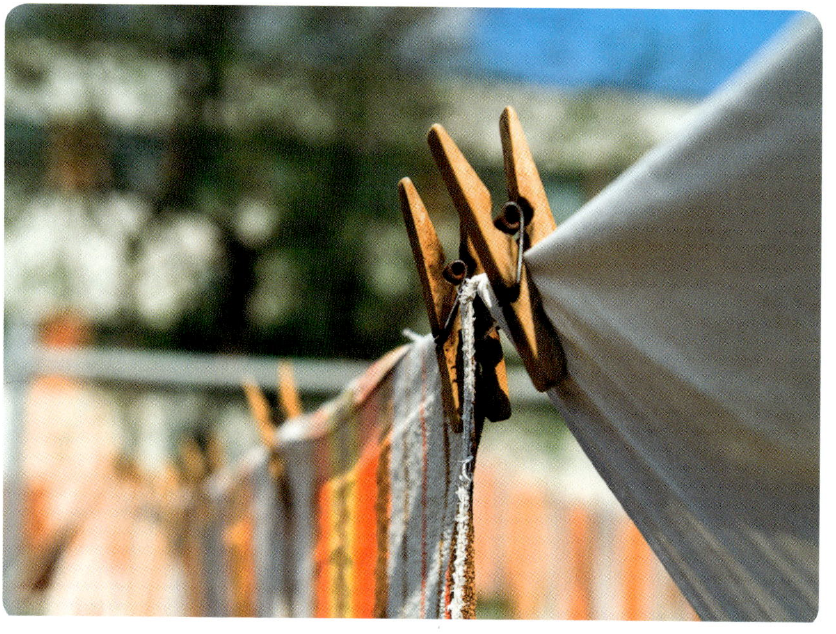

Jetzt steht das Wäschewaschen etwas häufiger als sonst auf dem Programm.

wird. Das gilt vor allem für die Farbe Blau. Lassen Sie also das Kind Kleidung mit dezenten Blautönen tragen, vor allem aber sollten seine Bettüberzüge ein schönes Himmelblau zeigen.

Homöopathie

Ferrum phosphoricum D6 unterstützt die Haut bei der Erholung, nachdem die Milben abgetötet sind. Dosierung: Dreimal täglich fünf bis zehn Globuli nehmen.

Vorbeugen: So schützen Sie Ihr Kind vor Krätze

- **Abstand halten:** Vermeiden Sie jeden Kontakt mit Kindern, die bereits nachgewiesenermaßen an Krätze erkrankt sind.
- **Waschen und putzen:** Waschen Sie Bettwäsche und Kleidung bei 60 Grad Celsius und saugen Sie sämtliche Möbel, vor allem Betten, Sessel und Fußbodenbeläge, intensiv mit dem Staubsauger ab.

Lippenherpes

Symptome

Zunächst entwickelt sich ein Spannungsgefühl und leichtes Kribbeln auf der Lippe. Dann folgen die typischen, schmerzhaften Herpesbläschen. In schweren Fällen kann das ganze Gesicht mit Pusteln überzogen werden. Bevorzugte Stellen von Lippenherpes sind der Übergang von Haut zu Lippenrot und die Mundwinkel, weil dort besonders viele sensorische Nervenenden und sensible Hautareale liegen, die das Virus für seine Vermehrung nutzt.

Ursachen

Hauptauslöser ist das sogenannte Herpes-simplex-Virus. Bei 90 Prozent der Bevölkerung lauert das Virus im Körper. Meist befindet es sich im passiven Wartestadium, doch bei Schwächung des Immunsystems „wittert" es seine Chance. Gerade körperliche Krisen im Umfeld von fiebrigen Erkrankungen fördern die Entwicklung der Pusteln (daher auch der Name »Fieberbläschen«), bei Kindern spielt auch die Sonneneinstrahlung eine große Rolle. In Regionen mit starkem UV-Licht – zum Beispiel am Meer oder in den Bergen – kommt es besonders häufig zur Bläschenbildung.

Das kennen auch die meisten Erwachsenen: Herpes tritt oft auf, wenn ein bestimmter optischer Auslöser als ekelhaft oder abstoßend empfunden wurde.

Psychische Hintergründe

Wissenschaftler stellten fest, dass emotionaler Stress, und hier speziell der Ekel, den Herpesvirus „aufweckt" und aktiviert, wahrscheinlich durch eine Schwächung des Immunsystems.

Bewährte Hausmittel

Melisse, der Klassiker

Melisse (Melissa officinalis) ist nicht nur ein altes Hausmittel gegen Herpes, sie konnte auch in wissenschaftlichen Studien ihre Wirkung auf das Herpes-simplex-Virus zeigen. Beträufeln Sie die betroffenen Stellen mehrmals täglich (mindestens viermal) mit einer Salbe oder einer Tinktur aus Melisse. Man erhält sie in den Apotheken, die Tinktur kann man sich aber auch selbst herstellen.

Zubereitung: Übergießen Sie 20 Gramm Melissenblätter mit 100 Milliliter 70-prozentigem Alkohol. Dann lassen Sie die Mischung zehn Tage lang an einem warmen Platz ohne direkte Sonneneinstrahlung ziehen. Anschließend füllen Sie sie in eine Pipettenflasche.

Zinkwasser heilt

Zinkwasser beschleunigt den Heilprozess und lässt die Bläschen „rückstandsärmer" abheilen, das bedeutet, dass die Narbenbildung verringert wird.

Zubereitung: Lösen Sie vier Gramm Zinksulfat (aus der Apotheke) in 100 Milliliter abgekochtem, noch warmem Wasser auf. Tunken Sie einen frischen Lappen oder einen frischen Wattebausch darin ein, der dann auf die erkrankten Kinderlippen getupft wird. Wiederholen Sie das am besten jede Stunde.

Kieselerde trocknet aus

Kieselerde-Gels (bekommt man in Drogerien und Reformhäusern) trocknen die Lippenbläschen aus und unterbrechen den Vermehrungszyklus der Viren. Das Brennen und der Juckreiz lassen deutlich nach, der unmittelbar kühlende Effekt überzeugt auch die Kinder davon, dass dort etwas geschieht. Kieselsäure-Gel wirkt auch bei bereits gebildeten Herpesbläschen.

Anwendung: Täglich dreimal auftragen, das letzte Mal abends vor dem Schlafengehen. Wenn das Kind das Gel immer wieder mit der Zunge ableckt, können Sie es auch öfter auftragen.

Honig schaltet Viren aus

In einer Studie des Specialized Medical Center in Dubai zeigte sich Honig als wirkungsvolle Therapie gegen Lippenherpes. Die Wissenschaftler behandelten 16 Patienten entweder mit Honig oder mit dem bekannten Herpesmittel Aciclovir. Das Bienenprodukt schnitt dabei besser ab, es bildeten sich schneller Krusten, die Heilung erfolgte schon nach 2,5 Tagen, während sie mithilfe des Medikaments über fünf Tage dauerte.

Anwendung: Der Honig sollte mehrmals täglich auf die Lippen und deren Umgebung aufgetragen werden, außerdem sollte das Kind noch täglich zwei bis vier Teelöffel davon einnehmen, beispielsweise zum Tee. Am besten verwenden Sie für diese Behandlung einen Honig, der besonders viele Gerbstoffe oder ätherische Öle enthält. Dazu zählen Buchweizen-, Eukalyptus-, Lavendel- und Salbeihonig.

Vermutlich unterdrückt Honig mit seinem Fruchtzucker und seinen pflanzlichen Inhaltsstoffen die Vermehrung der Viren.

Die Anti-Herpes-Diät

Lippenherpes ist nicht nur lästig, sondern auch hartnäckig, weil die verantwortlichen Viren sich regelrecht im Körper verstecken können und nicht unbedingt auf Medikamente reagieren. Doch es gibt eine Diät, die den hässlichen Bläschen vorbeugen kann. Denn Herpesviren brauchen zum Aufbau ihrer Hüllen große Mengen der Aminosäure Arginin.

Wenn also das Kind auf argininreiche Nüsse (vor allem Erd- und Haselnüsse) verzichtet, entzieht man den Erregern wichtiges Baumaterial, sodass ihre Vermehrung gehemmt wird. Zusätzlich sollte man noch Nahrungsmittel wie Thunfisch, Rinder- und Schweinefilet sowie Käse (vor allem Parmesan) und Hülsenfrüchte auf den Speiseplan setzen. Denn die enthalten besonders viel Lysin, das ebenfalls zu den Aminosäuren gehört und beim Verdauen das Arginin von den Darmwänden verdrängt.

Eiswürfel schützen

Wenn Ihr Kind Rückfälle erleidet und spürt, dass die Lippenbläschen kommen: Legen Sie einen Eiswürfel in ein sauberes Taschentuch, und pressen Sie dieses behutsam auf die Stelle, die verdächtig kribbelt. Pressen Sie lange, doch unterbrechen Sie, wenn das Kind klagt, dass die Kälte unangenehm wird.

Homöopathie

- **Sepia D6**, wenn der Patient überempfindlich und launisch reagiert. Täglich dreimal fünf Globuli im Mund zergehen lassen.
- **Natrium muriaticum C30**, wenn die Lippenbläschen unter Sonnenstrahlung aufgetreten sind. Zunächst jede Stunde drei Globuli im Mund zergehen lassen, am zweiten Tag drei Globuli alle zwei Stunden, bis die Beschwerden nachlassen und die Bläschen einzutrocknen beginnen.

Vorbeugen – so bleibt das Virus unter Kontrolle

- **Zu starke Sonnenstrahlung meiden:** Setzen Sie das Kind nicht allzu starker UV-Bestrahlung aus! Schützen Sie die Kinderlippen mit einer starken Sonnencreme oder einem Kleidungsstück (etwa ein Tuch oder ein Schal).
- **Die Zähne pflegen:** Achten Sie auf die Zahnpflege Ihres Kindes! Die nasse Zahnbürste im feuchten Badezimmer bietet das ideale Milieu für Herpesviren. Bewahren Sie daher die Zahnbürsten möglichst trocken auf und kaufen Sie mindestens dreimal pro Jahr eine neue.

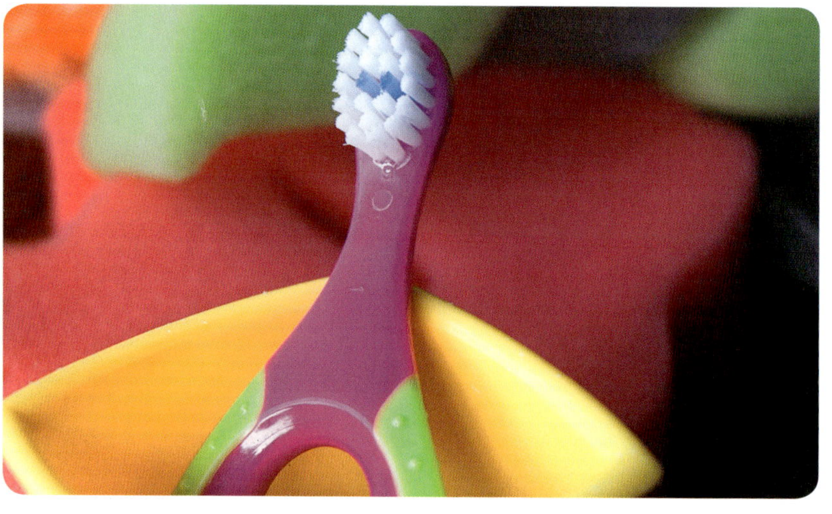

Die Zahnbürste sollte nicht nur regelmäßig ausgewechselt, sondern auch trocken aufbewahrt werden, damit sich keine Viren auf ihr tummeln.

Masern

Symptome

Die Masern durchlaufen in der Regel drei Stadien:

Erstes Stadium (drei bis fünf Tage): steiler Anstieg der Körpertemperatur, Entzündungen der oberen Luftwege. Das Kind meidet das Licht, da meist auch die Bindehäute der Augen entzündet sind. Häufig bilden sich an der Wangenschleimhaut weißliche Stippchen, die sogenannten Koplik-Flecken.

Zweites Stadium (zwei bis drei Tage): Jetzt kommt es zum typischen Hautausschlag, ausgehend von den Ohren, über Hals, Gesicht, Schultern, Arme bis zu den Beinen. Die Flecken zeigen eine rosaviolette Farbe, können sehr klein bleiben oder in großen Fleckenfeldern zusammenfließen. Die Körpertemperatur steigt noch einmal auf 39 bis 40 Grad Celsius.

Drittes Stadium: Das Kind erholt sich, es bleibt aber weiterhin anfällig gegenüber anderen Erkrankungen. Die Flecken heilen unter Schuppenbildung ab.

Das Masernvirus entwickelte sich im elften Jahrhundert aus dem Rinderpestvirus. Mittlerweile hat es sich auf den Menschen spezialisiert. Wir können uns also nicht bei Tieren mit dem Virus anstecken.

Masern: Keine Bagatelle, aber auch kein Grund zur Panik

In den meisten Fällen verlaufen die Masern hierzulande harmlos. Mitunter kommt es zu Mittelohrentzündungen, Durchfall und Lungenentzündungen, die Sterblichkeit liegt laut Robert-Koch-Institut bei 1:10 000 bis 1:20 000. Zum Vergleich: Bei Autounfällen auf deutschen Landstraßen liegt das Sterberisiko bei 30:1 000.

Ursachen

Ausgelöst werden Masern durch einen Erreger namens Virus Briarcus morbillorum. Masern sind hochgradig ansteckend. Betroffene Kinder sollten also bereits bei den ersten Krankheitsanzeichen nicht mehr zur Schule gehen, sondern isoliert werden.

Die Übertragung erfolgt durch direkten Kontakt oder Tröpfcheninfektion (zum Beispiel über Husten oder Niesen), der Keim gelangt in der Regel über die Atemschleimhäute in den Organismus. Im Freien bleibt er lediglich zwei Stunden lang infektiös.

Psychische Hintergründe

Nach einer überstandenen Masernerkrankung zeigen viele Kinder eine überraschende Vitalität und ein wacheres Bewusstsein als vor der Erkrankung. Der Grund: Die Krankheit führte zu einem intensiven Erleben der eigenen Körperlichkeit und der eigenen Anfälligkeit, aber auch zu der Erkenntnis, dass der Körper über Kräfte verfügt, auch aus tiefen Krisen wieder heil und gestärkt herauszukommen.

Eine Masernerkrankung kann das Selbstbewusstsein stärken und den Mut, an die Probleme des Lebens heranzugehen.

Bewährte Hausmittel

Warm anziehen!

Ziehen Sie Ihr Kind warm an und sorgen Sie auch für seelische Wärme, denn masernkranke Kinder sind überdurchschnittlich weinerlich und schmusebedürftig.

Ganzkörper-Reibebad

Dieses Bad regt nicht nur die körperlichen Abwehrkräfte des Kindes an, sondern kommt auch seinem erhöhten Zärtlichkeits- und Zuwendungsbedürfnis entgegen.

Anwendung: Baden Sie den kleinen Patienten in 30 bis 33 Grad warmem Wasser und reiben Sie ihn mit bloßen Händen ab, ohne zu drücken oder zu massieren. Danach sollte das Kind direkt ins Bett. Damit es gern dort bleibt, lesen Sie ihm am besten etwas vor.

Homöopathie

Pulsatilla D6 hilft dem erkrankten Kind körperlich und seelisch wieder auf die Beine, vom „Homöopathie-Vater" Hahnemann wird es sogar als spezifisches Masernmedikament bezeichnet. Dosierung: Dreimal täglich fünf Globuli im Mund zergehen lassen.

Nur einmal im Leben!

Masern sind eine „klassische" Kinderkrankheit, die bei normalem Verlauf keine ärztliche Unterstützung braucht (eine ursächliche Therapie ist ohnehin unmöglich). Man bekommt sie nur einmal im Leben. Geschichten von zwei- oder dreimaligen Wiederholungen der Krankheit basieren meist darauf, dass von den Eltern oder dem Arzt eine falsche Diagnose gestellt wurde und man die Masern mit anderen fiebrigen Krankheiten verwechselt hat.

Vorbeugen – so schützen Sie Ihr Kind vor Masern

- **Abstand halten:** Ihr Kind sollte möglichst keinen Kontakt zu bereits erkrankten Masernpatienten haben.
- **Impfen lassen:** Nach den üblichen zwei Masernimpfungen erreichen 99 Prozent der Kinder eine lebenslange Immunität.

Migräne

Symptome

Typisch für Migräne ist der halbseitig auftretende Kopfschmerz. In einigen Fällen treten außerdem Übelkeit, Erbrechen, Lichtscheu und Sprechstörungen auf.

In etwa jedem dritten Fall kündigt sich Kindermigräne durch eine sogenannte Aura an, die sich in Form von Empfindungsstörungen (beispielsweise Hautkribbeln oder Augenflimmern) bemerkbar macht.

Klein- und Grundschulkindern fehlen oft noch klare sprachliche Ausdrucksmöglichkeiten für ihre Migräneattacken. Ein typisches Kriterium für die Diagnose ist bei ihnen das anfallsweise Auftreten der Kopfschmerzen.

Ursachen

Die Migräne bei Kindern kann vielfältige Ursachen haben:

Das Erbgut spielt als Ursache sicher eine Rolle, doch sie ist nicht so wesentlich, wie man lange Zeit vermutete: „Migräne-Gene“ wurden bislang erst für einige Sonderformen des Kopfschmerzes gefunden. Es gibt also wohl eine familiäre Häufung, doch wenn etwa Vater und Mutter unter Migräne leiden, müssen die Kinder nicht zwangsläufig damit zu tun haben.

Da es unüberschaubar viele mögliche Auslöser für Migräne gibt, halten Sie am besten eine Zeit lang schriftlich fest, an welchen Tagen und in welchen Situationen Ihr Kind unter den schmerzhaften Attacken leidet.

Unverträglichkeit auf bestimmte Nahrungsmittel. Diese Ursache muss vor allem bei Kindern berücksichtigt werden. Man kommt ihnen in der Regel durch ein Migränetagebuch auf die Schliche. In diesem Tagebuch werden nicht nur der Zeitpunkt der Migräne aufgelistet, sondern auch die Speisen, die über den Tag verteilt gegessen wurden. Wenn also beispielsweise die Migräneattacken regelmäßig einige Minuten oder Stunden nach dem Verzehr von Schokolade auftreten, spricht einiges für eine Allergie oder Unverträglichkeit auf die Inhaltsstoffe von Kakao. Wenn die Kopfschmerzen nicht nur nach Schokolade, sondern auch nach dem Verzehr von Milch, Quark oder Joghurt auftreten, spricht das für eine Unverträglichkeit gegenüber Inhaltsstoffen der Milch. Am häufigsten sind jedoch Geschmacksverstärker (wie etwa Glutamat), Konservierungsstoffe und Farbstoffe an dem Ausbruch einer lebensmittelbedingten Migräneattacke beteiligt.

Übergewicht erhöht das Migränerisiko erheblich. Vermutlich lässt sich das so erklären: In übergewichtigen Menschen kreisen

Eine echte Volkskrankheit – auch bei Kindern

Von den sieben- bis neunjährigen Kindern leiden etwa 2,5 Prozent an Migräne, bei den Zehn- bis Zwölfjährigen sind es 4,6 Prozent und bei den 13- bis 15-Jährigen 5,3 Prozent. Über das Auftreten der Migräne bei Kindern im Vorschulalter liegen keine verlässlichen Daten vor, obwohl unter ihnen sicher auch einige betroffen sind.

mehr entzündungsfördernde Stoffe, außerdem geraten sie schneller unter Stress, sodass mehr Hormone freigesetzt werden, die auf das Blutgefäßsystem im Kopf wirken.

Bewegungsmangel fördert ebenfalls Migräne. Der Grund: Wer sich regelmäßig bewegt, schüttet mehr schmerzhemmende Hormone aus, außerdem kann er dabei Ärger, Kummer und andere belastende Emotionen abbauen.

Reizüberflutung ist ein weiterer möglicher Auslöser. Kinder, die lange Fernsehen gucken oder vor Computerspielen sitzen, besitzen ein deutlich erhöhtes Migränerisiko.

Ständig wechselnde Veränderungen der Lichtverhältnisse können ebenfalls Migräneanfälle auslösen. So ist der Schreibtisch am Fenster überaus problematisch, weil sich die Kinder dort permanent an wechselnde Hell-Dunkel- und Nah-Fernsicht-Situationen anpassen müssen – und das ist ein Stressfaktor für das Gehirn.

Zu wenig Schlaf! Wenn Kinder in der Nacht zu wenig Ruhe finden, erhöht dies ebenfalls das Migränerisiko.

Psychische Hintergründe

Die Migräne zeigt starke Zusammenhänge mit psychischen Belastungen, aber auch mit bestimmten Persönlichkeitsmerkmalen. So leiden kopfgesteuerte Menschen, die zum Perfektionismus, aber auch zur Unterdrückung unangenehmer Gefühle neigen, häufiger unter Migräne. In der Kindheit zeigt sich dieser Zusammenhang allerdings eher selten. In dieser Zeit kommen eher Sorgen und Kummer (beispielsweise Prüfungsstress) als Auslöser eines Migräneschubes infrage (der Migränekranke „zerbricht" sich im wahrsten Sinne den Kopf).

Bewährte Hausmittel

Erste Hilfe: Salz-Eis-Packungen

Füllen Sie einen Stoffbeutel mit einem Teil Salz und vier Teilen Eiswürfeln. Legen Sie ihn auf die Kinderstirn oder drücken Sie ihn leicht gegen die Schläfen. Die durch das Salz stabilisierte Kälte betäubt den Schmerz.

Mit Gewürznelke gegen Migräne

Das Nelkenöl wird in Indien schon länger gegen Migräne und andere schmerzhafte Erkrankungen eingesetzt, in einigen Studien gelang auch der wissenschaftliche Nachweis seiner Wirkung.

Zubereitung: Bereiten Sie täglich eine Kanne Rotbuschtee (mindestens 500 Milliliter, mit einem Esslöffel Rooibosblättern), in die Sie zwei Gewürznelken sowie etwas Zimt und Zitronensaft geben. Geben Sie dem Kind immer wieder davon zu trinken.

Pfefferminzöl lindert Kopfwehattacken

Untersuchungen der Universität Kiel haben gezeigt, dass Pfefferminzöl – oberhalb der Schläfen mehrmals täglich leicht einmassiert – den Kopfschmerzattacken die Schärfe nimmt. Pfefferminzöl gibt es in Apotheken und Drogerien, man kann es aber auch selbst herstellen. Es erzielt eine ähnliche Wirksamkeit wie die gängigen Schmerzmittel, bei weitaus weniger Nebenwirkungen.

Zubereitung: Vermischen Sie zwei Handvoll frische Pfefferminzblätter mit einem halben Liter Pflanzenöl, zum Beispiel Distel- oder Olivenöl. Füllen Sie die Mischung in eine durchsichtige Flasche, die dann für sechs Wochen auf der warmen Fensterbank steht. Anschließend wird abgeseiht, pressen Sie die Rückstände gut aus. Bewahren Sie die Mischung in einer dunklen, luftdicht verschließbaren Flasche auf.

Die Pestwurz wurde im griechischen Altertum bereits als krampflösendes Mittel eingesetzt, beispielsweise bei Asthma.

Mit Pestwurz gegen Migräne

Pestwurz konnte in mehreren Studien die Zahl der Migräneattacken und Migränetage um über 50 Prozent reduzieren. Mittlerweile wurde sie auch für Kinder positiv ausgetestet. Achtung: Für eine Therapie im Teeaufguss eignet sich die Pestwurz aufgrund ihrer giftigen Alkaloide nicht!

Verwenden Sie nur Extrakte, bei denen die Alkaloide durch flüssiges Kohlendioxid herausgewaschen wurden (hierfür kommt das Medikament Petadolex infrage, das Sie in der Apotheke erhalten). Bei der Dosierung richten Sie sich bitte nach der Packungsbeilage.

Die Anwendung anderer Schmerzmittel sollte während der Pestwurz-Anwendung unterbrochen oder zumindest stark reduziert werden.

Den Migräneschub wegmassieren

Die fernöstliche Heilmethode der Akupressur hilft gut gegen psychosomatische Erkrankungen wie beispielsweise die Migräne.

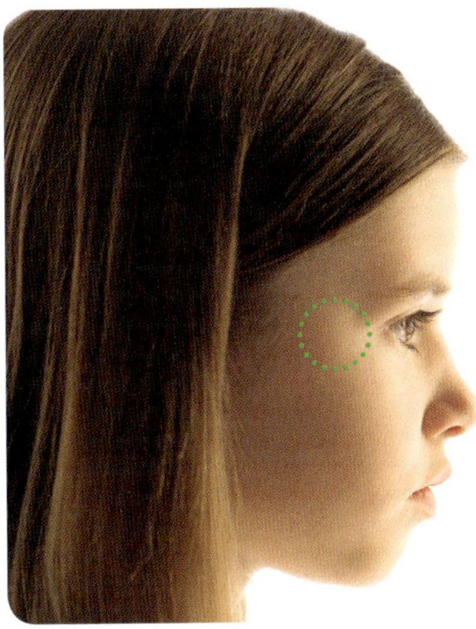

Am besten sollte sie nicht nur zu den Attacken, sondern regelmäßig (drei- bis fünfmal) über den Tag verteilt zum Einsatz kommen. Ältere Kinder können die Massagen auch selbst durchführen.

Der chinesische Akupressurpunkt „Tai Yang" (die Sonne), liegt etwa anderthalb Fingerbreiten neben und knapp unter dem äußeren Ende der Augenbrauen. Suchen Sie diesen Punkt: Sie wissen, dass Sie sich an der richtigen Stelle befinden, wenn Sie eine Vertiefung spüren. Massieren Sie diesen Punkt mit den Fingerspitzen etwa eine Minute lang (erst die geringer schmerzende, dann die stärker schmerzende Seite).

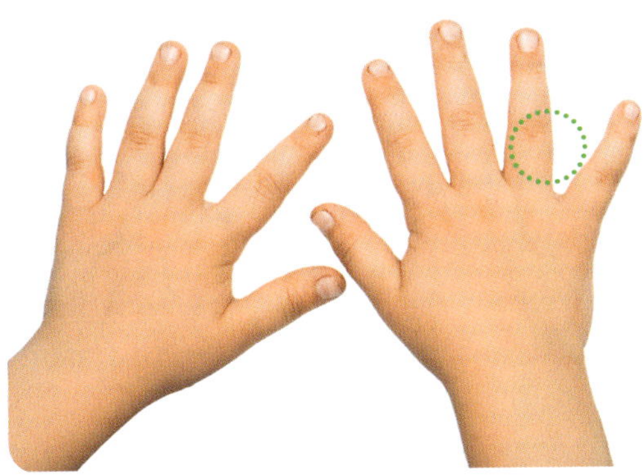

Ein weiterer Punkt, der massiert werden kann, ist der „Pian

Wichtige Verhaltensregeln für die Eltern

1. Ermutigen Sie Ihr Kind, seine normalen Aktivitäten beizubehalten (außer bei sehr starken Schmerzen)!
2. Fördern Sie einen ruhigen und sachlichen Umgang mit den Schmerzen. Dazu gehört, dass Sie selbst die Schmerzen Ihres Kindes nicht dramatisieren.
3. Ziehen Sie die Schmerzen Ihres Kindes bitte nicht in Zweifel! Denn wenn Sie die Kopfschmerzen infrage stellen, führt das nur zu vermehrtem Schmerzverhalten.
4. Ermutigen Sie Ihr Kind, wo immer es möglich ist, Entspannungsphasen einzulegen. Mittlerweile gibt es an vielen Volkshochschulen bereits Kurse, in denen auch Kinder autogenes Training oder andere Entspannungsübungen lernen können.
5. Geben Sie ein gutes Vorbild! Denn wenn Sie selbst sich als „Schmerzsensibelchen" aufführen, wird Ihr Kind dieses Verhalten von Ihnen übernehmen.
6. Überhören Sie exzessives Jammern. Erlauben Sie auch nicht, dass Ihr Kind aufgrund von Kopfschmerzen seine Pflichten vernachlässigt. Falls eine Pause nötig ist, können die Pflichten ja erledigt werden, sobald die Schmerzen nachlassen.
7. Räumen Sie Ihrem Kind keine Privilegien als „Entschädigung" für seine Schmerzen ein! Wenn Ihr Kind krank ist, sollte es zu Hause bleiben, ohne dabei vor dem Fernseher zu liegen oder sich anderen Vergnügungen zu widmen. Denn das würde sein Schmerzverhalten möglicherweise verstärken.

Tou Dian" (chinesisch für Migräne). Dieser Punkt liegt am Mittelgelenk des Ringfingers, und zwar auf der dem kleinen Finger zugewandten Seite.

Massieren Sie den Punkt an jeder Hand eine Minute lang kräftig mit einer Fingerkuppe, erst den Finger, der auf der Seite mit den geringeren Kopfschmerzen ist, dann den anderen Finger auf der stärkeren Schmerzseite.

Homöopathie

- **Ignatia D6**, wenn das Kind den Schmerz wie einen Nagel beschreibt, der sich ihm seitlich in den Kopf bohrt. Drei Globuli alle 15 Minuten im Mund zergehen lassen.
- **Belladonna D6** bei plötzlich einschießendem, pulsierendem Kopfschmerz mit Berührungs- und Lichtempfindlichkeit. Die Beschwerden verschlimmern sich unter Anstrengung. Drei Globuli alle 15 Minuten.
- **Bryonia alba D4** bei berstendem, stechendem Kopfschmerz, als ob alles herausgepresst würde oder ein Hammer von innen gegen den Schädel schlüge. Besserung der Symptome beim Liegen auf der schmerzhaften Seite. Drei Globuli alle 15 Minuten.
- **Cefanalgin-** und **Pascodolor-Tropfen** sind bewährte homöopathische Kombipräparate gegen Migräne. Die Dosierung lesen Sie in den jeweiligen Packungsbeilagen.

Vorbeugen – so schützen Sie Ihr Kind vor Migräneattacken

- **Sitzplatzkontrolle:** Stellen Sie den Kinderschreibtisch nichts ans Fenster, sondern an eine Wand, damit kein direktes Sonnenlicht auf den Arbeitsplatz fällt. Wenn Kinder besonders häufig in der Schule Migräneanfälle erleiden, sollte man einmal den Sitzplatz des Kindes in der Schule in Augenschein nehmen und darauf achten, ob möglicherweise ungünstige wechselnde Lichtverhältnisse als Auslöser für die Migräneanfälle identifiziert werden können. Ein Umsetzen des Kindes innerhalb der Klasse könnte dann das Problem deutlich reduzieren.
- **Natürlich essen:** Je weniger Zusatzstoffe in der Ernährung Ihres Kindes, umso geringer sein Migränerisiko!
- **Ruhige Regelmäßigkeit:** Je ruhiger und berechenbarer das Leben Ihres Kindes, umso geringer das Migränerisiko! Limitieren Sie die nachmittäglichen Freizeitveranstaltungen auf wenige Termine, die dafür umso zuverlässiger eingehalten werden.

- **Gute Nacht:** Achten Sie darauf, dass Ihr Kind ausreichend Schlaf findet und vor der Bettruhe mindestens eine halbe Stunde zum Abschalten hat, also nicht direkt vom Fernsehen oder der Playkonsole aus ins Bett wechselt.
- **Nicht zu viel Geflimmer:** Behalten Sie den Medienkonsum Ihres Kindes im Auge und beschränken Sie ihn wenn nötig.
- **Geruchskontrolle:** Kinder mit Migräne sind besonders sensibel für intensive Gerüche. Dabei spielt es keine Rolle, ob diese Gerüche normalerweise angenehm oder unangenehm erlebt werden. Geruchsstoffe, die ein besonders hohes Kopfschmerzpotenzial haben, finden sich in Tabakrauch, Raumdeodorants oder insbesondere auch in Parfums. Wenn Kinder darauf mit Migräneanfällen reagieren, sollte man immer versuchen, solche intensiven Geruchsquellen zu vermeiden.

Mittelohrentzündung

Symptome

Als erstes Anzeichen der Mittelohrentzündung zeigt sich ein „Völlegefühl" im Ohr, danach kommt es zu anhaltenden und pulsierenden

Ein typisches Kinderproblem

Kinder bekommen überdurchschnittlich oft Ohrenentzündungen, weil bei ihnen die Kanäle vom Rachen zum Mittelohr noch kürzer und weiter sind als beim Erwachsenen. Dadurch gelangen Keime leichter in diese empfindlichen Bereiche des Ohrs.
Treten nach dem Schwimmen häufig Ohrenentzündungen auf, kann dies übrigens ein Hinweis auf ein nicht erkanntes Loch im Trommelfell sein. In dem Fall sollten Sie mit Ihrem Kind sicherheitshalber einen Arzt aufsuchen.

Ohrenschmerzen. Häufige Begleitsymptome: Geräusche (Tinnitus), Schwerhörigkeit und (vor allem bei Kindern) Fieber. Die Mittelohrentzündung tritt oft als Folge eines grippalen Infektes auf.

Ursachen

Die Mittelohrentzündung wird hauptsächlich durch Viren und Bakterien verursacht. Die Keime können übers Blut oder die Eustachischen Röhren (Ohrtrompeten) vom Rachen ins Mittelohr gelangen.

Bewährte Hausmittel

Zwiebelwickel

Diese Kompresse ist ein bewährtes Hausmittel zur Behandlung von Mittelohrentzündungen.

Zubereitung: Ein bis zwei Zwiebeln klein hacken, gut zerreiben und auf zwei Taschentücher verteilen. Jetzt werden die Tücher zusammengefaltet und jeweils auf ein Ohr gelegt. Schließlich binden Sie dem Kind einen Schal oder ein Stirnband um den Kopf und setzen ihm noch eine Mütze auf. Oft sind dann die Beschwerden bereits nach wenigen Stunden verschwunden. Die Wirkung der Zwiebelwickel erklärt sich vermutlich aus den antibiotischen und durchblutungsfördernden Schwefelverbindungen, die sich in dem scharfen Lauchgewächs befinden.

Kopf hoch!

Wenn das Kind den Kopf konsequent hochhält und hochlagert, können sich die verstopften Verbindungsgänge zwischen Ohr und Rachen besser entleeren. Legen Sie Ihrem Kind daher beim Schlafen ein Zusatzkissen unter den Kopf.

Abschwellende Nasensprays

Nasensprays verbessern den Schleimabfluss und die Durchlüftung im Mittelohr. In den Apotheken gibt es spezielle Nasensprays für

Kinder, die vor allem abends zum Einsatz kommen sollten. Da sie die Schleimhäute angreifen, sollten sie nicht länger als zehn Tage verwendet werden. Salzwassersprays helfen bei einer Mittelohrentzündung nicht ausreichend.

Hilfe aus der Essigapotheke

Schon die alten Assyrer verwendeten Essig – 3000 Jahre vor unserer Zeitrechnung – zur Behandlung von Ohrenschmerzen. Eine Studie der Universität Seoul aus dem Jahre 2002 bestätigt dieses Einsatzgebiet. Die Wissenschaftler träufelten 15 Patienten mit Myringitis (Trommelfellentzündung) mehrmals täglich einige verdünnte Essigtropfen (Verhältnis ein Teil Essig und drei Teile Wasser) ins Ohr und verglichen ihr Wohlergehen mit 15 Patienten, die mit antibiotischer Ohrenlösung behandelt wurden. Die Essiganwender waren schon bald komplett beschwerdefrei, die Heilungsquote bei den Antibiotikum-Probanden lag hingegen nur bei 65 Prozent. Ein deutliches Plädoyer für den Essig als Heilmittel bei Ohrenschmerzen. Und wenn man jetzt noch bedenkt, dass er im Unterschied zu antibiotischen Arzneimitteln praktisch keinerlei Nebenwirkungen hat, muss man die Ergebnisse der koreanischen Studie noch einmal höher bewerten.

Anwendung: Träufeln Sie mehrmals täglich einige verdünnte Essigtropfen ins Ohr!

Öl aus Walnuss und Basilikum – nicht nur kulinarisch wertvoll

Chinesischen Wissenschaftlern gelang es, eitrige Ohrenentzündungen mithilfe von Walnussöl in den Griff zu bekommen. Hauptverantwortlich für diesen Effekt sind vermutlich die ungesättigten

Obacht!

Eine Mittelohrentzündung mit Schmerzen und Ohrgeräuschen, die sich trotz Behandlung nicht innerhalb von 48 Stunden bessert, ist ein Fall für den Ohrenarzt, der dann antibiotische Mittel verschreiben kann.

Fettsäuren des Öls. Sie modulieren das Immunsystem und hemmen Entzündungen.

Anwendung: Eine einfache Möglichkeit ist es, drei- bis viermal täglich einen oder zwei Tropfen Walnussöl in das Kinderohr zu geben. Sie sollten außerdem immer wieder das Essen mit Walnussöl ergänzen. Das Öl kann zum Beispiel auch auf geschnittenes Gemüse geträufelt werden, das das Kind zwischendurch immer wieder mal knabbert.

Einen noch größeren Effekt erzielt man, wenn man Walnussöl im Verhältnis 3:1 mit Basilikumöl (gibt es im Gewürz- und Naturkosthandel sowie in einigen Reformhäusern) vermischt. Das Öl der traditionsreichen Gewürzpflanze gilt schon länger als antibiotisch, und zwar vor allem im Hinblick auf Bakterien, die bei Ohrenentzündungen eine zentrale Rolle spielen. Forscher des Universitätsspitals Reykjavik konnten außerdem nachweisen, dass es über das Trommelfell tatsächlich ins Mittelohr vordringen kann, um dort

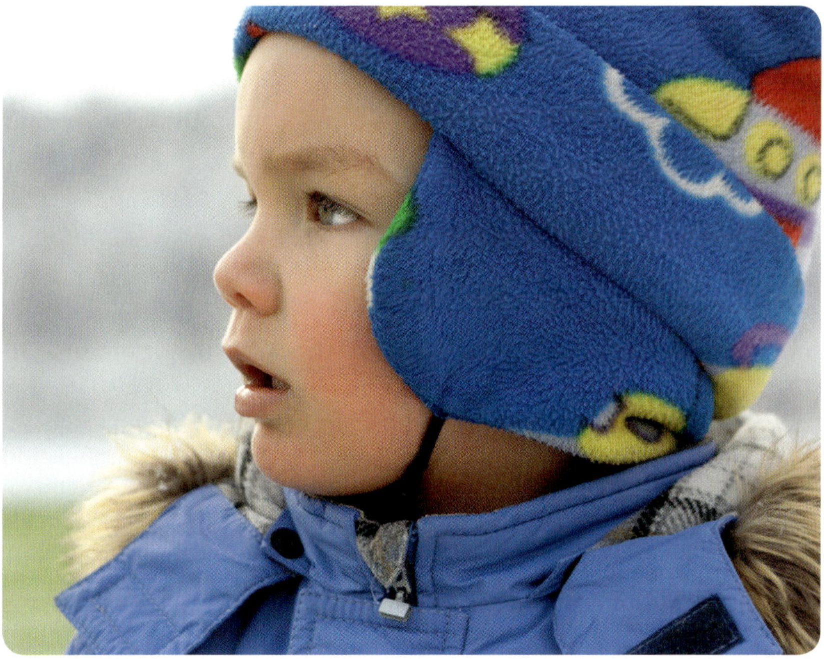

Auch wenn einige Kinder gern die Mütze „verlieren": Bleiben Sie hartnäckig und sorgen Sie dafür, dass die Ohren bei windigem und nasskaltem Wetter geschützt sind.

seine Wirkung zu entfalten. Träufeln Sie täglich mehrmals ein bis zwei Tropfen der Ölmischung in das Kinderohr.

Homöopathie

- **Aconitum D6** hilft bei Ohrenschmerzen nach Zugluft oder kaltem Wind. Das Ohr ist rot, stark erhitzt und schmerzt. Dosierung: Dreimal täglich fünf Tropfen.
- **Belladonna D4** bei Ohrenstechen mit starkem Schwitzen. Das Stechen verläuft synchron mit dem Puls. Dosierung: Zunächst stündlich fünf Tropfen, bei Besserung täglich dreimal fünf Tropfen.
- **Chamomilla D6** ist ein Klassiker bei Ohrenentzündungen von Kindern. Es hilft bei Ohrenschmerzen, die durch Wärme schlimmer und durch das Trinken kalter Getränke besser werden. Dreimal täglich fünf Kügelchen (Globuli) im Mund zergehen lassen.

Vorbeugen – so bleiben die Kinderohren gesund

- **Nicht rauchen:** Passivrauchen erhöht das Risiko für Infekte im HNO-Bereich, es schwächt zudem die Immunabwehr des Kindes. Deshalb ist es besonders wichtig, dass Kinder in einer rauchfreien Umgebung aufwachsen.
- **Selten den Schnuller geben:** Babys oder Kleinkinder, die einen Schnuller benutzen, bekommen häufiger Mittelohrentzündungen. Dies könnte damit zusammenhängen, dass das Saugen an einem Schnuller die Druckverhältnisse im Bereich des Rachens und der Ohren verändert. Über Schnuller werden zudem Keime übertragen. Geben Sie daher Ihrem Kind möglichst selten einen Schnuller.
- **Kaugummi kauen:** Zahnpflegekaugummis mit dem Zuckerersatzstoff Xylitol (kommt natürlicherweise auch in Erdbeeren und Pflaumen vor) hemmen das Wachstum von infektiösen HNO-Bakterien. Studien haben gezeigt, dass Kindergartenkinder seltener an Mittelohrentzündungen erkranken, wenn sie häufig Kaugummis mit Xylitol kauen.
- **Hochziehen statt Schnäuzen!** Schnäuzt das Kind beim Schnupfen kräftig durch beide Nasenlöcher ins Taschentuch, kann das

keimhaltige Nasensekret durch den erzeugten Überdruck über die Ohrtrompete bis ins Mittelohr gelangen. Besser ist demgegenüber das mitunter etwas unappetitlich wirkende Hochziehen: Das Sekret wird dabei geschluckt und schließlich in der desinfizierenden Säure des Magens entsorgt.

- **Keine nassen Haare:** Lassen Sie das Kind nicht mit feuchten Haaren ins Freie! Verzichten Sie bei Erkältungen auf Schwimmbadbesuche und waschen Sie Ihrem Kind in der kalten Jahreszeit erst abends die Haare, wenn es nicht mehr das Haus verlässt.
- **Mütze auf:** Lassen Sie Ihr Kind in der nasskalten Jahreszeit nicht ohne Kopfbedeckung aus dem Haus! Wichtig sind Stirnband oder Mütze besonders bei kaltem Wind.

Mundfäule

Symptome

Die Mundfäule (wissenschaftlich: Stomatitis) gehört zu den schweren und schmerzhaften Mundschleimhautentzündungen. Besonders häufig ist die Stomatitis herpetica, die durch Herpesviren ausgelöst wird. Sie zeigt sich als Fieber sowie in Form von Bläschen, Rötungen und weißlichgrauen Belägen im Mund. Die entzündeten Stellen schmerzen stark. Die Stomatitis herpetica kommt vor allem bei Kleinkindern vor, die dann oft wegen der Schmerzen jegliche Nahrungsaufnahme ablehnen.

Ursachen

Die Mundfäule ist ähnlich wie Lippenherpes das Wiedererwachen von Parasiten, die eine ganze Zeit unauffällig im Organismus „geschlafen" haben. Bei einer Immunschwäche bekommen sie dann ihre Chance und nutzen sie.

Bewährte Hausmittel

Salbei lindert Schmerzen

Die Mundfäule gehört zu den Spezialgebieten des Salbeis (Salvia officinalis). Er hemmt nicht nur das Wachstum der für die Krankheit zuständigen Viren, sondern lindert auch die dabei auftretenden starken Schmerzen und Entzündungen.

Tinkturen und Öle aus Salbei kommen bei der Mundfäule nicht infrage, da sie das Gewebe zu sehr reizen und die ohnehin schon starken Stomatitis-Schmerzen weiterhin verschlimmern. Man kann mit Salbeitee gurgeln, doch seine Wirkung ist meist zu schwach, außerdem wird er durch den Speichel zu schnell von der Mundschleimhaut fortgespült.

Aufs Essen verzichten?

Die Mundfäule kann sehr schmerzhaft sein, die betroffenen Hautstellen reagieren äußerst sensibel auf Berührung. Versuchen Sie daher nicht, Ihr erkranktes Kind mit aller Kraft zum Essen zu überreden! Allenfalls kann man es mit etwas mildem Obst (mit hohem Bananen-, aber nur geringem Apfelanteil) oder Grießbrei versuchen.

Die Anwendung erfolgt daher am besten über Salbeigels oder leimige Salbeilösungen, die man in der Apotheke kaufen kann, etwa Aperisan®-Mundgel oder Viru-Salvysat-Viskose-Lösung. Diese Mittel werden mit einem Wattestäbchen behutsam auf die betroffenen Stellen aufgetragen.

Vorbeugen – so schützen Sie Ihr Kind vor Mundfäule

- **Oft nach draußen:** Stärken Sie die Immunabwehr Ihres Kindes. Lassen Sie es auch bei kaltem Wetter draußen spielen.

- **Schutz vor Herpes:** Eltern, die an akutem Herpes erkrankt sind, sollten Schnuller, Kinderlöffel und Ähnliches nicht in den Mund nehmen. Für Kindergärten und Schulen gibt es keine besonderen Regeln. Für die jüngsten Patienten wird jedoch empfohlen, sie während der Erkrankung nicht in die Kinderkrippe zu bringen, sondern zu Hause zu lassen.

Nägelkauen

Symptome

Der Betroffene nagt oder reißt an seinen Fingernägeln, in schlimmen Fällen werden die Nägel bis aufs Nagelbett abgetragen. Drei von zehn Kindern haben Probleme mit dem Nägelkauen.

Ursachen

Sigmund Freud sah das Nägelkauen lediglich als eine Fortsetzung des frühkindlichen Daumenlutschens (siehe ab Seite 109) an, der man keine weitere Beachtung schenken sollte. Heute sind Verhaltenspsychologen der Meinung, dass das Nägelkauen eine verfestigte Verhaltensgewohnheit ist, die jahrelang eingeübt worden ist.

Der Grundstock für diese Gewohnheit wird in den frühen Lebensjahren gelegt, wenn nervöse Kinder das Kauen als Entspannung und Ablenkung von Stresssituationen erleben. Dieses positive Entspannungserlebnis trägt dazu bei, dass sich manche Menschen einfach nicht mehr von diesem Verhalten lösen können und es bis ins Erwachsenenalter beibehalten. Hyperaktive Menschen nagen besonders häufig an den Fingernägeln. Denn sie empfinden jegliches Nichtstun als Belastung, die man durch Nägelkauen ebenso schnell wie einfach lindern kann: Schließlich sind die Finger immer verfügbar …

An den Nägeln zu kauen ist eine Angewohnheit, die oft bis ins Erwachsenenalter Probleme bereitet und manchmal nur sehr schwer wieder abzustellen ist.

Psychische Hintergründe

Spätestens im Schulkindalter wird der Nägelkauer oft von seinen Mitmenschen verspottet. Er gilt als unreifer Angsthase, dem ständig irgendein Problem „unter den Nägeln brennt", und diese Einschätzung sorgt ihrerseits für einen psychischen Druck, der den Betroffenen immer wieder aufs Neue veranlasst, seine nagende Tätigkeit aufzunehmen. Ein Teufelskreis, der unbedingt geknackt werden sollte.

Keine Panik!

Wenn ein Kind an den Nägeln kaut, ruft das bei seinen Eltern oft einen größeren Leidensdruck hervor als bei ihm selbst. Dabei ist das bei den meisten Kindern nur eine harmlose Angewohnheit ohne wirklichen Krankheitswert – und bessert sich oft von allein wieder. Solange sich das Kind durch das Nägelkauen nicht verletzt – solange also die Finger nicht blutig oder entzündet sind –, sollte man nach einhelliger Meinung der Psychologen erst einmal ein paar Monate lang abwarten, ob es von selbst wieder aufhört. Erst wenn ein Kind tatsächlich darunter leidet, zählt man Nägelkauen zu den sogenannten Impulskontrollstörungen, die einer therapeutischen Hilfe bedürfen.

Bewährte Hausmittel

Das Habit-Reversal-Training

Diese Methode hilft, das Nägelkauen als selbstzerstörerische Art der Stressbewältigung abzubauen. Zunächst müssen Sie dem Kind deutlich machen, in welchen Situationen bei ihm die Zwangsimpulse zum Nagen einsetzen. Dabei hilft es, wenn Sie die Kindernägel auffallend markieren oder lackieren, damit dem Kind der ansonsten unbewusst ablaufende Tic bewusst wird. Es gibt auch durchsichtige Nagellacke, die wohl aus der Nähe, aber nicht aus der Entfernung auffallen, sodass die Umgebung nichts davon mitbekommt.

Üben Sie mit dem Kind, dass in den kritischen Momenten jedes Mal eine Art Alarmglocke in seinem Kopf erklingt! Das erfordert natürlich am Anfang Ihre Aufmerksamkeit. Sie müssen praktisch die Alarmglocke spielen und ein auffälliges Signal von sich geben, wenn das Kind wieder die Finger zum Mund führt, beispielsweise, indem Sie es fragen, ob es ein Taschentuch braucht (der Hinweis „Kaust du schon wieder!" wird hingegen – gerade in der Öffentlichkeit – als Bloßstellung empfunden). Später verinnerlicht das Kind das Alarmsignal, sodass es von selbst aufmerksam wird.

Sagen Sie Ihrem Kind, dass es, wenn es den Finger zum Mund führen will, für mindestens zehn Sekunden die Hand zur Faust ballen soll. Das kann man ja auch unsichtbar in der Hosentasche machen. Alternativ dazu kann man einen Kaugummi in den Mund stecken, denn das beruhigt auch und: Wer den kaut, der kann nur schlecht an den Nägeln kauen.

Versuchen Sie, Ihr Kind verständnisvoll zu unterstützen: Druck und Vorwürfe verschlimmern die Situation für den kleinen Nägelkauer nur weiter!

Nicht bestrafen!

Strafen und ständige Mahnungen („Du machst dich ja ganz hässlich!") schrecken ab und erzeugen Angst – das sind keine günstigen Voraussetzungen zum Abgewöhnen eines Tics. Besser: Dem Kind zunächst ein leicht erreichbares Ziel setzen und erste Erfolge gebührend feiern. Wenn ein Nagel auch nur einen Millimeter gewachsen ist, loben Sie Ihr Kind, damit es stolz auf sich ist.

Vorbeugen – so schützen Sie Ihr Kind vor dem Nägelkauen

Die richtige Prävention geht von den Eltern aus. Sie müssen rechtzeitig erkennen, wenn ihr Kind sich das Nägelkauen als Art der Stressbewältigung angewöhnt. Hier gilt es dann, zunächst die Stressreize des Kindes auszumachen (wobei Sie als Eltern auch vor kritischer Selbstbetrachtung nicht haltmachen sollten), diese Stressreize zu verringern und dem Kind andere Formen des Stressabbaus zu vermitteln (wie etwa das auf Seite 212 erwähnte Habit-Reversal-Training oder auch Sport und Entspannungsübungen).

Nasenbluten

Symptome

Aus den Nasenlöchern fließt mehr oder weniger kräftig Blut.

Ursachen

In jungen Jahren wird Nasenbluten meist durch Verletzungen an einem stark durchbluteten Gefäßknäuel verursacht, das sich im vorderen Bereich der Nase befindet: das Kiesselbach-Geflecht. Es liegt an der Nasenscheidewand, direkt unter der Schleimhautoberfläche. Die Verletzung wird in der Regel durch äußere Faktoren wie Schläge, Tritte, Stürze, Balltreffer und Luftdruckveränderungen (beispielsweise beim Tauchen, Bergsteigen oder bei Flügen) hervorgerufen.

Länger andauerndes Bluten, das auch nicht durch Erste-Hilfe-Maßnahmen gestoppt werden kann, wird meist durch eine Verletzung im hinteren Teil der Nase hervorgerufen. In diesem Fall muss der Patient ins Krankenhaus!

Auch wenn wegen des plötzlichen Blutflusses im Gesichtsbereich alles sehr dramatisch wirkt: Nasenbluten ist in der Regel harmlos und hört meist auch rasch wieder auf.

Psychische Hintergründe

Wenn viel Blut aus der Nase fließt, sorgt das bei den Betroffenen oft für große Unruhe. Die ist allerdings umso größer, wenn die Umgebung hektisch reagiert. Zur Ersten Hilfe gehört also auch wesentlich: Die Ruhe bewahren.

Unter Stress kann der Blutdruck ansteigen, sodass die feinen Gefäße in der Nase einreißen. Dies kommt allerdings bei Erwachsenen deutlich öfter vor als bei Kindern.

Achtung!
Kommt es regelmäßig zu Nasenbluten, obwohl eigentlich kein ersichtlicher Grund vorliegt, muss der Arzt aufgesucht werden. Denn es kann eine ernsthafte Krankheit wie etwa Bluthochdruck dahinterstecken.

Bewährte Hausmittel

Erste Hilfe: Nasenpfropfen und Druck

Stopfen Sie etwas Watte in die Kindernase, und dann drücken Sie bei aufgerichtetem Kopf die Nasenflügel zusammen. Vorher sollten Sie dem Kind noch kurz die Nase putzen, um Schmutz und Blutklumpen hinauszubefördern, die möglicherweise das rasche Schließen der beschädigten Blutgefäße verhindern könnten. Durch das Andrücken beider Nasenflügel auf die Nasenwand (mit Daumen und Zeigefinger) können bereits viele Blutungen gestillt werden. Das Kind sollte dabei durch den Mund atmen.

Kühlung hemmt den Blutfluss

Auch ein bewährter „Stilltrick": die Blutung per Kühlung zu stillen. Drücken Sie einen mit eiskaltem Wasser (Leitungswasser mit zerstoßenen Eiswürfeln) getränkten Schwamm auf die Nasenwurzel! Zusätzlich können Sie dem Kind noch einen kalten Schwamm in den Nacken legen. Das sollte so lange dauern, bis die Blutung gestillt ist.

Großmutters Löschblatt-Trick

Diese Anwendung ist ein altes – aus Deutschland stammendes, aber weithin vergessenes – Hausmittel gegen Nasenbluten.

Anwendung: Das Kind soll den Mund öffnen. Dann legen Sie ihm ein Stück Löschblatt (etwa ein mal vier Zentimeter) hochkant oben zwischen Oberlippe und Schneidezähne. Damit lösen Sie einen Reiz aus, durch den sich die kleinen Blutgefäße im Bereich der Riechschleimhaut zusammenziehen.

Akupressur an Nacken und kleinem Finger

Wenn weder ein Nasenpfropfen noch eine kalte Kompresse zur Verfügung steht, hilft Akupressur. Der Punkt, der bei Nasenbluten stimuliert werden sollte: G20 oder „Feng Chi" (Teich des Windes). Er liegt im Nacken des Kindes, genau dort, wo die Wirbelsäule beginnt. Massieren Sie diesen Punkt mit Ihrem Zeigefinger in kreisenden Bewegungen, bis das Bluten aufhört.

Auch eine Form der Akupressur: Binden Sie das Endglied des rechten kleinen Fingers mit einem Schnürsenkel ab. Ein Ratschlag, der sich zwar auf den ersten Blick erstaunlich anhört, doch er hat unter erfahrenen Ärzten eine gewisse Tradition. Vermutlich existieren reflektorische Verbindungen zwischen dem Endglied des kleinen Fingers und den Blutgefäßen in der Nase, in der Akupunktur geht man jedenfalls davon aus. Achten Sie darauf, dass man die Fingerspitze nicht zu lange vom Blutkreislauf abschnürt, sondern den Schnürsenkel nach spätestens einer Minute wieder abnimmt.

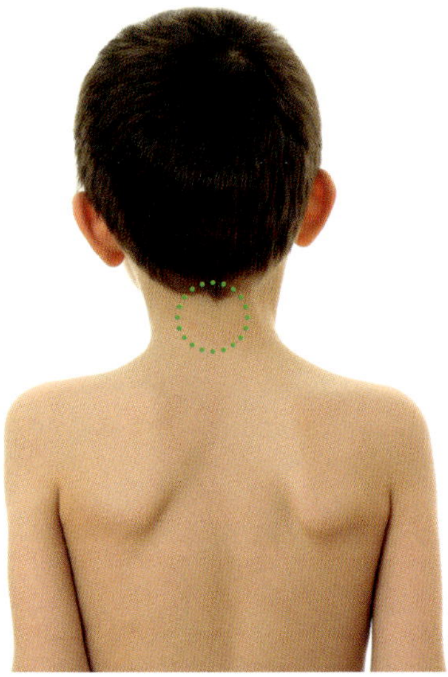

Der Akupressurpunkt „Feng Chi" befindet sich im Nacken. Wenn Sie ihn kreisend massieren, hilft das, die Blutung zu stoppen.

Immer wieder der gleiche Fehler!
Nach wie vor kann man beobachten, wie Nasenbluter von wohlmeinenden Helfern dazu überredet werden, den Kopf nach hinten zu legen, damit das Blut wieder zurückläuft. Tatsache ist jedoch, dass das Blut, wenn es einmal draußen ist, nicht mehr in die Adern zurückkehren kann. Es wird vielmehr die Luftwege und den Rachen hinunterfließen – und das ist für die Betroffenen alles andere als angenehm.

Vorbeugen – so schützen Sie Ihr Kind vor Nasenbluten

Nasenbluten gehört meist zu den Bagatellverletzungen, die im Alltag eines Kindes immer mal wieder auftauchen. Einen restlosen Schutz gibt es nicht, denn jedes Kind soll ja toben und spielen. Beim Radfahren, Inlinern und ähnlichen Sportarten sollte es aber auf jeden Fall einen Helm tragen, um sich vor schwerwiegenden Kopfverletzungen zu schützen.

Schlafstörungen

Symptome

Bei Kindern treten vor allem Ein- und Durchschlafstörungen auf. Das heißt: Sie finden keine Ruhe oder können nicht durchschlafen. Manchmal kommt auch beides vor.

Der Schlafrhythmus von Babys kollidiert generell mit dem ihrer Eltern, sodass es keine objektiven Angaben zu ihren Schlafstörungen gibt. Unter den Klein- und Grundschulkindern sind etwa 20 Prozent von Schlafstörungen betroffen, bei älteren Kindern soll die Quote sogar bei 30 Prozent liegen. Eine Umfrage der Kölner Imhoff-Stiftung ergab, dass ein Drittel der von den Kindern angegebenen Schlafstörungen von den Eltern überhaupt nicht registriert werden. Viele Kinder versuchen also, mit ihren Schlafproblemen allein zurechtzukommen.

Jedes Baby schläft anders

Schon Neugeborene können ein sehr unterschiedliches Schlafbedürfnis haben, von zwölf bis 20 Stunden pro Tag. Mit einem Jahr schlafen Kinder zwischen zwölf und 17 Stunden. Jede Schlafdauer zwischen diesen Eckdaten ist normal. Wohlgemerkt: In diese Angaben muss auch der Tagesschlaf eingerechnet werden. Wenn also ein einjähriges Kind zwei Stunden am Tag und zehn in der Nacht schläft, ist das durchaus im Rahmen.

Ursachen

Die Ursachen kindlicher Schlafstörungen können mannigfaltig sein. Bei Babys stehen an erster Stelle „triviale Beschwerden" wie Zahnen, Dreimonatskolik und grippale Infekte, oder auch die triviale Tatsache, dass sie nachts mehrmals gestillt werden, sodass sie schließlich die Nacht weniger mit dem Schlafen als mit der Nahrungsaufnahme verbinden.

Im Alter von ein bis drei Jahren werden Kinder zunehmend selbstständig. Sie können jetzt auch lernen, wenn sie ungewollt aufwachen, wieder selbstständig einzuschlafen.

Laut einer holländischen Studie erhöht auch eine schlechte Versorgung mit dem Vitamin B12 in der Schwangerschaft das Risiko, dass die Mutter ein unruhiges „Schreibaby" zur Welt bringt. Der Grund: Das Vitamin wird für die Hirnreife des Fötus benötigt. Fehlt es, werden weniger Myelin und Melatonin gebildet, was später beim Baby den Schlaf reduziert und die Schreiperioden verlängert. Die an der Studie beteiligten Forscher rieten Schwangeren daher dazu, ihre Ernährung nicht ausgerechnet während der Schwangerschaft auf eine vegetarische und schon gar nicht auf eine vegane Kost umzustellen, denn Vitamin B12 befindet sich vor allem in tierischen Nahrungsmitteln wie Milchprodukten, Fleisch und Eiern. Eine weitere mögliche Ursache für Schlafstörungen ist Übergewicht. Es mobilisiert die Ausschüttung von schlafstörenden Stresshormonen.

Außerdem schlafen Kinder mit hohem Koffeinkonsum (etwa durch Energy-Drinks oder Cola-Getränke) kürzer als andere, und sie haben oft Probleme mit dem Einschlafen. Am australischen Perth's Telethon Institute for Child Health Research fand man einen Zusammenhang zwischen ADHS, Schlafstörungen und dem Konsum von Fastfood und Softdrinks.

Psychische Hintergründe

Bei Klein- und Schulkindern werden Schlafprobleme meistens durch äußere Schlafbedingungen verursacht, wie etwa schlecht abgedunkelte Räume oder ein belastendes Fernsehprogramm vor dem Schlafengehen. Aber auch das Verhalten der Eltern kann eine Rolle spielen. So ermittelte ein Forscherteam des Berliner Virchow-Klinikums, dass kindliche Durchschlafprobleme eng mit dem Kontrollverhalten der Eltern zusammenhängen. Demnach unterbrechen Kinder ihren Schlummer umso häufiger, je öfter die beunruhigten Eltern nachschauen, ob alles in Ordnung ist.

Auch der Schlafort spielt für die Nachtruhe offensichtlich eine wichtige Rolle: Von den Kindern mit Ein- und Durchschlafproblemen nächtigen etwa zwei Drittel im selben Zimmer oder sogar im selben Bett wie die Eltern, bei den Durchschläfern liegt die Quote hingegen lediglich bei einem Drittel.

Bewährte Hausmittel

Beim Baby: Stillabstände vergrößern

Wer sein sechs Monate altes Baby noch in der Nacht stillt, sollte sich durch eine sukzessive Vergrößerung der Stillabstände davon lösen. Sie können beispielsweise dem Baby abends um 23 Uhr die Brust geben und das nächste Stillen bis morgens um sechs rauszögern. Dazu darf das Kind aber ein paar Nächte lang nachts konsequent nicht angelegt werden. Von der Nahrungsversorgung und somit dem Energiebedarf her muss ein sechs Monate altes Kind nachts nicht mehr trinken.

Es wird auch ein wenig geschwindelt …

Die Berichte von Eltern können schon recht weit auseinander gehen, wenn es um die Schlafgewohnheiten ihrer Babys geht. Die einen klagen mit dunkel schattierten Augen darüber, wegen ihres unermüdlichen Schreihalses in der Nacht kein Auge zugemacht zu haben, die anderen brüsten sich stolz damit, dass ihr Sprössling auch in der Nacht brav wäre und keinen Mucks von sich geben würde.

Schlaflose Mütter und Väter sollten jedoch nicht neidisch sein. Denn amerikanische Forscher fanden heraus, dass die Eltern angeblicher Musterschläfer oft den Schlaf ihrer Kinder nur wenig oder gar nicht beobachten, nach dem Motto: Wir schauen gar nicht erst hin, ob es schläft oder nicht, dann brauchen wir uns auch nicht beklagen.

Außerdem sollten geplagte Eltern bedenken, dass Neugeborene noch gar nicht durchschlafen können: Sie schlafen und wachen noch rund um die Uhr, in einem Rhythmus von zwei bis fünf Stunden. Ab der sechsten Lebenswoche wird die nächtliche Schlafphase kontinuierlich länger, die Schlafphasen am Tag werden kürzer. Ein halbes Jahr und länger dauert es, bis das Kind einen Schlafrhythmus hat. Erst ab diesem Zeitpunkt darf man, wenn ein Baby nachts immer wieder aufwacht und schreit, allmählich von Schlafstörungen reden. Eltern sollten auch immer den Tagschlaf mit im Blick behalten: Ein Baby, das tagsüber stundenlag schläft und den Eltern so eine Verschnaufpause gönnt, wird nachts öfter wach sein. Dann gilt es, den Schlaf tagsüber peu à peu zu reduzieren und so in die Nacht zu verschieben.

Ein Beruhigungstee für Klein- und Schulkinder

Ein Tee, der Kindern schmeckt:

Zubereitung: Mischen Sie Hopfenblüten (Humulus lupulus) und Pfefferminzblätter (Mentha x piperita) zu gleichen Teilen. Übergießen Sie einen Esslöffel der Mischung mit einer Tasse kochendem Wasser. Zehn Minuten zugedeckt ziehen lassen, schließlich abseihen. Ihr Kind sollte davon zwei Tassen pro Tag trinken, die letzte etwa eine Stunde vor dem Schlafengehen.

Passionsblume vertreibt die Angst

Passionsblume (Passiflora incarnata) hilft vor allem bei Nervosität, die durch Ängste hervorgerufen wird, also beispielsweise, wenn dem Kind eine Prüfung in der Schule bevorsteht. Nehmen Sie zehn Gramm des getrockneten Krauts, kochen Sie es mit 250 Milliliter Wasser zusammen auf, ohne Topfdeckel. Köcheln Sie es so lange, bis der Wasserspiegel deutlich abgesunken ist (also etwa 50 Milliliter der Flüssigkeit verdampft sind), dann gießen Sie noch einmal etwas Wasser nach, bis wieder der ursprüngliche Wasserstand im Topf erreicht ist. Das Ganze abseihen und abkühlen lassen. Beim Servieren würzen Sie den Passionsblumensud noch mit Zucker und Zitronensaft, um ihn dann dem Kind – vielleicht zusammen mit einigen Eiswürfeln „on the rocks" – zu servieren. Dosierung: Zwei Gläser pro Tag, das letzte Glas zwei Stunden vor dem Zubettgehen.

Die Ureinwohner Amerikas nutzten die Passionsblume schon vor mehr als tausend Jahren zu Heilzwecken, hierzulande wurde sie erst in den 1960ern als Kraut gegen Schlafstörungen bekannt.

Dillsamen-Aufguss besänftigt die Nerven

Dieser Aufguss ist ein Heilmittel aus der nordamerikanischen Volksmedizin. Er wurde früher den Kindern verabreicht, damit sie während der Predigt ruhig sitzen blieben.

Zutaten: ein Teelöffel Dillsamen (Anethi fructus), eine Tasse (200 Milliliter) Wasser, ein Teelöffel Honig.

Zubereitung: Die Dillsamen im Mörser zerstoßen und mit kochendem Wasser übergießen. Zehn Minuten zugedeckt ziehen lassen, schließlich abseihen. Das Kind sollte zwei Tassen pro Tag trinken. Eine morgens, die zweite eine Stunde vor der Nachtruhe.

Melissebad

Es wirkt zunächst anregend, doch danach kommt der beruhigende Effekt noch stärker zum Tragen.

Zubereitung: Ein Leinensäckchen oder eine große Teesiebkugel mit getrockneter Melisse (Melissa officinalis) in die Wanne geben, etwa 37 Grad warmes Badewasser einlaufen lassen. Die richtige Temperatur findet man auch ohne Thermometer: Stecken Sie den eigenen Ellbogen ins Wasser, denn hier ist die Haut besonders empfindlich. Wenn Sie ihn mit einem angenehmen Gefühl ins Wasser tauchen können, ist die Temperatur richtig. Das Kind sollte etwa 15 Minuten in dem Bad verbringen. Das Melissebad sollte am besten zwei Stunden vor dem Schlafengehen zum Einsatz kommen.

Kneipps Essigstrumpf

Dieses Mittel ist schon von Pfarrer Kneipp gegen Schlafstörungen empfohlen worden.

Zubereitung: Geben Sie drei Esslöffel Weinessig auf einen halben Liter warmes Wasser. In dieses Essigwasser legen Sie dann ein Paar Baumwollkniestrümpfe, wringen sie kurz aus und ziehen sie schließlich über die Füße des Kindes. Beide Beine sorgfältig mit dicken Handtüchern umwickeln. Lassen Sie die Strümpfe eine Stunde wirken, dann ziehen Sie sie dem Kind wieder aus. Nun geht's ins Bett – das bedeutet, dass Sie den Essigstrumpf am besten beim abendlichen Fernsehen anwenden sollten. Übrigens: Der Essigstrumpf hilft auch bei leichtem Fieber.

Aromatherapie

Die folgenden Pflanzendüfte bringen das vegetative Nervensystem des Kindes wieder ins Gleichgewicht:

Bergamotte, Lavendel, Majoran und Sandelholz. Geben Sie acht Tropfen eines der Öle in ein Schälchen mit Wasser, das Sie auf einer mit Teelicht „beheizten" Duftlampe nachts im Kinderschlafzimmer deponieren. Man kann die Öle auch nach den Vorlieben des Kindes (dies sollte man vorher austesten, indem man es an einem Tropfen schnuppern lässt!) mischen, aber dann sollten nicht mehr als zwei unterschiedliche Öle zum Einsatz kommen.

Beachten Sie, dass Aromaöle Allergien auslösen können. Wenn Sie bemerken, dass Ihr Kind unruhig wird und zu hüsteln oder schniefen anfängt, müssen Sie die Lampe umgehend entfernen und das Zimmer sorgfältig lüften.

Akupressur

Massieren Sie drei- bis fünfmal täglich mit Zeige- und Mittelfinger drei bis fünf Minuten lang einen oder zwei der folgenden

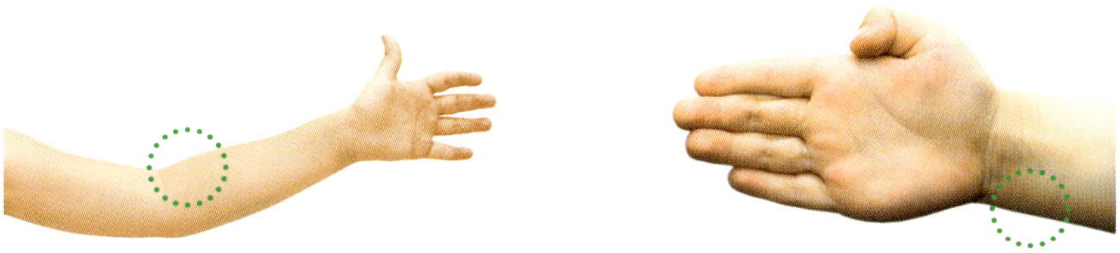

Massieren Sie die zwei Akupressurpunkte an Arm und Handgelenk, um Ihrem Kind zu ruhigerem Schlaf zu verhelfen.

Punkte, je nachdem, welche Symptome bei der Nervosität des Kindes überwiegen:

Lu5, der „Ellbogenteich". Er liegt in der daumenwärts gelegenen Ellbogenfalte, und zwar in der Kuhle direkt neben der Sehne des Bizepsmuskels. Massieren Sie erst links, dann rechts. Die Behandlung an diesem Punkt ist angezeigt bei hektischer Atmung, Engegefühl im Hals, nervösem Hüsteln und Räusperzwang.

H7, das „göttliche Tor". Er liegt an der mittleren Handgelenksfalte, unter dem Ballen des kleinen Fingers, direkt an der Innenseite der kräftigen Handbeugersehne. Am besten spürt man ihn als Kuhle bei gebeugtem Handgelenk. Massieren Sie ihn erst links, dann rechts. Das „göttliche Tor" ist angezeigt bei Stressempfindlichkeit, Überreiztheit, Schlafstörungen und nervösem Herzklopfen.

Homöopathie

- **Calcium phosphoricum D12** hilft vor allem Kleinkindern und Säuglingen, die sich gegen das Einschlafen wehren. Typischerweise sind es aktive, aufmerksame und sehr neugierige Kinder. Eine halbe Stunde vor dem Schlafengehen drei Globuli im Mund zergehen lassen.
- **Chamomilla D30** eignet sich für gereizte, unruhige Kinder. Die Kleinen wachen nachts auf, sind ärgerlich, fordern ihr Spielzeug und werfen es wieder weg, wollen herumgetragen werden. Drei Globuli eine halbe Stunde vor der Nachtruhe im Mund zergehen lassen.

Die Burrito-Babys kommen

Seine Eingabe bei Google führt zu fast drei Millionen Treffern, und in Krabbelgruppen zählt es derzeit zu den Top-Themen, über die diskutiert wird: das Pucken. Niemand weiß, woher das Wort kommt: Es geht darum, die Neugeborenen so straff in Tücher oder Decken einzuwickeln, dass sie kaum noch Arme und Beine bewegen können.

Schon in Antike und Mittelalter empfahl man das straffe Wickeln, um eine Verkrümmung des kindlichen Rückgrats zu verhindern. Unter dem Einfluss der Aufklärung nahm man jedoch Abstand davon, und dies sollte auch lange Zeit so bleiben, weil man nicht den kindlichen Bewegungsdrang unterdrücken wollte. Doch jetzt kehrt das Pucken zurück. Wie etwa in Holland und den USA, wo man die straff gewickelten Wonneproppen liebevoll als „Burrito-Babys" bezeichnet. In England wird das Pucken bereits – unter dem Begriff „Swaddling" – bei jedem fünften Baby angewandt.

Hierzulande ist die Quote sicherlich niedriger, aber sie steigt. Die Idee und eines der Hauptargumente hinter dem Pucken: kuschelig-uterusartige Enge statt ungezügelter, aber auch beunruhigender Freiheit.

Der US-amerikanische Kinderarzt Harvey Karp erklärt, dass ein Fötus eigentlich zwölf Monate im Bauch der Mutter reifen müsste, doch diese Zeit von der Natur abgekürzt worden sei, weil sonst der relativ große Kopf des Kindes nicht durch den Geburtskanal passen würde. Von daher sei es nur natürlich, dass ein Neugeborenes noch drei Monate im engen Tücherkokon verbringt – quasi als Verlängerung der zu früh beendeten Schwangerschaft. Das Pucken eigne sich daher, so Karp, prinzipiell „für jedes gesunde Baby", doch am hilfreichsten sei es bei Kindern mit Schlaf- und Schreistörungen, weil es da für „einen Beruhigungsreflex" sorgt.

Bisherige Forschungsdaten bestätigen das zum großen Teil: So bescheinigt eine holländische Übersichtsstudie dem Pucken, dass es die Kinder nicht nur ruhiger macht, sondern auch warm hält, ohne dass man die Räume überheizen müsste. Frühgeborene zeigen außerdem, so Studienleiterin Bregje van Sleuwen vom

University Medical Center Utrecht, „bessere neuromuskuläre Entwicklungen und weniger Stresssymptome, wenn sie stramm gewickelt werden". Die Forscherin gibt aber auch zu bedenken, dass im straffen Tücherkokon das Auswärtsdrehen und Beugen der Beine kaum möglich ist und sich dadurch eine Hüftfehlstellung ausbilden kann. Außerdem steigt das Risiko für Infektionen und Vitamin-D-Defizite, was vermutlich daran liegt, dass die Kinder bis zum Hals zugedeckt sind und daher zu wenig Licht für ihre körpereigene Vitaminproduktion abbekommen.

Dafür bietet Pucken einen gewissen Schutz vor dem plötzlichen Kindstod, weil es das Baby in die Rückenlage „zwingt" und seine Körpertemperatur stabilisiert. Voraussetzung ist jedoch, dass der Säugling auch wirklich auf dem Rücken liegen bleibt. Dreht er sich trotz straffer Wicklung auf den Bauch, erhöht sich sogar das Risiko für den plötzlichen Säuglingstod.

Zum Pucken eignen sich vor allem Wolldecken, ein Moltontuch oder ein Pucksack, während Daunendecken das Kind schnell lebensgefährlich überhitzen können. Das straffe Wickeln will außerdem erlernt sein. Im Internet gibt es dazu diverse Broschüren und Filme, doch am besten lässt man sich von einer Hebamme darin einweisen. Sie kann den Eltern später auch zeigen, wie sie ihr Kind vom Pucken entwöhnen können – denn es kann recht unwirsch reagieren, wenn es nach drei Monaten plötzlich von seinem Kokon befreit wird.

- **Nux vomica D12** empfiehlt sich nach langen Flugreisen, wenn der Tag-Nacht-Rhythmus gestört ist. Drei Globuli vorm Zubettgehen im Mund zergehen lassen.

Legen Sie die Nacht als Zeit des Schlafens und den Tag als Zeit des Wachens fest. Spielen Sie in der Nacht grundsätzlich nicht mit Ihrem Kind.

Vorbeugen – so schläft Ihr Kind tief und fest

- **Rhythmus:** Das Kind sollte immer zur gleichen Zeit aufstehen und zu Bett gehen. Auch die „Sonntagmorgen-Ausreißer" sollten so weit wie möglich abgestellt werden. Ein regelmäßiger

Rhythmus hilft der Zirbeldrüse, die Ausschüttung des Schlafhormons Melatonin unter Kontrolle zu bekommen.

- **Ruhe geben:** Wer die Schlafunterbrechungen seines Kindes reduzieren will, sollte dessen Nachtruhe möglichst selten kontrollieren und es bereits früh, am besten schon im Alter von zwei bis drei Monaten, daran gewöhnen, die Nacht im eigenen Bett und wenn möglich im eigenen Zimmer zu verbringen.
- **Günstige Schlafbedingungen schaffen:** Der richtige Schlafraum ist dunkel, ruhig, nicht zu warm und nicht zu kalt. Die ideale Schlaftemperatur liegt zwischen 14 und 18 Grad. Vor dem massiven Einsatz von Klimaanlagen und Heizungen im Schlafzimmer sei jedoch gewarnt, denn sie produzieren oft eine allzu große Lufttrockenheit.
- **Rituale überdenken:** Während viele Kinder durch Vorlesen und Vorsingen beruhigt werden können, empfiehlt sich gerade in Familien, in denen aus der Einschlafsituation ein Machtkampf mit Verweigerung, mehreren Toilettengängen und vor dem Schreien kapitulierenden Eltern geworden ist, die Etablierung von Einschlafritualen, die vom Kind selbst herbeigeführt werden können. Dazu gehört beispielsweise das eigenhändige Einschalten einer Spieluhr.
- **Tipps für ältere Kinder:** Sollte Ihr Kind übergewichtig sein, hilft das Abnehmen auch gegen Schlafstörungen. Für alle Kinder gilt: Abends kein Koffein-Konsum, also keine Cola-Getränke und andere Softdrinks, keine TV-Sitzungen – und keine Zockerei am PC in den letzten ein bis zwei Stunden vor dem Schlafengehen. Hilfreich hingegen ist es, wenn Eltern mit dem Kind ein Spiel spielen oder auch einem größeren Kind etwas vorlesen.
- **Den richtigen Moment abpassen:** Ganz wichtig, doch immer wieder von Eltern vernachlässigt, ist schließlich der Aspekt der Müdigkeit. Die Kinder sollten dann ins Bett gebracht werden, wenn sie müde, aber noch nicht übermüdet sind. Denn den akuten Zustand von Kräfteverlust und Erschöpfung empfinden Kinder grundsätzlich als beängstigend – und Angst ist denkbar ungeeignet, um das Einschlafen zu fördern.

Schnupfen

Symptome

Der Schnupfen kommt eher schleichend, zeigt sich zunächst durch ein Kratzen im Hals. Später kommt die berüchtigte Rotznase hinzu, oft auch noch Fieber und Husten. Insgesamt können die Symptome aber sehr unterschiedlich sein, weil viele unterschiedliche Erreger den Schnupfen auslösen können.

Über 200 unterschiedliche Virenstämme können einen Schnupfen auslösen, und sie alle sind exzellent an die Bedingungen in den oberen Atemwegen angepasst.

Worin unterscheiden sich Grippe und Erkältung?

Im Volksmund wird die Erkältung oft als Grippe bezeichnet. Tatsächlich ist sie aber ein „grippaler Infekt", der in der Regel deutlich harmloser verläuft als eine echte Grippe. Hier die wichtigsten Unterschiede:

Kennzeichen & Symptome	Erkältung	Echte Grippe (Influenza)
Krankheitsverlauf	Schleichend, langsam schlechter werdend	Spontan einsetzend, mit rascher Verschlechterung
Kopfschmerzen	Schwach, eher dumpf	Heftig, eher bohrend
Schnupfen	Laufende oder verstopfte Nase, oft mit Niesreiz	Oft verstopfte Nase, selten laufend und mit Niesreiz verbunden
Fieber	Gering, bei Kindern selten über 38,5 Grad Celsius	Oft steil ansteigend bis auf 41 Grad Celsius, Schüttelfrost, Schweißausbrüche
Husten	Kann zwar kräftig und mit Schleimauswurf auftreten, führt aber nicht zur Erschöpfung	Trockener, schmerzhafter Hustenreiz, meist ohne viel Schleim

Keine Sorge!

Kinder leiden deutlich öfter an Erkältungen als Erwachsene, weil ihre Nasen klein und ihre Übergänge von der Nase zum Rachen schmal und kurz sind, sodass bereits kleine Schwellungen der Schleimhäute die Atemwege blockieren können. Laut amerikanischen Untersuchungen können Kleinkinder bis zu neunmal und Schulkinder bis zu sechsmal im Jahr eine „Rotznase" haben, ohne dass die Eltern besorgt sein müssten.

Ursachen

Schnupfen ist die Folge einer Virusinfektion der oberen Atemwege. Sie ist ansteckend, man holt sie sich also in der Regel von einem anderen Menschen, der seine Viren über Niesen, Husten oder Hautkontakt weitergibt. Insofern liegt es auf der Hand, dass es in Krabbelgruppen, Kindergärten und Schulen immer wieder zu regelrechten Schnupfenepidemien kommt, und zwar vor allem im Winter, wenn die Kinder öfter in geschlossenen Räumen zusammen sind und selten nach draußen gehen.

Andererseits sollten wir keineswegs unsere Kinder vor dem Kontakt mit Gleichaltrigen abhalten – im Gegenteil! In einer Studie der Universität Arizona (USA) konnten Wissenschaftler nachweisen: Kinder, die ihre ersten Lebensjahre in einer Tagesstätte verbringen, leiden zwar in dieser Zeit häufiger unter Schnupfen, doch später dann, als Schüler, sind sie umso besser davor geschützt. Der Grund: Ihr Immunsystem hatte mehr Gelegenheit, sich im Umgang mit den Viren zu trainieren. Eltern von Kleinkindern, die immer wieder schnupfenkrank sind, können sich also trösten: Langfristig werden ihre Kinder vermutlich gesünder sein als andere.

Ob kalte Außentemperaturen den Ausbruch von Erkältungen begünstigen, ist umstritten. Fest steht, dass Viren in kalter und trockener (nicht in nasskalter!) Witterung besser von einem Menschen zum anderen wandern können. Andererseits finden sie auch in beheizten und schlecht durchlüfteten Räumen mit vielen

Menschen gute „Wanderbedingungen“ vor. Wissenschaftliche Studien belegen allerdings auch, dass ein schlecht durchwärmter Körper zu einer Schwächung des Immunsystems führt. Aus diesem Grunde können kalte Füße dann auch tatsächlich den Ausbruch einer Erkältung fördern.

Psychische Hintergründe

Einfache Rituale und regelmäßige Entspannung sorgen dafür, dass seltener geschnieft wird: Was das Immunsystem stärkt, hilft auch gegen Schnupfen.

Ständiger Stress erhöht das Schnupfenrisiko dramatisch! Das britische Forschungsamt ermittelte: Neben dem Rauchen sind es vor allem psychische Belastungen, die das Immunsystem schwächen und dadurch den Weg frei machen für die Infektion. Die Forscher fanden aber auch heraus, was wirklich vor Erkältungen schützt: ein regelmäßiges Frühstück. Ob dies an den Nährstoffen dieser Mahlzeit liegt oder auch einfach nur daran, dass regelmäßige Rituale das Immunsystem stabilisieren, ist damit nicht geklärt. Aber in jedem Falle ist es ein Grund mehr, sich selbst und auch seinen Kindern morgens ein Frühstück zu Hause zu gönnen.

Für Babys ist Schnupfen eine enorme Belastung. Sie haben noch keine Erfahrung mit Husten, Schnupfen, Fieber und brennenden Augen und reagieren daher äußerst gereizt. Vor allem die verstopfte Nase ärgert sie, weil sie die Atmung behindert – denn Babys verstehen sich noch nicht auf Mundatmung, die lernt ein Kind erst mit drei, vier Jahren. Wenn Ihr Baby schon durchschlafen konnte, dann werden Sie bei Schnupfen wieder an die ersten Wochen nach der Geburt erinnert: Es wird wahrscheinlich nachts mehrmals wach werden, weil es Probleme beim Atmen hat und sich schlecht fühlt. Gehen Sie davon aus, dass Sie die Nächte an seiner Seite verbringen werden und ihm die Nase putzen müssen.

Bewährte Hausmittel

Hochziehen statt Schnäuzen!

Viele Kinder lernen noch heute, dass sie ihren Schnupfenschleim nicht in die Nase hochziehen, sondern ins Taschentuch ausprus-

Fieber messen – aber wo?

Am präzisesten misst man die Temperatur mit einem Thermometer, und das sollte nicht unter den Achseln und schon gar nicht im Mund zum Einsatz kommen, sondern im Po. Denn nur da kommt man halbwegs in die Nähe der Körperinnentemperatur. Ganz zu schweigen davon, dass kleine Kinder keinen Gegenstand wie ein Thermometer mehrere Minuten lang zuverlässig unter dem Arm einklemmen.
Auch Stirnthermometer sind zu ungenau. Man kann damit höchstens feststellen, ob ein Kind erhöhte Temperatur hat – doch dazu reichen auch Papas oder Mamas Handinnenflächen. Das Ergebnis beim Messen im Ohr stimmt nur, wenn es genau auf das Trommelfell ausgerichtet ist. Die Präzision hängt dann natürlich von der Erfahrung und Geschicklichkeit der Eltern ab.

ten sollen. Ein Fehler! Denn beim kraftvollen Schnäuzen wird der Schleim in die Kieferhöhlen gepresst, wo er so schnell nicht wieder herauskommt. Beim Hochziehen entsteht hingegen ein Unterdruck, der das Sekret aus den Nebenhöhlen saugt. Also: Getrost das Hochziehen des Schleims zulassen. Er gelangt dann über Verbindungskanäle in den Rachen, wo er problemlos heruntergeschluckt werden kann – und im Magen machen schließlich die Säuren den Schnupfenkeimen den Garaus!

Zink stört die Schnupfenviren

Für Zinkpräparate ist mittlerweile wissenschaftlich solide belegt, dass sie den Krankheitsverlauf eines grippalen Infekts lindern und verkürzen, wenn man mit ihrer Einnahme innerhalb der ersten 24 Stunden nach Symptombeginn startet. Das Mineral dämpft die Vermehrungsfreude der Schnupfenviren und stimuliert die Abwehrkraft.

Ab zwei Jahren können Kinder bei den ersten Symptomen einer Erkältung ein Zinkpräparat einnehmen, die Tagesdosis sollte zehn Milligramm und die Anwendungsdauer fünf Tage nicht überschreiten.

Honig und griechischer Tee

Honigzucker erzeugt in Zusammenarbeit mit dem menschlichen Speichel antibiotische Stoffe. Außerdem besitzt er viel Energie (etwa 300 Kalorien auf 100 Gramm), zu deren Freisetzung die Verdauung nicht sonderlich beansprucht werden muss. Das macht Honig gerade dann zu einem idealen Nahrungsmittel, wenn der Patient keinen Appetit hat, aber für die Genesung reichlich Energie braucht.

Für Babys ist Honig noch nicht geeignet, aber später mögen ihn die meisten Kinder gern.

Ein Tee aus Honig und Cystus-Teekraut (den griechischen Tee gibt es in den Apotheken) stärkt die Abwehrkraft und bekämpft schädliche Keime in der Rachenschleimhaut.

Zubereitung: Den Saft einer halben Zitrone in eine Tasse pressen, dann einen Esslöffel Honig hineingeben. Einen Esslöffel Cystustee mit etwa 250 Milliliter kochendem Wasser überbrühen, fünf Minuten ziehen lassen, schließlich abseihen und in die Tasse mit dem Honig und dem Zitronensaft gießen. Geben Sie dem Kind zwei solche Tassen pro Tag.

Als Alternative bieten sich Cystus 052®-Lutschpastillen aus der Apotheke an. Sie werden mittlerweile in unterschiedlichen Geschmacksrichtungen angeboten. Das Kind sollte mindestens dreimal täglich zwei Pastillen lutschen.

Essigpapier

Auch dieses Mittel ist wieder sehr bewährt bei Schnupfen.

Zubereitung: Nehmen Sie ein festes Stück Saugpapier und tunken Sie es in Essig, bis es vollgesogen ist. Darüber schwarzen Pfeffer aus der Mühle streuen und das Papier mit der Pfefferseite auf die Brust des Kindes legen. Am besten morgens und abends anwenden, nach 20 Minuten das Papier entfernen und die Haut mit einem warmem Lappen abwaschen.

Wadenwickel mit Essig

Eine andere Alternative aus der Essigapotheke sind Wadenwickel. Sie helfen bei Erkältungen und vor allem dann, wenn sich Fieber eingestellt hat.

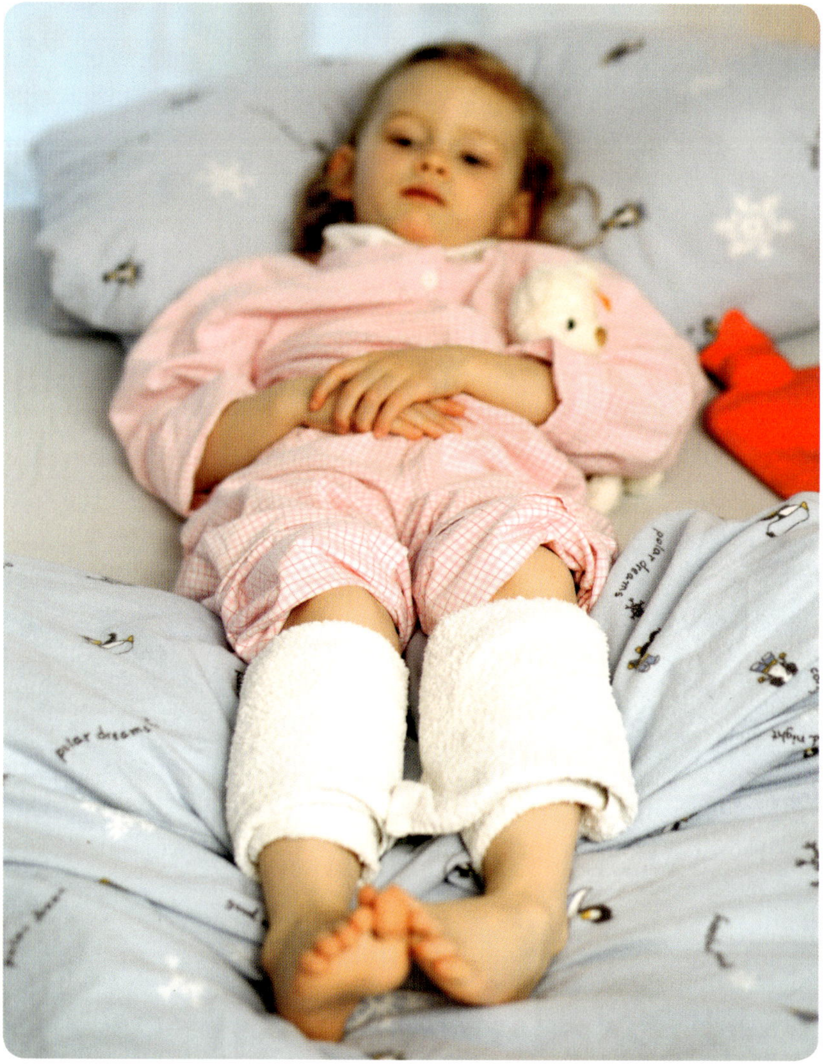

Der Klassiker: Wadenwickel. Sie helfen auch gegen den lästigen Schnupfen.

Zubereitung: Mischen Sie 700 Milliliter lauwarmes Wasser mit 250 Millilitern Essig. Tauchen Sie zwei Leinentücher in diese Mischung. Die Tücher auswringen und eines um jede Kinderwade wickeln, darüber kommt ein Frottiertuch. Wenn der Wickel trocken ist, das Ganze wiederholen. Der Essigwickel sollte insgesamt aber nicht länger als 15 Minuten angelegt werden.

Zwiebelsocken

Diese speziellen Socken sind ein altes, vermutlich aus der Schweiz stammendes Hausmittel gegen Schnupfen. Zwiebelsocken gehören tatsächlich zu den wirksamsten Hausmitteln, die wir gegen Schnupfen zur Verfügung haben. Warum sie allerdings helfen, ist bislang nicht endgültig geklärt.

Tatsache ist, dass die Zwiebel antibiotische Sulfide enthält und recht viel Vitamin C. Doch wie diese beiden Stoffe über die Füße zu unseren Schleimhäuten gelangen, ist unklar. Naheliegender ist da die These, dass die Zwiebeln durchblutungsfördernd auf die Füße wirken, wodurch wiederum die Durchblutung unserer Schleimhäute angeregt wird und damit die dortige Immunleistung erhöht wird.

Zwiebelsocken sind ein altbewährtes Hausmittel. Wissenschaftliche Belege für ihre Wirksamkeit existieren nicht – doch für sie spricht eine lange Erfahrung in der Anwendung.

Zubereitung: Eine große Zwiebel halbieren und jede Hälfte in Scheiben schneiden. Ein Paar Wollsocken bereithalten. Dem Kind die Zwiebelscheiben auf Fußsohle und Fußrücken verteilen, dann die Socken darüberziehen. Der Patient sollte die Zwiebelsocken über Nacht anbehalten.

Machen Sie sich übrigens keine Sorgen, dass Ihr Kind möglicherweise die typischen Zwiebeldämpfe nicht verträgt. Kindernasen haben da in der Regel keine Probleme – vorausgesetzt natürlich, dass die Eltern keine damit haben.

Mit Holunder-Lindenblüten-Tee in die Schwitzkur

Dieser Tee hilft vor allem dann, wenn sich gerade die Erkältung eingestellt hat und das Kind fiebrig ist. Er wirkt schweißtreibend und fördert dadurch die fiebersenkende Verdunstungskälte auf der Haut.

Zubereitung: Beide Blüten zu gleichen Teilen vermischen. Dann einen Esslöffel der Mischung mit einer großen Tasse (200 Milliliter) kochendem Wasser übergießen. Fünf bis zehn Minuten zugedeckt ziehen lassen und schließlich abseihen. Das Kind kann getrost bis zu zwei Tassen täglich davon trinken. Besonders gern tut es das wahrscheinlich, wenn Sie etwas Zucker oder Honig und Zitronensaft zumischen.

Fußbäder zur besseren Schleimhautdurchblutung

Sie empfehlen sich bei den ersten Anzeichen eines Schnupfens.

Zubereitung: Dazu werden die Füße des kleinen Patienten in ein Gefäß mit 37 Grad warmem Wasser gestellt, anschließend lässt man schubweise heißes Wasser zulaufen, bis die Erträglichkeitsgrenze erreicht ist. Ziel dieser ansteigenden Bäder ist es, über die Durchblutungsverbesserung an den Füßen reflektorisch die Durchblutung in den Nasen- und Rachenschleimhäuten zu verbessern, denn die Blutgefäße von Füßen und Atemwegen sind nervlich miteinander verbunden: Kalte Füße führen zu schlecht durchbluteten und damit infektanfälligen Atemwegen, warme Füße hingegen stabilisieren die Immunabwehr in Nase und Rachen.

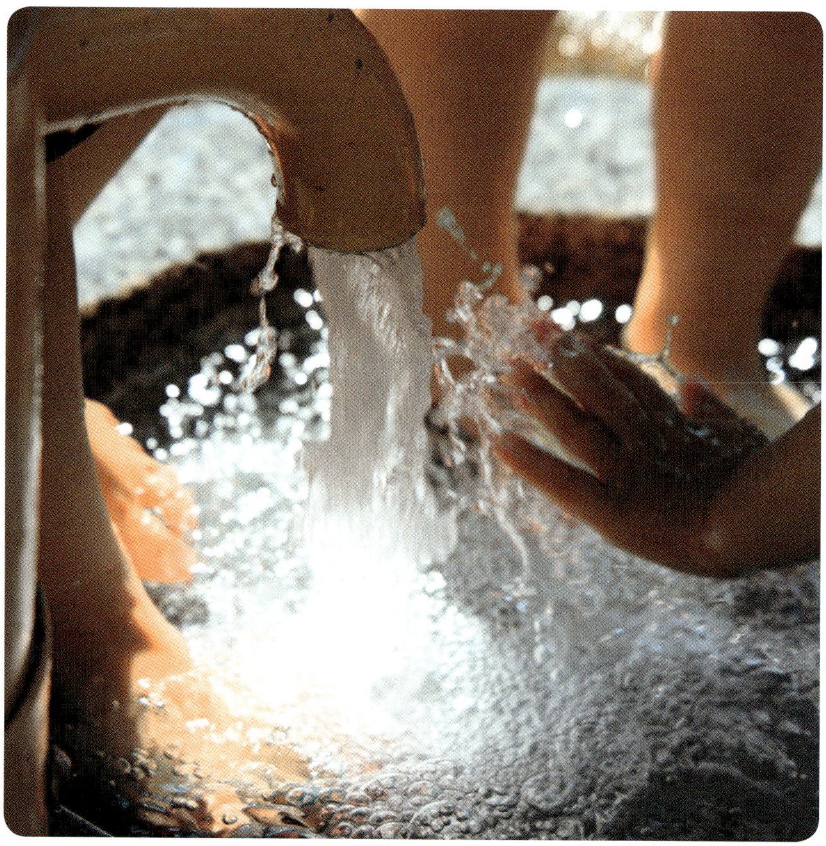

Dieses „Storchenfußbad" macht den meisten Kindern Spaß.

Rein in die Kartoffeln!

Ein bewährtes Mittel gegen Heiserkeit und Halsschmerzen: der Kartoffelwickel.

Zubereitung: Sechs bis acht gekochte, noch mäßig heiße Kartoffeln (je nach benötigter Größe des Wickels) in ein Leinentuch einwickeln, die Kartoffeln darin mit einem Stampfer zermalmen. Als Ergebnis erhält man eine Kompresse, die sich gut mit Klebeband verschließen lässt. Jetzt das warme „Kartoffelpäckchen" um den Hals des Kindes legen und noch einen Schal drumherumwickeln. Dauer der Anwendung: 20 bis 30 Minuten.

Homöopathie

Aconitum D30 hilft am besten zu Beginn einer Erkältung. Dreimal fünf Globuli im Abstand von 60 Minuten einnehmen, danach nicht mehr. Denn entweder ist dann die Erkältung abgeklungen, sodass Aconitum nicht mehr gebraucht wird, oder sie ist weiter fortgeschritten, sodass man andere Maßnahmen ergreifen muss.

Vorbeugen – so schützen Sie Ihr Kind vor Schnupfen

- **Gut temperiert schlafen:** Das Schlafzimmer sollte gerade für Babys und Kleinkinder nicht wärmer als etwa 18 Grad Celsius gehalten werden. Wenn das Kind im Nackenbereich schwitzt, ist die Umgebung zu warm. Eine angemessene Zimmertemperatur zusammen mit der Verwendung eines Babyschlafsacks kann das Kind vor Überwärmung schützen. Aber selbstverständlich sollte das Baby nicht frieren. Die richtige Temperatur hat das Baby, wenn seine Haut im Nacken beziehungsweise zwischen den Schulterblättern warm, aber trocken ist.
- **Storchenmäßig das Immunsystem mobilisieren:** Beim Wassertreten nach Kneipp lässt man kaltes Wasser bis zur Wadenhöhe in die Wanne laufen, anschließend geht man im Storchengang ein bis sechs Minuten darin spazieren. Der etwas komisch

anmutende Gang macht Kindern in der Regel durchaus Spaß. Auf dem Wannenboden sollte sich eine rutschfeste Unterlage befinden, und nach dem Wassertreten muss der kleine Storchengänger die Füße direkt in warme Socken stecken. Das Kneippsche Wassertreten trainiert die Immunabwehr, indem es über nervöse Verschaltungen von den Füßen zum Rachen die Durchblutung im HNO-Bereich verbessert.

- **Lüften!** Achten Sie darauf, dass die Luft in den Wohnräumen nicht zu trocken ist. Das beste Gegenmittel ist es, immer wieder zu lüften. Mindestens fünf, aber nicht mehr als 15 Minuten. Das Fenster dafür richtig weit öffnen, nicht auf Kippe stellen. Dabei sollte ein Baby natürlich nicht der Zugluft ausgesetzt werden. Beim Durchlüften sollte es also am besten in einem anderen Raum sein. Auch Wasserverdunster können die Luft befeuchten, doch die müssen oft gereinigt werden. Das Aufhängen eines feuchten Tuchs über der Heizung bringt hingegen nur wenig.
- **Licht!** Nicht nur Vitamin C, auch Vitamin D stärkt das Immunsystem im Kampf gegen die Erkältung. Und die beste Vitamin-D-Quelle ist der Aufenthalt im Tageslicht – mindestens 30 Minuten pro Tag sollten es sein! Im Sommer kann das Baby im Body für kurze Zeit im Kinderwagen liegen, im Winter kann man kurzzeitig die Ärmel hochschieben. Denn unsere körpereigene Vitamin-D-Produktion funktioniert nur, wenn sie durch Licht dazu angeregt wird.
- **Die „Killer" aktivieren:** Der regelmäßige Verzehr von Eberrautentee (aus der Apotheke) führt zu einer Aktivierung der natürlichen Killerzellen und T-Lymphozyten, zwei zentralen Einheiten des Immunsystems, die vor allem zur Abwehr von Atemwegserkrankungen benötigt werden. Eberrautentee eignet sich zum Vorbeugen und zur Therapie von Erkältungen (Zubereitung siehe Seite 87). Zur vorbeugenden Abwehrkräftigung sollte die Anwendung mindestens über vier Wochen erfolgen. Für Babys kommt der Tee aufgrund seines herb-blättrigen Geschmacks eher nicht infrage.

Zweige der Eberraute wurden im ausgehenden Mittelalter auf die Anklagebänke der Gerichte gelegt. Man wollte damit vor dem berüchtigten Gefängnis-Typhus schützen.

So helfen Sie besonders kleinen Tropfnasen

Ruhe bewahren! Keine übertriebenen Aktionen einleiten, sondern dem Kleinen Ruhe gönnen. Manchmal schlafen Schnupfenbabys mehr als sonst, manchmal tun sie aber auch genau das Gegenteil. Lassen Sie das Baby selbst bestimmen, wann und wie lange es schlafen will.

Zu trinken geben: Babys entwickeln bei Infekten in der Regel einen größeren Durst. Man kann ihnen daher auch zusätzlich zur Muttermilch etwas zu trinken geben, am besten Wasser oder einen ungezuckerten Kräutertee. Man sollte ihnen aber auch nicht das Trinken aufzwingen!

Schräge Idee: Wenn die Nase verstopft ist, dann heben Sie die Matratze am Kopfende durch ein oder zwei untergeschobene Handtücher (kein Kissen!) an. Die erhöhte Kopflage befreit die Schnupfennase.

Hilfe beim Naseputzen: Babys können sich nicht schnäuzen, also müssen Sie deren Nase abwischen. Wenn das Kleine den Schleim hochzieht, dann ist das in Ordnung! Das ist ein ganz natürlicher Vorgang, er sorgt für einen Unterdruck, der das Sekret aus der Nase und aus den Nebenhöhlen saugt. Ist die Nase arg verstopft, hilft ein Nasensauger. Das ist ein kleiner luftgefüllter Ballon aus Gummi mit einer spitz zulaufenden Öffnung. Um verkrusteten Schleim zu entfernen, drückt man den Sauger zusammen und steckt ihn in das Nasenloch des Kindes. Dann lässt man los und der Nasenschleim landet in dem Sauger. Zum Reinigen kann man die Spitze abnehmen und alles mit lauwarmem Wasser ausspülen.

Still-Tipps: Wenn Ihr Baby sich wegen einer verstopften Nase nicht stillen lässt, dann geben Sie ihm spezielle Nasentropfen zum Abschwellen der Schleimhäute. Sie sollten eine Viertelstunde vor dem Stillen zum Einsatz kommen. Manche Eltern verwenden eine Saug-Pipette, um danach den abfließenden Schleim zu entfernen.

Und schließlich: Wenn Ihr Baby nur eine verstopfte Nase, aber sonst keine Symptome hat, dann sollten Sie in den Nasenlöchern nach Fremdobjekten schauen. Schließlich kann man nie wissen: Die Kleinen stecken sich dort gern mal etwas aus der Spieltruhe oder andere kleine Gegenstände hinein.

Schürfwunden

Symptome

Oberflächliche Hautabschürfungen werden als Schürfwunden bezeichnet. Sie bluten in der Regel nur wenig. Sollte es zu stärkeren Blutungen kommen, müssen Sie die Stelle unbedingt mit einem Mulltupfer abdecken und verbinden. Danach möglichst schnell zum Arzt!

Der erste Schreck und auch der Schmerz sorgen oft für Tränen. Dennoch sind die meisten Schürfwunden rasch behandelt und das Entsetzen schnell wieder vergessen.

Ursachen

Die häufigste Ursache für Schürfwunden bei Kindern sind Stürze auf rauem und hartem Untergrund, etwa beim Fußballspielen, beim Radfahren oder beim Inlineskaten.

Da offene Wunden eine ideale Eingangspforte für Parasiten darstellen, versucht der Körper, möglichst schnell die Hautverletzungen zu verschließen. Zunächst sorgt die Blutgerinnung dafür, dass die Wundränder verkleben und ein schorfiger Belag die Blutung bremst. Als Nächstes kommt es zu einer Entzündung: Die Durchblutung wird gesteigert, um die Zelltrümmer und Fremdkörper abzutransportieren. Danach wird die Wunde mit einem provisorischen Gewebe versiegelt, das sich nach und nach in ein dauerhaftes Narbengewebe verwandelt.

Bewährte Hausmittel

Erste Hilfe: Reinigung

Die Wunde muss gereinigt werden, um Infektionen vorzubeugen. Waschen Sie sie mit klarem Wasser. Achten Sie darauf, dass Sie möglichst alle Schmutzpartikel erwischen. Versuchen Sie aber nicht, hartnäckige Verschmutzungen mit einem Schwamm oder Lappen auszuwischen oder mit einem harten Duschstrahl auszuspülen, denn der Schmutz kann dadurch noch tiefer in die Wunde eindringen! Besser: Mit auf drei Prozent verdünntem Wasserstoffperoxid

Wie steht es um den Tetanusschutz?

Klären Sie beim Auftreten von Schürfwunden den Tetanusschutz Ihres Kindes ab! Im Zweifelsfall lassen Sie ihn erneuern. Falls eine Rötung oder Schwellung im Wundbereich auftritt, vor allem aber bei Fieber und einer Vergrößerung und Verhärtung der Lymphknoten in Leiste oder Achselhöhle sollten Sie mit dem Kind unbedingt den Arzt oder das Krankenhaus aufsuchen!

(erhältlich in der Apotheke) die Wunde übergießen und ausspülen! Das Wasserstoffperoxid beginnt zu schäumen, sodass die Schmutzpartikel wie auf Luftpolstern aus der Wunde gespült werden.

Nachversorgung

Nach der Reinigung decken Sie die Wunde mit einer Aktivkohle-Auflage ab (dieses Material bekommen Sie in Apotheken), die Sie mit Klebefolie oder einer elastischen Mullbinde befestigen.

Kohlwickel

Ein altes und vielfach bewährtes Hausmittel zur Wundversorgung.

Zubereitung: Verwenden Sie frischen Weiß- oder Wirsingkohl. Entfernen Sie den Strunk und andere holzige Teile, dann verteilen Sie die Blätter auf ein warm angefeuchtetes Leinentuch, um sie mit einem Nudelholz platt zu rollen. Die quasi „gebügelten" Blätter legen Sie auf die Wunde, wo Sie sie mit einem Verband oder einer Binde fixieren. Lassen Sie die Kohlauflage für mindestens zwei Stunden (besser über Nacht) auf der Wunde. Die Kohlwickel wirken schwellungs- und entzündungshemmend, außerdem fördern sie die Regenerationsprozesse in der Haut. Mit diesem alten Hausmittel bekommt man selbst großflächige Schürfwunden in den Griff.

Luft

Schürfwunden heilen am besten und schnellsten, wenn sie immer wieder Luft abbekommen. Allerdings: An Stellen, die normalerweise von Textilien bedeckt sind, sollten sie mit einem Pflaster oder einer Mullbinde abgedeckt sein, um ein erneutes Aufreiben zu verhindern.

Homöopathie

Symphytum D6 beschleunigt den Heilungsprozess der Haut. Dosierung: Dreimal täglich fünf Globuli im Mund zergehen lassen.

Vorbeugen – so schützen Sie Ihr Kind vor Schürfwunden

Kinder toben und spielen, und dazu gehört auch immer die eine oder andere Schürfwunde. Falls aber absehbar ist, dass Ihr Kind auf einem rauen und harten Untergrund (also nicht auf feuchtem Rasen und Sand) spielt, achten Sie darauf, dass es langärmlige Hemden und Pullover und lange Hosen trägt. Bedenken Sie, dass auch viele Teppiche ein Risiko für Schürfwunden sind.

Sonnenbrand und andere Brandwunden

Symptome

Beim Thema Sonnenbrand ist elterliche Vorsicht tatsächlich angebracht: Sie ersparen dem Kind damit nicht nur einen aktuellen Schmerz, sondern auch mögliche Hautschäden, die lange nachwirken können.

Je nach Schweregrad der Verbrennung treten mehr oder weniger heftige Brandwunden mit starken Schmerzen auf.

Bei Verbrennungen ersten Grades ist die Haut gerötet und schmerzt. Ein Beispiel ist ein gewöhnlicher Sonnenbrand.

Verbrennungen zweiten Grades gehen mit Brandblasen einher. Hier gilt: Bloß nicht öffnen. Es drohen Infektionen. Bei Grad 2a ist nur die Hautoberfläche geschädigt. Das Erkennungsmerkmal ist der rote Blasengrund, die betroffenen Hautbereiche schmerzen bei Berührung. Wenn das betroffene Areal größer als eine Handfläche ist, sollte ein Arzt hinzugezogen werden. Dies ist bei Brandwunden vom Grad 2b in jedem Falle angezeigt, weil hier nicht nur die Hautoberfläche, sondern auch darunter liegende Schichten verletzt sind, was sich durch eine weißliche Verfärbung des Blasengrundes zeigt.

Brandwunden vom Grad 3 und 4 sollten immer ärztlich behandelt werden – und zwar so schnell wie möglich! Der Grad 3 zeigt sich an weißen Hautstückchen, die sich ablösen. Die verletzten Hautregionen sind schmerzfrei, weil sie bereits abgestorben sind. Bei Verbrennungen vierten Grades hinterlässt die Hitzeeinwirkung verkohlte Haut und tiefreichende Gewebeschädigungen.

Ursachen

Verbrennungen entstehen meist durch den Kontakt mit heißen Gegenständen, Verbrühungen durch heißes Fett oder Kochwasser sowie heiße Dämpfe (zum Beispiel aus dem Bügeleisen) – und natürlich durch übermäßige Sonnenbestrahlung. Denn das Sonnenlicht enthält zwei Typen ultravioletter Strahlung, das UV-A- und das UV-B-Licht. UV-A gilt als Hautbräuner, während UV-B recht schnell zu Hautirritationen führt. Darüber hinaus produziert die Sonne mit ihren Infrarotstrahlen eine Hitze, die der Haut Feuchtigkeit entzieht und sie dadurch anfälliger für Entzündungen macht.

Psychische Hintergründe

Bei Unsicherheit zur Schwere der Verbrennung suchen Sie mit Ihrem Kind besser einen Arzt auf.

Wenn Brandwunden schlecht abheilen, stellen sie eine enorme kosmetische Beeinträchtigung dar. Vor allem dann, wenn sie sich im Gesicht befinden. Wenn Sie sich daher nicht sicher sind, wie schwer die Brandverletzung Ihres Kindes ist, sollten Sie lieber einmal zu viel als zu wenig zum Arzt gehen. Bedenken Sie dabei auch, dass selbst durch Sonnenbrände Verbrennungen höherer Schweregrade entstehen können. Denn das Warnsignal „Schmerz" kommt beim Sonnenbrand in der Regel erst, wenn es zu spät ist. Und bei Kindern kommt noch hinzu, dass sie beim Spielen die ersten Warnsignale ihres Körpers „überhören".

Typsache

Die Haut verschiedener Menschen reagiert auf Sonnenstrahlen sehr unterschiedlich. Folgende Hauttypen werden unterschieden:

Typ I – weiche und blasse Haut, rötliche Haare: Er darf lediglich für fünf bis zehn Minuten ungeschützt in der Sonne bleiben, danach bekommt er einen Sonnenbrand.

Typ II – helle Haut, blonde oder braune Haare: Seine Eigenschutzzeit beträgt zehn bis 20 Minuten, danach: Raus aus der Sonne!

Typ III – hellbraune Haut, blonde oder braune Haare: Die Eigenschutzzeit bei diesem Hauttyp liegt zwischen 20 und 30 Minuten.

Typ IV – hellbraune („wettergegerbte") bis olivenfarbene Hautfarbe, dunkle Haare: Er darf immerhin 30 bis 45 Minuten ungeschützt in der Sonne bleiben.

Bewährte Hausmittel

Erste Hilfe

Halten Sie den verbrannten oder verbrühten Körperteil umgehend unter fließendes kaltes Wasser. Hierbei wird nicht nur gekühlt, auch mögliche Keime werden gleich ausgespült. Nach etwa drei bis vier Minuten umwickeln Sie die betroffenen Stellen für 15 bis 30 Minuten mit einem Lappen, der in kaltem Wasser getränkt wurde, um die gereizten und verletzten Blutgefäße zu verengen und die spontanen Schmerzen zu lindern. Ist die Verbrennung oder Verbrühung durch die Kleidung hindurch erfolgt, sollte sie – sofern sie nicht mit der Brandwunde verklebt ist – entfernt werden.

Ringelblume in der Folgebehandlung

Ein internationaler und bewährter Klassiker zur Behandlung von Brandwunden ist Ringelblumensalbe.

Zubereitung: Zwei Handvoll frische Blüten in 500 Gramm Schweinefett erhitzen und gut durchmischen. Einen Tag lang zugedeckt ziehen lassen. Die erkaltete Masse am nächsten Tag wieder erwärmen und abseihen, schließlich in Salbentöpfchen füllen. Bei Brandwunden drei- bis viermal täglich auftragen.

Sie bekommen Ringelblumensalbe auch in der Apotheke, achten Sie jedoch darauf, dass Sie ein medizinisches, kein kosmetisches Produkt kaufen. Die Salben dürfen bei Verbrennungen ersten Grades sofort, bei Verbrennungen zweiten Grades erst nach 24 Stunden zum Einsatz kommen.

Schon in der Antike erwähnten einige griechische Autoren eine Pflanze namens Klymenon, die ihrer Beschreibung nach wohl mit unserer Ringelblume identisch war.

Quarkwickel

Die guten alten Quarkwickel kühlen und lindern den Schmerz.

Zubereitung: Mischen Sie den Quark mit etwas Buttermilch und streichen Sie ihn auf ein Leinentuch, das Sie – mit der Quarkseite zur Haut – auf die geröteten Stellen legen.

Dauer der Anwendung: 20 bis 30 Minuten, dreimal pro Tag. Wechseln Sie den Wickel, wenn Sie merken, dass er wärmer wird.

Salatwickel

Diese Salatwickel kühlen und geben der Haut Feuchtigkeit und wichtige Nährstoffe zurück. Hervorragend geeignet für Sonnenbrand!

Zubereitung: Geben Sie die Blätter des Kopfsalats (die Menge richtet sich nach der Größe des betroffenen Hautareals) in siedendes Wasser und lassen Sie sie etwa fünf Minuten köcheln. Dann abkühlen lassen und die nassen Blätter auf die entzündete Haut legen.

Gerstenöl-Granulat

Die geschädigte Haut benötigt viel Vitamin E und C. Geben Sie daher dem Kind neben viel frischem Obst und Gemüse auch Gemüsesaft zu trinken. Dazu verabreichen Sie, vom zweiten bis vierten Tag nach Verbrennung, einen Teelöffel Gerstenöl-Granulat. Sie erhalten diese natürlichen Vitamin-E-Bomben in den Apotheken.

Homöopathie

- **Cantharis D4** ist das Mittel der ersten Wahl bei schmerzhaften Verbrennungen und Versengungen, auch bei Sonnenbrand. Dosierung: dreimal täglich fünf bis zehn Kügelchen (Globuli).

- **Aconitum D12**, wenn die Haut brennt, als wenn man sie mit Pfeffer eingerieben hätte. Die Schmerzen sind stechend, schneidend und bohrend, das Herz schlägt schnell. Geben Sie alle halbe Stunde fünf Globuli, wiederholen Sie das so lange, bis die Beschwerden abklingen.

Vorbeugen – so schützen Sie Ihr Kind vor Sonnenbrand

Sonnenschutzprodukte für Kinder haben einen höheren Fettanteil als andere, damit sie nicht so schnell abgespült werden. Nach einem Bad im Ozean muss dennoch nachgecremt werden.

- **Sonnenschutzmittel verwenden:** Sie sind bei längeren Aufenthalten in der Sonne unentbehrlich. Allerdings sind die auf den Packungen angegebenen Lichtschutzfaktoren ungenau. Lichtschutzfaktor 10 heißt normalerweise, dass man mit dem Mittel zehnmal so lange in der Sonne bleiben darf wie ohne Sonnenschutz, wobei man natürlich immer den eigenen Hauttyp berücksichtigen muss (siehe Kasten Seite 242).
- Beim Ermitteln des Faktors kommt es allerdings, wie die Stiftung Warentest festgestellt hat, immer wieder zu Ungenauigkeiten. Außerdem bezieht sich der Lichtschutzfaktor nur auf die Problematik des Sonnenbrands, nicht aber auf den Hautkrebs – und dessen Risiko steigt schon bei geringeren Strahlenbelastungen erheblich. Daher: Wählen Sie Lichtschutzmittel mit hohen Schutzfaktoren, mindestens eines mit LSF 20. Doch nehmen Sie die entsprechenden Zahlenangaben nicht wörtlich. Wer sich ein Mittel mit Lichtschutzfaktor 20 aufträgt, sollte trotzdem nicht 20-mal so lange wie ohne Präparat in der Sonne bleiben.
- **Rechtzeitig eincremen!** Sonnenschutzmittel mit mineralischen Lichtschutzfiltern (Titandioxid, Zinkoxid) wirken sofort. Sie reflektieren das Licht wie Millionen kleine Spiegel. Wegen der guten Verträglichkeit sind sie für Kinder zu empfehlen.
  Chemische Lichtschutzfilter brauchen dagegen in der Regel mindestens 15 Minuten, bis sie ausreichend in die Haut eingedrungen sind und dort ihre Wirkung entfalten können. Außerdem sind sie wegen der unklaren hormonellen Wirkungen durch viele dieser chemischen Lichtschutzfilter für Kinder ohnehin nicht empfehlenswert.

Brandblasen nicht aufstechen!

Die Blasen, die bei Verbrennungen zweiten Grades entstehen, sind so etwas wie „Löschkissen" für die geschädigte und gereizte Haut. Sie sollten nicht geöffnet werden. Warten Sie einfach ab, bis die Blasen von selbst austrocknen.

- **Nach dem Baden nachcremen:** Baden reduziert die Wirkung von Sonnenschutzmitteln. Die Hersteller testen ihre Produkte zwar auf Wasserfestigkeit, doch erfolgen diese Tests in der Regel mit Süß- statt mit Salzwasser, und Letzteres löst die Sonnenschutzmittel erheblich leichter aus der Haut heraus. Ganz zu schweigen davon, dass beim Abtrocknen nach dem Baden große Mengen an Hautschutzmittel einfach abgerubbelt werden, was in den Tests zur Wasserfestigkeit ebenfalls nicht berücksichtigt wird.
- **Schatten suchen!** Wer Kinder wirklich zuverlässig vor Sonnenbrand und Hautkrebs schützen will, sollte sie immer wieder den Schatten aufsuchen lassen.

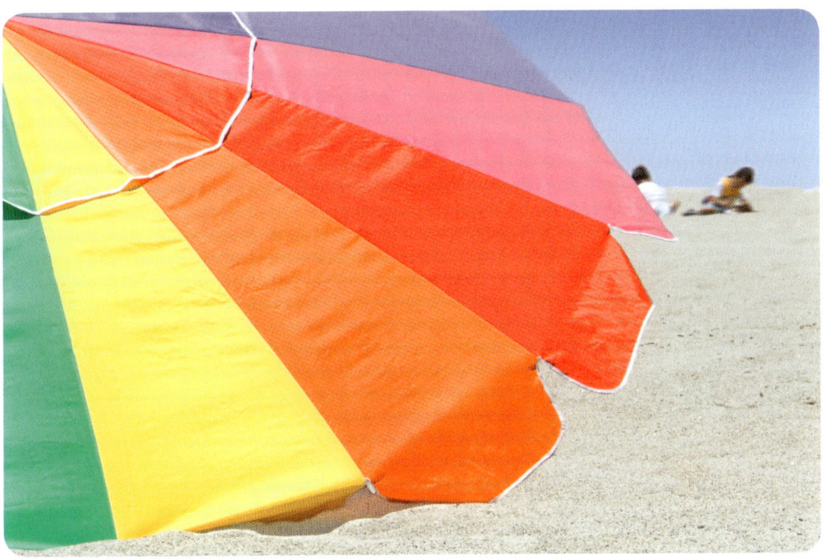

Gerade in der Mittagszeit suchen Sie sich besser schattige Plätze. Bei erfrischender Brise und spannendem Spiel spüren Kinder meist gar nicht, wie sehr die Sonne brutzelt.

- **Angezogen bleiben:** Auch Kleidungsstücke können schützen, dabei ist es egal, ob sie aus Synthetik- oder aus Naturmaterialien bestehen. Dermatologen der Uniklinik Bochum testeten verschiedene Kleidungsstücke im Hinblick auf ihren Sonnenschutz, und stellten dabei fest, dass die Lichtdurchlässigkeit weniger vom Material als von der Webart abhängt. Demnach kann man unter einem einfachen Baumwoll-T-Shirt ohne Weiteres einen Sonnenbrand bekommen, während ein hochwertiges Kunstfaserhemd einen deutlich besseren Sonnenschutz gewährleisten kann. Weiterhin ist zu beachten, dass helle und nasse Textilien mehr UV-Strahlen durchlassen als dunkle und trockene Kleidungsstücke. Wenn also das Kind viel schwitzt, sollte es schon allein aus Sonnenschutzgründen öfter das T-Shirt wechseln. Für Kleinkinder gibt es für den Strand auch spezielle UV-Schutzanzüge, die kaum UV-Strahlung durchlassen.

Ein Messwert für UV-Schutz von Kleidung ist der UPF-Wert (UV protection factor). Ein Wert von über 20 gilt als akzeptabel, spezielle UV-Textilien haben mittlerweile einen Wert von 50.

Spannungskopfschmerzen

Symptome

Der Schmerz verteilt sich, vom Hinterhaupt kommend, diffus über die gesamte Schädeldecke. Die Patienten sprechen oft von dem Gefühl, als wenn sie einen zu klein geratenen Helm aufgesetzt hät-

Kopfschmerz – auch schon für die Kleinen ein Problem

Kopfschmerzen sind in Deutschland eine Volkskrankheit! Und das nicht nur bei Erwachsenen, sondern auch bei Kindern: Jedes fünfte Kind im Vorschulalter und über die Hälfte der Kinder am Ende der Grundschulzeit kennen Kopfschmerzen. Im Durchschnitt versäumen Kinder mit regelmäßigen Kopfschmerzen wenigstens einen Schultag im Monat.

ten oder ihr Schädel in einem Schraubstock gefangen wäre. Typisch für Spannungskopfschmerzen: Nachts lassen die Schmerzen nach, und bei Bewegung werden sie zumindest nicht schlimmer.

Ursachen

Spannungskopfschmerzen werden bei Kindern oft durch psychische Belastungen verursacht, aber auch Bewegungsmangel und Muskelverspannungen können eine Rolle spielen. Eine der häufigsten Kopfweh-Ursachen bei Kindern ist falsches Sitzen. Der häufigste Sitzfehler: Der Tisch ist im Verhältnis zum Stuhl zu hoch, es kommt zu einer falschen Sitzposition und damit zu einer Verspannung der Schultermuskeln, die schließlich in den Kopf hinauf zieht.

Nicht zu vergessen schließlich das Erbgut: Verwandte ersten Grades von Patienten mit chronischen Spannungskopfschmerzen haben gegenüber der Normalbevölkerung ein erhöhtes Risiko, ebenfalls daran zu erkranken. Bei Kindern betroffener Eltern ist die Erkrankungsquote ums 3,5-Fache und bei Geschwistern von Patienten ums 2,1-Fache erhöht.

Psychische Hintergründe

Über die psychischen Ursachen des Spannungskopfschmerzes weiß man deutlich weniger als über die der Migräne (siehe ab Seite 197). Gesichert ist, dass Überforderung und Ängste zu Verspannungen im Schulter- und Nackenbereich führen, die sich in die Kopfmuskulatur fortsetzen können. Die Entwicklung eines chronischen Spannungskopfschmerzes kann darüber hinaus mit negativen Erlebnissen zusammenhängen. In einer Studie bei Kindern und Jugendlichen zwischen vier und 19 Jahren beobachteten Forscher, dass die Kinder im Jahr vor dem Auftreten eines wiederkehrenden Spannungskopfschmerzes häufiger als andere Kinder eine Scheidung der Eltern miterlebt hatten. Zudem hatten die betroffenen Kinder weniger Freunde als Kinder, die unter Migräne litten.

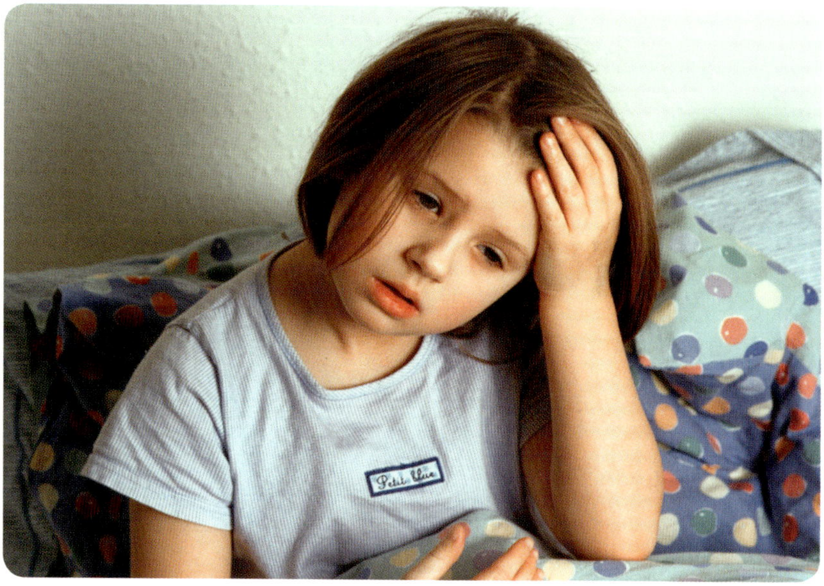

Schlechte Haltung, Stress oder zu wenig Bewegung? Kommen Sie den Ursachen auf die Spur und helfen Sie Ihrem Kind, kopfwehfrei zu werden.

Bewährte Hausmittel

Salz-Eis-Packungen

Füllen Sie einen Stoffbeutel mit einem Teil Salz und vier Teilen Eiswürfeln. Legen Sie ihn auf die Stirn des Kindes oder drücken Sie ihn leicht gegen seine Schläfen. Die durch das Salz stabilisierte Kälte betäubt den Schmerz.

Haltungskorrekturen gegen den Spannungskopfschmerz

Helfen Sie Ihrem Kind, im Alltag Haltungskorrekturen vorzunehmen. So werden die Muskeln im Nacken- und Kopfbereich vor einseitigen Belastungen geschützt. Dafür sollte das Kind während körperlich monotoner Arbeiten häufiger eine Pause einlegen. Falls es die Pause immer wieder vergisst, setzen Sie einen Wecker oder ein anderes Gerät ein, das nach einer festgelegten Zeit – beispielsweise nach einer Stunde – ein Signal gibt. Geben Sie Ihrem Kind außerdem den Tipp, sich bei notwendigen Drehbewegungen mit dem ganzen Körper zu drehen und abrupte Bewegungen des

Kopfes zu vermeiden. Auch wichtig: Automatische Ausgleichsreaktionen des Körpers wie etwa Gähnen, Zukneifen der Augen, Stirnrunzeln sowie Streck- und Reckbewegungen des Körpers sollte Ihr Kind nicht aufgrund falsch verstandener Disziplin unterdrücken, sondern immer ganz bewusst zulassen.

Segensreiche Weidenrinde

Die Weidenrinde enthält Salicylglykoside, die im Körper zu Salicylsäure umgewandelt werden. Dies ist sozusagen eine Verwandte des allgemein bekannten Schmerzmittels Acetylsalicylsäure (ASS). Sie hilft bei Spannungskopfschmerzen. Probieren Sie es mit einem Weidenrindentee.

Zubereitung: Zwei Teelöffel getrocknete Weidenrinde (nicht selbst sammeln, sondern in der Apotheke kaufen!) mit einer Tasse Wasser kalt ansetzen, dann bis zum Sieden erhitzen, fünf Minuten kochen lassen und dann abseihen. Lassen Sie das Kind davon drei bis fünf Tassen pro Tag trinken.

Weidenrinde gibt es auch in Form von Pulvern und Extrakten, etwa als Monopräparate mit pulverisierter Weidenrinde oder Weidenrindenextrakt. Man erhält sie in Apotheken, richten Sie sich in der Dosierung nach den Packungsbeilagen.

Pfefferminzöl lindert Kopfwehattacken

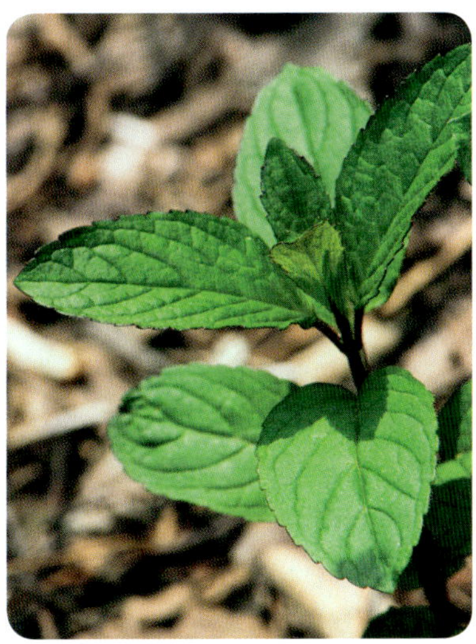

Untersuchungen der Universität Kiel zeigen, dass Pfefferminzöl – mehrmals täglich oberhalb der Schläfen leicht einmassiert – Kopfschmerzattacken die Schärfe nimmt. Pfefferminzöl gibt es in Apotheken und Drogerien, man kann es aber auch selbst herstellen.

Zubereitung: Vermischen Sie zwei Handvoll frische Pfefferminzblätter mit einem halben Liter Pflanzenöl, zum Beispiel Distel- oder Olivenöl. Füllen Sie die Mischung in eine durchsichtige Flasche, die dann für sechs Wochen auf die warme Fensterbank gestellt wird. Anschließend wird abgeseiht, pressen Sie die Rückstände gut aus! Bewahren Sie das Öl dann in einer dunklen, luftdicht verschließbaren Flasche auf.

Magnesium entspannt

Kopfschmerzpatienten haben relativ oft Magnesiumdefizite. Dieses Mineral spielt eine wichtige Rolle dabei, die Spannung in den Blutgefäßen und Muskeln des Kopfbereichs zu steuern. In einigen Studien wirkte Magnesium gegen Kopfschmerzen. Es konnte teilweise die Anzahl der Kopfwehattacken deutlich reduzieren.

Magnesiumreiche Lebensmittel sind Knäckebrot, Leinsamen, Sesam, Sonnenblumenkerne und Reis. Wenn Sie Ihrem Kind Präparate geben (bei Kleinkindern nicht mehr als 100 Milligramm pro Tag, bei Schulkindern nicht mehr als 200 Milligramm pro Tag), sollten Sie bedenken, dass das erst nach etwa drei bis vier Wochen in den Zellen messbare klinische oder physiologische Wirkungen zeigt. Beachten Sie außerdem, dass Stress den Magnesiumbedarf erhöht! Es ist also auch im Hinblick auf die Magnesiumversorgung sinnvoll, ein kopfschmerzgeplagtes Kind vom Stress zu entlasten.

Ein Mittel aus der chinesischen Medizin

Ein altes chinesisches Hausmittel gegen Spannungskopfschmerzen, das auch von Wissenschaftlern erfolgreich in der Praxis ausgetestet wurde.

Zutaten: vier Gramm Zimtrinde (Cinnamomum cassia), drei Gramm Süßholzwurzel (Glycyrrhiza glabra), drei Gramm Speichelkrautwurzel (Atractylis ovata), zwei Gramm Ginsengwurzeln (Panax ginseng), ein Gramm Ingwerwurzel (Zingiber officinale).

Zubereitung: Die Mischung zusammen mit vier Tassen Wasser aufkochen, zehn bis 15 Minuten köcheln lassen, den Topf dabei zugedeckt lassen. Schließlich abseihen. Geben Sie Ihrem Kind davon zwei Tassen pro Tag. Aufgrund der Süßholz- und Zimtanteile trinken die meisten Kinder diesen Tee gern.

Ingwer wirkt ähnlich wie das Schmerzmittel ASS (Acetylsalicylsäure), hat jedoch nicht dessen Nebenwirkungen.

Hilfe aus der Essigapotheke

Beim Spannungskopfschmerz kann Essig regelrechte Wunder bewirken. Beispielsweise in Form eines „Essighuts".

Anwendung: Tauchen Sie den offenen Rand einer Papiertüte in Reis- oder Apfelessig und setzen Sie dann diese Tüte dem Kind wie einen Hut auf den Kopf.

Auch gut: Weinessig mit Wasser zu gleichen Teilen mischen und zum Kochen bringen. In eine hohe Schüssel geben, den Kopf darüberbeugen und den Nacken mit einem Handtuch abdecken, sodass die Dämpfe gebündelt werden. Dann wird inhaliert. Mit der Nase geht die Luft rein, mit dem Mund geht sie raus. Dauer der Anwendung: zehn bis 15 Minuten.

Homöopathie

- **Nux vomica D12** hilft bei Spannungskopfschmerzen infolge von Stress. Bei akuten Kopfschmerzen stündlich fünf Globuli oder eine Tablette, bis eine deutliche Besserung eintritt.
- **Damiana D6** ist eher für die längerfristige Einnahme bei immer wiederkehrenden Kopfschmerzen indiziert. Dreimal täglich fünf Globuli.

Schmerzmittel – ja oder nein?

In besonders schlimmen Fällen können pharmazeutische Schmerzmittel auch für Kinder angezeigt sein. Die Deutsche Migräne- und Kopfschmerzgesellschaft empfiehlt die Wirkstoffe Ibuprofen (Einzeldosis zehn Milligramm pro Kilogramm Körpergewicht) und Paracetamol (Einzeldosis 15 Milligramm pro Kilogramm Körpergewicht), weil deren Nutzen-Risiko-Profil auch bei der Behandlung von Kindern gerechtfertigt ist. Ihr Einsatz sollte sich aber auf besonders heftige Schmerzschübe und maximal zehn Tage im Monat beschränken, um die Entstehung eines Medikamentenkopfschmerzes zu vermeiden. ASS (Acetylsalicylsäure) darf Kindern hingegen nicht gegeben werden. Es kann – wenn auch sehr selten – das sogenannte Reye-Sydrom auslösen (siehe auch Seite 39).

- **Manuia** ist ein homöopathisches Kombinationspräparat aus Damiana, Panax ginseng, Acidum phosphoricum und Ambra, das vor allem gegen Kopfweh hilft, das infolge von Stress und Überforderung auftritt. Bei akuten Schmerzen lässt man alle 30 Minuten eine Tablette im Mund zergehen, bis die Schmerzen nachlassen. Bei chronischen Kopfschmerzen eine bis zwei Tabletten täglich im Mund zergehen lassen.

Vorbeugen: So schützen Sie Ihr Kind vor Spannungskopfschmerzen

- **Regelmäßigkeit:** Häufige Bewegung an der frischen Luft ist ebenso wichtig wie regelmäßige Schlaf- und Essenszeiten.
- **Nur kein Stress:** Achten Sie auf die richtige Dosierung in den Leistungsanforderungen, die an Ihr Kind gestellt werden. Ein sicheres Zeichen für Überforderung sind Weinerlichkeit, Verweigerung und aggressive Reaktionen.

Kein Kaugummikauen!

Der Verdacht bestand schon länger, nun haben ihn israelische Wissenschaftler erhärtet: Das Kauen von Kaugummi ist mit chronischen Kopfschmerzen assoziiert. Das Forscherteam der Universität Tel Aviv bewegte 30 jugendliche Kopfschmerzpatienten (Durchschnittsalter 13 Jahre, mit Migräne oder Spannungskopfschmerz) dazu, einen Monat lang keinen Kaugummi mehr zu kauen. Bei zwei Dritteln der Patienten verflüchtigte sich daraufhin der Kopfschmerz. Die Forscher vermuten, dass das Kaugummikauen über die Belastung des Kiefergelenks den Kopfschmerz verstärken könnte. Da aber die Dauer der täglichen Malmbewegungen keine Rolle spielte, könnten auch andere Faktoren eine Rolle spielen, etwa das in vielen Kaugummis enthaltene Aspartam, emotionaler Stress oder individuelle Merkmale der Gesichtsanatomie. Andererseits spricht der prompte Erfolg nach dem Kaustopp für die Gelenkhypothese.

- **Fantastische Auswege finden:** Fantasiereisen, also bestimmte Imaginationsaufgaben, bereiten gerade kleineren Kindern viel Freude, und sie können dadurch lernen, sich Bilder und Situationen vorzustellen, die ihnen gut tun. Ein Beispiel ist etwa, dass sie in kritischen Situationen in Gedanken einen Regenschirm aufspannen, der sie vor dem „Schmerzregen" schützt. Ein anderes, dass sie sich vorstellen, wie jemand den Schraubstock um ihren Kopf löst oder den engen Helm von ihrem Kopf abnimmt.

Auch Fantasie kann schützen: Kindern fällt es meist nicht schwer, sich einen Schutzschild gegen das Kopfweh vorzustellen. Das kann tatsächlich helfen!

Urtikaria (Nesselsucht)

Symptome

Typisch sind hellrote, linsen- bis münzgroße Quaddeln, die sich binnen weniger Minuten entwickeln können und stark jucken. Mitunter sind sie bereits nach einer Stunde wieder verschwunden, und manchmal kommen sie auch nie wieder. Doch etwa 800 000 Menschen in Deutschland haben dieses Glück nicht: Sie leiden an chronischer Nesselsucht (Urtikaria), sie werden immer wieder von neuen Quaddeln heimgesucht, die zudem an immer neuen Stellen auftreten. Waren sie morgens am Bauch, sind sie dort mittags verschwunden, um dafür an den Beinen aufzutauchen. Immerhin: Im Unterschied zu Dermatitispatienten (Atopikern) geht bei ihnen das Kratzen nicht in die Tiefe, es verteilt sich mehr über die Oberfläche. Blutende Hautverletzungen entstehen bei der Nesselsucht daher eher selten.

Ursachen

Physiologischer Auslöser für den Juckreiz der Urtikaria sind die sogenannten Mastzellen: Durch die Ausschüttung von Histamin und anderen Substanzen setzen sie entzündliche Reaktionen in Gang. Ein Mechanismus, der notwendig ist, um das Gewebe vor

Auch Kälte kann die Haut provozieren

Etwa 30000 Bundesbürger leiden an der sogenannten Kälte-Urtikaria, viele von ihnen sind Kinder. Sie tritt immer dann auf, wenn die Haut des Betroffenen mit mehr oder weniger intensiven Kältereizen in Berührung kommt. Als typische Symptome zeigen sich rote Hautquaddeln, die sehr stark jucken und zum Aufkratzen verführen. Ihre genauen physiologischen Ursachen sind größtenteils unklar. Als gesichert gilt lediglich, dass die Betroffenen oft eine allergische Grunddisposition mitbringen: Etwa jeder vierte Patient mit Kälte-Urtikaria leidet zusätzlich auch noch an einer anderen Form der Nesselsucht. Nahrungsmittelallergien, Asthma und Allergien auf Tiergifte kommen bei ihnen ebenfalls häufiger vor.

Seit einiger Zeit lässt sich die Kälte-Urtikaria sicher mit einem elektronischen Testgerät nachweisen, das die Haut mit unterschiedlichen Temperaturen provoziert.

Schäden zu schützen, der allerdings auch zur Reizung der Nervenendigungen führt. Im Falle der Urtikaria arbeiten nun die Mastzellen zu aktiv, sie setzen also grundlos große Mengen an entzündungsfördernden Stoffen frei.

Die Gründe für die Hyperaktivität der Mastzellen bleiben oft im Dunkeln. Nur in Einzelfällen lassen sich konkrete Allergien oder Nahrungsunverträglichkeiten nachweisen. Jüngere Studien weisen allerdings darauf hin, dass bei 30 bis 50 Prozent der Patienten eine Autoimmunstörung vorliegt, dass also ihre Mastzellen durch körpereigene Eiweiße aktiviert werden.

Da die Gründe für die Nesselsucht noch nicht ausreichend geklärt sind, ist oft geduldiges Beobachten und Ausprobieren nötig.

Psychische Hintergründe

Menschen mit Neigung zur Nesselsucht besitzen oft starke Abhängigkeitsbeziehungen gegenüber anderen Personen, die als übermächtig erlebt werden. Ihre Nessel-Quaddeln signalisieren gewissermaßen: „Bis hierher und nicht weiter!“, so ähnlich, wie sich ein

Igel präsentiert, der sich zusammenkauert und seiner Umwelt die Stacheln zeigt.

Umgekehrt führt die Urtikaria selbst zu diversen psychischen Problemen wie Schlafstörungen und sogar Depressionen. Forschungen an Erwachsenen haben gezeigt, dass die Auswirkungen auf die Lebensqualität durch chronisch wiederkehrende Urtikaria-Schübe vergleichbar mit denen einer ischämischen Herzkrankheit sind.

Für Patienten mit chronischem Nesselausschlag empfehlen sich Trinkkuren mit Rotbuschtee, für die Erste Hilfe bei akuten Hautreaktionen sind hingegen eher Rotbusch-Umschläge geeignet.

Bewährte Hausmittel

Trinkkur mit Rotbuschtee

Rotbusch – oder Rooibos – wirkt modulierend auf das Immunsystem, das heißt, er sorgt dafür, dass es weniger reizempfindlich wird. Nicht zu unterschätzen ist auch die beruhigende Wir-

Juckreiz durch Obst und Gemüse

Menschen mit juckenden Hautausschlägen beklagen oft, dass sich nach dem Verzehr von Obst und Gemüse ihre Beschwerden verschlimmern. In Verdacht geraten dann schnell die Pestizidreste der konventionellen Agrarprodukte. Dabei hat das Jucken oft einen anderen, natürlichen Grund: nämlich die Salicylate. Besonders große Mengen dieser Pflanzenstoffe findet man in frischen Aprikosen, Himbeeren, Kirschen und Orangen sowie Endivien, Gurken, Oliven, Tomatenmark, Erdnüssen, Mandeln, Honig und einigen Gewürzen. In einer Studie der Berliner Charité reagierten deutlich mehr Urtikaria-Patienten auf Tomatenpüree als auf Farb- und Konservierungsstoffe. Für sie kann daher eine salicylatreduzierte Diät – mit einer Reduktion der oben genannten Nahrungsmittel – sinnvoll sein. Das ist besonders dann sinnvoll, wenn bereits eine Unverträglichkeit gegenüber ASS-Medikamenten (enthalten Acetylsalicylsäure) festgestellt wurde. Grundsätzlich gilt, dass vor allem unreifes und ungeschältes Obst und Gemüse viele Salicylate enthält. Urtikaria-Patienten sollten also Obst und Gemüse nur reif und geschält verzehren.

kung des Rooibos auf das vegetative Nervensystem, durch die das Jucken der Nesselsucht gelindert wird.

Anwendung: Für eine Trinkkur lassen Sie das Kind täglich etwa einen Liter Rooibos-Tee trinken, vor allem zu den Mahlzeiten. Am besten bereiten Sie schon am Morgen eine Thermoskanne voll Tee vor, der dann über den Tag verteilt getrunken wird. Außerdem sollten Sie den Rooibos auch in den übrigen Speiseplan einbauen: Er eignet sich vorzüglich in Gebackenem und in Fleischgerichten sowie in Gerichten mit sauren Milchprodukten wie Joghurt, Dickmilch und Kefir.

Rooibos-Umschläge

Umschläge mit kaltem Rooibos-Tee lindern den Juckreiz und wirken entzündungshemmend.

Zubereitung: Kochen Sie für den Tee etwa einen Liter Wasser kurz auf, übergießen Sie dann damit vier Esslöffel Rooibosblätter. Fünf Minuten ziehen lassen, schließlich abseihen. 15 Minuten im geschlossenen Gefäß abkühlen lassen, dann das Gefäß im Kühlschrank deponieren. Tunken Sie ein Mull- oder Leinentuch in den abgekühlten Rooibos-Tee. Wringen Sie es gut aus, damit es nicht tropft. Dann legen Sie das Tuch auf die juckenden Stellen der Haut. Wenn der kühlende Effekt nachlässt, wird das Tuch erneut im kalten Tee eingetaucht. Die Anwendung sollte etwa 15 Minuten dauern und immer beim akuten Nesselausschlag zum Einsatz kommen.

Magnesium besänftigt die Mastzellen

Das Mineral „überredet“ die Mastzellen unseres Immunsystems dazu, weniger Histamine auszuschütten. Ein Effekt, der gerade für allergische Urtikaria-Patienten von Bedeutung ist, denn Histamine sind ja der Zündschlüssel, der ihre allergische Reaktion in Gang setzt. Wenn man jetzt bedenkt, dass Magnesium unter Stress rasch aufgebraucht wird und gestresste Menschen deshalb oft unter Magnesiummangel leiden, wird die Bedeutung des Minerals im Hinblick auf Urtikaria klar. Also: Achten Sie bei Ihrem Kind auf eine magnesiumreiche Nahrung mit Weizenkeimen, Hirse, Sesam, Leinsamen und Nüssen (doch Achtung: Viele Nüsse sind allergen!).

Auch eine achtwöchige Kur mit einem Magnesiumpräparat aus der Apotheke kann sinnvoll sein (bei Kleinkindern nicht mehr als 100 Milligramm pro Tag, bei Schulkindern nicht mehr als 200 Milligramm pro Tag geben).

Farbtherapie

Bestimmte Farben lenken die Aufmerksamkeit auf sich und können das Kind beruhigen, sodass es das Jucken weniger stark empfindet. Das gilt vor allem für die Farbe Blau, die eine gewisse Kühle ausstrahlt. Bieten Sie Ihrem Kind deshalb blaue Kleidung oder Bettwäsche an. Vielleicht findet es auch eine himmelblaue Farbe an den Wänden seines Zimmers schön.

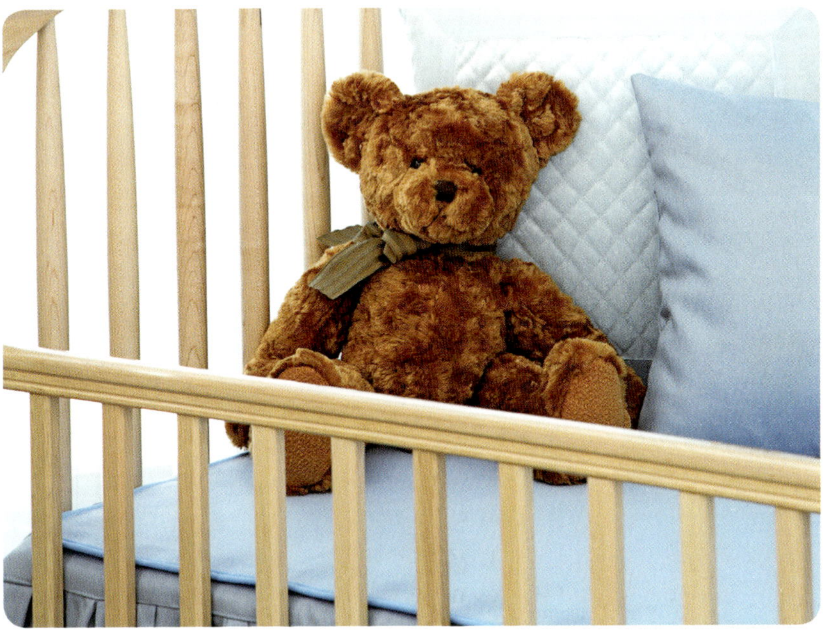

Auch klare Farben und ein beruhigendes Ambiente im Kinderzimmer können zur Entspannung beitragen.

Das Darmmilieu aufbauen

Wissenschaftliche Studien ergaben, dass die Urtikaria einen engen Zusammenhang mit dem Zustand der Darmflora hat: Je mehr Schadbakterien und je weniger Nutzbakterien im Darm, desto größer scheint das Risiko einer chronischen Erkrankung. Demzufolge müsste es gelingen, den Krankheitsverlauf positiv zu beeinflussen, wenn man die Anzahl der Nutzbakterien im Darm erhöht.

Hierzu bieten sich probiotische Joghurtkulturen an. Es reicht dazu schon ein Naturjoghurt, den Sie dem Kind in verschiedene Speisen mischen können, beispielsweise unters Müsli. Die speziellen Probiotika aus Supermarkt und Discounter sind auch eine Alternative, doch sie sind natürlich teurer und enthalten zudem oft Farb- und Geschmacksstoffe, die im Hinblick auf Nesselsucht generell als problematisch einzuschätzen sind.

Homöopathie

- **Urtica D6** bei kleinen Quaddeln, die stark jucken. Dosierung: Fünf Globuli im Mund zergehen lassen, alle 30 Minuten, bis die Beschwerden abgeklungen sind.
- **Dulcamara D3**, wenn der Ausschlag bei Bettwärme schlimmer wird und sich unter Kälte bessert. Dosierung: Fünf Globuli vor dem Schlafengehen einnehmen.

Weniger Histamine auf dem Speiseplan

Eine Schlüsselrolle spielt bei Urtikaria das Histamin, es liegt daher auf der Hand, dass die Nahrung möglichst geringe Mengen dieses Botenstoffs enthalten sollte. An einigen deutschen Kliniken wird bereits erfolgreich mit dieser Erkenntnis gearbeitet – die auch Eltern zu Hause gut umsetzen können.

Dazu werden einfach nur histaminreiche Nahrungsmittel wie Pökel- und Räucherfisch (etwa der bei Kindern beliebte Thunfisch), Rohwürste, Mettwurst, Hartkäse, Hülsenfrüchte, Tomaten, Sauerkraut, Spinat und Fertiggerichte vom Speisezettel gestrichen. Generell gilt, dass der Histamingehalt eines eiweißreichen Nahrungsmittels steigt, je länger es gelagert wird. Ihr Kind sollte also wenn möglich frische Lebensmittel essen.

- **Rhus toxicodendron D3**, wenn der Ausschlag mit Bläschen besetzt ist und sich die Beschwerden unter kühler Luft verschlimmern. Dosierung: Fünf Globuli alle 30 Minuten einnehmen, bis die Beschwerden abgeklungen sind.

Rhus toxicodendron wird bei Erwachsenen auch zur Behandlung von Sportverletzungen und Krankheiten des Bewegungsapparats eingesetzt.

Vorbeugen – so schützen Sie Ihr Kind vor Urtikaria

- **Muttermilch:** Stillen Sie Ihr Kind – wenn möglich, bis es ein halbes Jahr alt ist. Nur so kann sich die kindliche Immunabwehr voll entwickeln.
- **Raus in die Kälte:** Lassen Sie Ihr Kind auch im Winter oft nach draußen. Die „Kälte-Urtikaria" ist auch ein Ergebnis mangelnder Gewöhnung.

Verstopfung (Obstipation)

Symptome

Bei einer Verstopfung wird der Darm weniger als einmal in drei Tagen entleert. Ausgenommen von diesem Diagnosekriterium sind allerdings Babys, bei denen ein längeres Ausbleiben des Stuhlgangs nicht ungewöhnlich ist. Weitere Symptome sind ein ständiges Völlegefühl im Unterleib, trockener, harter Stuhl und Schwierigkeiten bei der Darmentleerung, die mit relativ großer Kraftanstrengung geschieht.

Auch Bauchschmerzen, Appetitlosigkeit, Einrisse der Analschleimhaut und Schmerzen beim Stuhlgang sind Hinweise auf eine Verstopfung.

Kotspuren in der Unterhose sind bei Vor- und Grundschulkindern deutliche Hinweise auf eine Verstopfung. Sie entstehen dadurch, dass sich der harte Stuhl wie ein Pfropfen im Mastdarm festsetzt, sodass der nachrückende Kot vergärt und sich verflüssigt. Er läuft dann unbemerkt vom Kind an dem Pfropfen vorbei in die Hose … Man kann sich leicht vorstellen, dass dem betroffenen Kind das sehr peinlich ist und es psychisch belastet.

Ursachen

Unregelmäßigkeiten im Tagesablauf oder auf dem Speiseplan können bei einigen Kindern zum Durchfall führen, bei anderen zu einer Verstopfung.

Die häufigsten Ursachen für akute Verstopfungen sind Orts- oder Ernährungswechsel (zum Beispiel bei einer Urlaubsreise), auch bestimmte Medikamente (wie etwa Husten- und Schmerzmittel) stopfen den Darm.

Die häufigsten Ursachen für chronische Verstopfungen sind bei Kindern: Bewegungsmangel (der Darm ist auf Unterstützung der Bauchmuskeln angewiesen!), Dysbalancen in der Darmflora, Übergewicht, ballaststoffarme Ernährung, mangelnde Flüssigkeitszufuhr, psychische Abwehrmechanismen (die betroffenen Kinder kapseln sich ab, verstummen, wollen sich ihrer Umwelt nicht mitteilen).

Keine Panik!
Viele Eltern sind sehr beunruhigt, wenn ihr Kind nicht mehr den Darm entleeren kann. Der gefürchtete Darmverschluss tritt jedoch bei Kindern nur sehr selten auf – und zu seinen typischen Begleitsymptomen gehören Erbrechen und heftige, in Wellen verlaufende Bauchschmerzen. In diesem Falle sollte allerdings umgehend der Arzt aufgesucht werden.

Psychische Hintergründe

Kinder, die gerade lernen sollen, die Toilette zu benutzen, verwenden das Zurückhalten des Stuhlgangs mitunter als Machtmittel gegen die Eltern. Vor allem, wenn diese sich dadurch unter Druck setzen lassen – und wenn sie daraufhin mit Strenge und Bestrafung reagieren. Besser: Die „Sache" nicht so wichtig nehmen und die Sauberkeitserziehung für eine Weile nicht mehr zum Thema machen! Der Gang zur Toilette sollte so trivial bleiben, wie er ist, und nicht zum Ereignis oder gar Problem aufgeblasen werden. Auch eine fremde Umgebung, unsaubere Toiletten in Kindergarten oder Schule sowie Zeitdruck können sich negativ auf den Stuhlgang auswirken. Verstopfung kann außerdem körperlicher Ausdruck von Verschlossenheit und Nicht-teilen-Wollen sein. Manchmal ist es schon Detektivarbeit, die Ursachen einer kindlichen Verstopfung zu ermitteln.

Bewährte Hausmittel

Verdauungsanregende Obstsorten

Setzen Sie mehr Pflaumen, Feigen, Aprikosen, Datteln und Melonen auf den Speiseplan des Kindes. Achten Sie bei Trockenobst auf ungeschwefelte Früchte. Dafür sollte eine Angabe auf der Verpackung stehen („ungeschwefelt") oder Sie kaufen Bio-Trockenobst, das enthält grundsätzlich keinen Schwefelzusatz. Verdauungsfördernde Säfte sind Pflaumen- und Holundersaft.

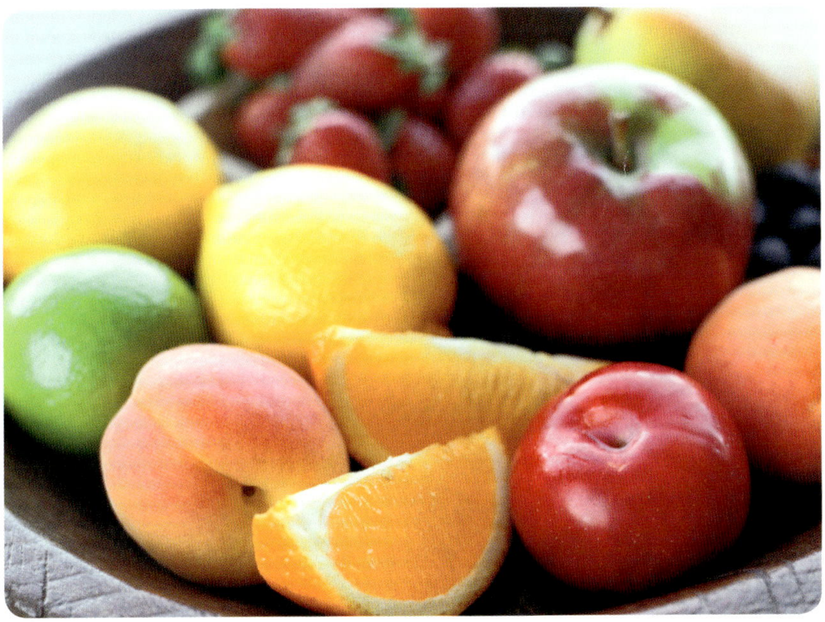

Äpfel, Zitrusfrüchte und wasserreiche Obstsorten schmecken den meisten Kindern und sind geeignet, die Verstopfung schnell zu beseitigen.

Manna liefert Wasserdruck

Wirksubstanz der Manna-Esche (Fraxinus omus) ist das Mannit. Es „pumpt" Wasser in den Darm und verbessert dadurch die Darmpassage der Nahrung. Geben Sie dem Kind täglich zweimal einen Esslöffel Mannasirup (aus Drogerie oder Apotheke) – und lassen Sie es jedes Mal ein Glas stilles Mineralwasser dazu trinken.

Gib dem Darm Bitteres!

Am einfachsten bringen Sie den Darm Ihres Kindes mit geeigneten Lebensmitteln wieder in Schwung.

Erhöhen Sie den Bitterstoffanteil auf dem Speiseplan des Kindes, denn Bitterstoffe fördern die Ausschüttung von Verdauungsenzymen und kurbeln so die Verdauung an. Würzen Sie dafür häufig mit Beifuß, Kerbel, Majoran, Oregano, Salbei und Pomeranze. Umgekehrt sollten Sie die Süßnote in der Nahrung mehr und mehr zurückfahren, damit das Bittere weniger unangenehm empfunden wird. Falls Ihr Kind Obstsäfte, Schorlen oder Limonaden trinkt, sollten Sie diese allmählich mit immer mehr Wasser strecken. Dasselbe gilt für aromatisierte Joghurts: Strecken Sie diese sukzessive mit Naturjoghurt.

Joghurt stabilisiert die Darmflora

Bei chronischen Verstopfungen finden sich oft Störungen im Darmmilieu. Hier kann man mit probiotischen Kulturen gegensteuern, wie sie in Kefir und Naturjoghurt enthalten sind. Es sollten jedoch keine aromatisierten Produkte sein.

Sie können immer häufiger etwas Joghurt oder Kefir in die Milch einrühren, die das Kind beispielsweise zu Cornflakes oder Müsli verzehrt.

Flohsamen mobilisiert die Darmwände

Ein traditionelles Heilmittel der indisch-pakistanischen Volksmedizin sind die Schalen der Flohsamen (Psyllium afra). Sie enthalten Schleimstoffe, die in Verbindung mit Wasser stark quellen. Dadurch nimmt das Stuhlvolumen zu, es kommt zu einem Dehnungsreiz an den Darmwänden, der die Verdauung anregt. Zudem konnten Studien nachweisen, dass Flohsamen das bakterielle Darmmilieu günstig beeinflussen. Ihre stuhltreibende Wirkung ist mittlerweile wissenschaftlich solide belegt.

Zubereitung: Ein- bis zweimal täglich einen halben Löffel der gepulverten Samen (aus der Apotheke) in das Müsli, den Joghurt oder die Cornflakes rühren. Am besten sollte man sie frühmorgens noch in etwas Fruchtsaft oder Rotbuschtee einweichen, damit sie dem Kind weniger auffallen.

Nicht hilfreich bei akuter Verstopfung: Bananen und Möhren

Bei einer akuten Verstopfung sollte man Bananen und Karotten vom Speisezettel streichen. Sie können die Probleme verschärfen, weil sie den Kot andicken. Ansonsten gehören jedoch gerade Möhren und auch andere Gemüse aufgrund ihres hohen Faseranteils (Ballaststoffe!) zu den Nahrungsmitteln, die sich zur Vorbeugung eignen. Kinder knabbern gern Möhrenstifte, Kohlrabistückchen und Gurkenscheiben.

Milchzucker macht flüssig

Milchzucker kann bei akuten Verstopfungen Wunder wirken, weil er als osmotisch wirkendes Abführmittel das Eindicken des Stuhls unterbindet. Der große Vorteil: Milchzucker wird von den Kindern in der Regel problemlos akzeptiert (denn er schmeckt leicht süß), man kann ihn über das Müsli, die Cornflakes oder den Joghurt streuen. Seine Wirkung ist jedoch schwer kalkulierbar. Es gibt Fälle, in denen er gar nicht hilft, und andere, in denen er zu stark wirkt und für Durchfall sorgt. Beginnen Sie erst einmal mit kleinen Dosierungen (einem gestrichenen Teelöffel), um zu testen, wie Ihr Kind darauf reagiert.

Homöopathie

- **Alumina D6**, wenn der Stuhlgang lange dauert und nur unter Schmerzen abläuft. Dosierung: Dreimal täglich fünf Globuli im Mund zergehen lassen.
- **Nux vomica D4**, für reizbare Kinder, die schnell wütend werden und alles richtig machen wollen. Ihre Darmverstopfung zeigt

sich in Krämpfen und ständigem Völlegefühl. Dosierung: Dreimal täglich fünf Globuli.

- **Magnesium phosphoricum D12** bei akuten Bauchkrämpfen mit Blähungen. Dosierung: Jeweils zum akuten Anfall drei Kügelchen mit einem Glas warmem Wasser auflösen und in kleinen Schlucken trinken.

Vorbeugen – so bleibt der Kinderdarm in Schwung

- **Mehr Bewegung:** Das ist der Königsweg, um Verstopfungen vorzubeugen! Wobei es völlig gleichgültig ist, um welche Bewegung es sich handelt. Hauptsache, das Kind kommt von Fernseher, PC und Laptop weg!
- **Volles Korn:** Gewöhnen Sie Ihr Kind frühzeitig an Vollkornprodukte – also Vollkornbrot statt Weißbrot und Toast, Müslimischungen statt Cornflakes. Dadurch erhöht sich der stuhltreibende Ballaststoffanteil in der Nahrung. Außerdem sollten Sie dafür sorgen, dass Ihr Kind täglich fünf kleine Portionen Gemüse und Obst verzehrt. Wenn es dabei immer bei ein und derselben Sorte bleibt, sollten Sie entspannt darüber hinwegsehen – Hauptsache, es nimmt überhaupt irgendwelche Faserstoffe zu sich. Mit der Zeit wird das immer Gleiche langweilig und Ihr Kind wird nach anderem Grünzeug fragen. Eine Portion entspricht übrigens dem, was in eine Kinderhand passt, ist also gar nicht so unglaublich viel.
- **Weniger Bananen und Schokolade, denn die stopfen!** Cola-Getränke sollten komplett tabu sein.

Warzen

Symptome

Warzen zeigen sich als kleine, scharf begrenzte und in der Regel gutartige Veränderungen der oberen Hautschicht. Meist wölben sie sich ein wenig von der Hautoberfläche ab. Die häufigste Warzenart ist mit einem Anteil von 70 Prozent die „Stachelwarze". Sie zeigt sich zunächst als stecknadelkopf- bis erbsengroßes, hartes und sich vorwölbendes Knötchen, das später verhornt und sich beetartig auf der Haut verteilen kann. Eine Ausgangswarze ist dann von mehreren kleinen „Tochterwarzen" umgeben. Kinder sind besonders oft von diesem Warzentyp betroffen, er zeigt sich vor allem an ihren Händen, Fingern, Nagelrändern und Fußsohlen.

Warzen können durch mehr als hundert unterschiedliche Papilloma-Stämme ausgelöst werden. Sie zählen glücklicherweise alle zu den „low-risk"-Viren – von ihnen geht also keine größere Gefahr aus.

Ursachen

Warzen können wohl lästig und – vor allem aus optischen Gründen – belastend sein, sind aber harmlos und stellen in der Regel auch kein Hautkrebsrisiko dar. Ausgelöst werden sie durch sogenannte Papillomaviren, die sich bei Immunschwäche sehr leicht über den ganzen Körper verteilen, sich bei Immunstärkung jedoch auch rasch wieder verziehen können.

So hat die Papilloma-Spezialistin Jane Sterling von der Universität Cambridge herausgefunden, dass 65 Prozent aller Warzen innerhalb von zwei Jahren ganz von allein wieder verschwinden.

Psychische Hintergründe

Warzen gehören zu den verbreitetsten Hauterkrankungen überhaupt. Immerhin etwa zehn Prozent aller jungen Erwachsenen im Alter bis zu 30 Jahren haben eine oder mehrere Warzen an ihrem Körper. Auch wenn die meisten Knötchen keine Schmerzen verur-

Nicht aufkratzen!

Sagen Sie Ihrem Kind unbedingt, dass man durch das Aufkratzen von Warzen ihre Ausbreitung am Körper herbeiführen kann, weil sich dadurch die auslösenden Keime über die Haut verteilen. Achten Sie auch darauf, dass Ihr Kind stets kurze Fingernägel hat.

sachen, können sie doch einen enormen Leidensdruck auslösen, vor allem dann, wenn sie sich im Gesicht ansiedeln. Und regelrechte Panik kommt schließlich auf, wenn immer wieder davon zu lesen ist, dass einige Warzen zu Hautkrebs führen können.

Bewährte Hausmittel

Teebaumöl und Schöllkrautmilch legen Viren lahm

Teebaumöl unterbricht den Vermehrungszyklus der Papillomaviren. Vermischen Sie einen Teil Teebaumöl mit einem Teil Jojobaöl, und betupfen Sie damit die Warzen mehrmals täglich.

Schöllkrautsaft kann auch direkt von der frischen Pflanze genutzt werden: Stängel abbrechen und den austretenden gelben Saft auftragen. Decken Sie danach die Stellen mit einem Pflaster ab, damit das Kind den Saft nicht ablecken kann!

Die Alkaloide des Schöllkrauts (Chelidonium majus) legen ebenfalls Viren lahm. Wirksam ist vor allem der frische Milchsaft, der aus den Blättern oder Früchten herausgepresst und auf die erkrankten Hautstellen aufgetragen werden muss.

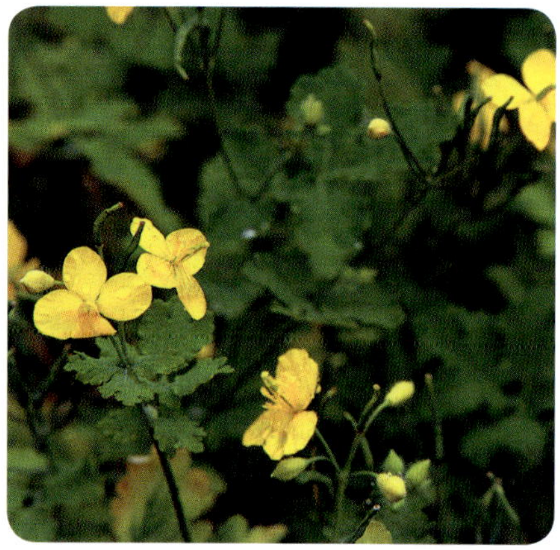
Die Milch des Schöllkrauts darf nur äußerlich angewendet werden!

Wichtig: Der Milchsaft darf nicht eingenommen werden – es besteht Vergiftungsgefahr! Die 30 bis 50 Zentimeter hohe Pflanze ist den ganzen Sommer hindurch überall an Mauern, Schuttplätzen und verwilderten Gärten zu finden. Man erkennt sie an den in lockeren Gruppen formierten gelben vierblättrigen Blüten und ihren gefiederten Blättern.

Placebo-Erfolge

Gerade bei Kindern reicht es oft schon aus, mit harmlosen Tricks zu arbeiten, indem man beispielsweise die Warzen mit Sirup oder Lebensmittelfarbe bestreicht, die kleinen Patienten aber in dem Glauben lässt, es handele sich dabei um eine hochwirksame Arznei. Da das Immunsystem sehr stark mit der Psyche und dem Vertrauen auf die bevorstehende Heilung zusammenhängt, können solche Verfahren ganz erstaunliche Erfolge erzielen, vor allem bei Kindern.

In Kanada verzichtete ein Forscherteam sogar auf Sirup und Farbe, um sich ganz darauf zu beschränken, ihren Patienten per Hypnose die Warzen „auszureden". Das Ergebnis: Nach sechs Wochen hatten sie eine größere Heilungsquote als eine Vergleichsgruppe, die man mit Salicylsäure (ein Standardmedikament gegen Warzen) behandelt hatte. Das „Besprechen" von Warzen ist also kein Hokuspokus, sondern eine ernst zu nehmende Therapie.

Zinksalbe

In einer Studie der American University of Beirut erwies sich Zinkpaste als effektives Mittel gegen Warzen. Die Wissenschaftler vermuten, dass das Mineral nicht nur die Immunabwehr mobilisiert, sondern auch die Viren direkt attackiert. Zinkpasten (sie bestehen aus 25 Prozent Zinkoxid, 25 Prozent Weizenstärke und 50 Prozent Vaseline) gibt es als Baby-Hautpflegeprodukte in Drogerien. Die Paste sollte zwei- bis dreimal täglich auf die betroffenen Hautstellen aufgetragen werden.

Der Klebeband-Trick

Ein Abkleben mit handelsüblichem Isolierband aus dem Baumarkt ist wirksamer als die Vereisung mit flüssigem Stickstoff, einem ärztlichen Standardverfahren zur Behandlung von Warzen. Dies ist das Ergebnis einer Studie des Children's Hospital Medical Center in Cincinnati, die an 51 Kindern und Jugendlichen durchgeführt wurde.

25 Probanden hatten die übliche Vereisung erhalten, insgesamt bis zu sechsmal. Bei den restlichen Teilnehmern wurden die Warzen mit einem Stück Isolierband jeweils sechs Tage lang abgeklebt. Danach weichte man die Warzen in Wasser auf und rubbelte die oberen Hautschichten mit Bimsstein ab. Nach weiteren zwölf Stunden wurden die Warzen erneut mit Isolierband verpflastert. Diese Therapie erstreckte sich über einen Zeitraum von insgesamt zwei Monaten.

In der Isolierband-Gruppe wurden 85 Prozent der Teilnehmer ihre Warzen los, während die Erfolgsquote bei der Vereisungs-Gruppe nur bei 60 Prozent lag. Bisher ist unklar, worin die Wirkung der Klebebandmethode liegt. Nur ein Placebo-Effekt? Mögen die Papillomaviren keinen Klebstoff? Oder wird durch die Verklebung das Immunsystem in seinem Kampf gegen die Viren angeregt? Egal, einen Versuch ist es auf jeden Fall wert. Denn ein Schaden ist, sofern keine Allergie gegen das Klebeband besteht, nicht zu befürchten.

Homöopathie

Thuja (Thuja occidentalis) gehört zu den pflanzlichen Heilmitteln, die das Warzenwachstum nicht nur oberflächlich hemmen können. In der Homöopathie kommt es als übergreifendes Medikament für die sensible „Warzenpersönlichkeit" zum Einsatz. Diese Persönlichkeit ist emotional schnell verletzt („dünnhäutig"), empfindlich gegen Feuchtigkeit und Kälte und neigt zu öliger Haut.

Von Thuja D6 dreimal täglich fünf Globuli im Mund zergehen lassen. Darüber hinaus noch jeden Tag fünf Globuli in Wasser lösen und mehrmals täglich auf die Warzen tupfen.

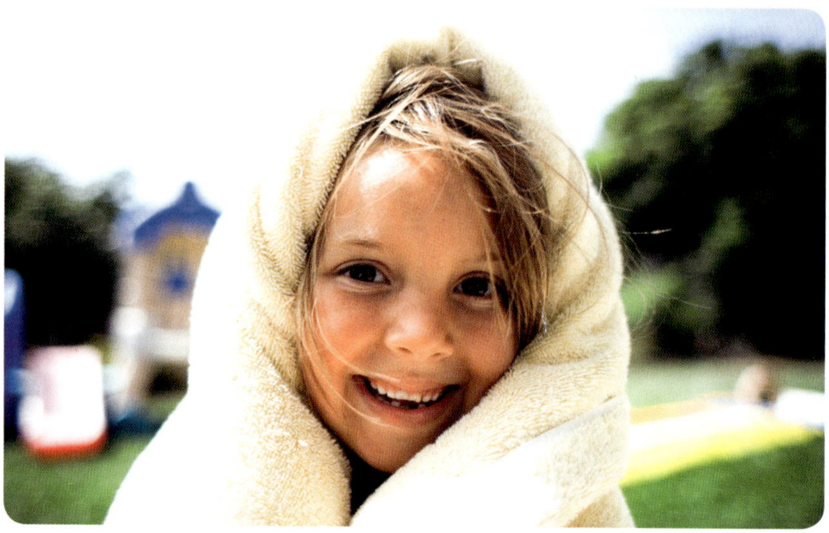

Immer gut und gründlich abtrocknen – so bleibt die Haut gesund.

Vorbeugen – so schützen sie Ihr Kind vor Warzen

Auf die Hygiene achten! Hygienische Maßnahmen helfen, das Ausbreiten der Papillomaviren zu verhindern. So müssen Finger- und Zehenzwischenräume nach dem Duschen oder Baden gründlich getrocknet werden, Waschlappen gehören nach einmaliger Benutzung in die Kochwäsche. In Hotels und öffentlichen Badeanstalten empfiehlt sich das Tragen von Badeschuhen.

Windeldermatitis

Symptome

Die Windeldermatitis zeigt sich als Hautausschlag an Babys Gesäß, Genitalien und Oberschenkeln. Bei erblich vorbelasteten Kindern kann sie Vorbote einer chronischen Dermatitis sein. Berührungen in der betroffenen Region, wie etwa beim Windelwechsel, aber auch das Scheuern der bereits angelegten Windel können für das Kind sehr schmerzhaft sein, sodass es öfter schreit als sonst. Oft versucht es, den Po aus der Windel zu ziehen, was aber nur zu weiteren Scheuerbewegungen führt und dadurch das Problem verschärft.

Ursachen

Die Ursachen für eine Windeldermatitis können vielfältig sein: Am Anfang steht in der Regel ein Wärme- und Feuchtigkeitsstau

Weitverbreitet

Windeldermatitis ist keine Seltenheit. Während der ersten drei Lebensjahre kämpft beinahe jedes Baby mindestens einmal mit einer Windeldermatitis.

infolge der Gummi- und Plastikanteile in der Windel. Es bildet sich eine „feuchte Höhle", die Haut quillt auf und ihre Barrierefunktion wird geschwächt.

Der Harnstoff des Babyurins wird zu Ammoniak gespalten, der zu einer basischen Erhöhung des pH-Wertes führt. Man kann diesen Vorgang in etwa damit vergleichen, dass man sich ständig mit Seife die Hände wäscht. Das zerstört den Säureschutzmantel der Haut – Bakterien und andere Mikroben haben nun leichtes Spiel. Bei vielen Windelausschlägen finden sich Infektionen mit Staphylokokken und Candida-Pilzen.

Neben Infektionen können auch allergische Reaktionen eine große Rolle beim Windelausschlag spielen. Der Kontakt mit Duft- und Konservierungsstoffen kann gerade bei Kindern mit allergischer Disposition zu Hautentzündungen führen oder bereits bestehende Hautirritationen verstärken.

Psychische Hintergründe

Säuglinge haben ein ausgeprägtes Schmerzgedächtnis: Je länger sie in den ersten Wochen Schmerzen ausgesetzt sind, desto empfindlicher sind sie im Erwachsenenalter. Zudem empfinden sie Schmerzen besonders intensiv, denn ihr Körper kann diese noch nicht regulieren. Versuchen Sie deshalb wenn irgend möglich, Ihrem Baby schmerzhafte Hautirritationen wie einen wunden Po oder eine Windeldermatitis zu ersparen. Experten empfehlen, nach jedem Windelwechsel einen speziellen Wundschutz (beispielsweise Zinkpaste) aufzutragen.

Bewährte Hausmittel

Frische Luft!

Oft reicht es aus, dem Po des Babys einfach mehr frische Luft zu gönnen. Lassen Sie immer wieder für ein paar Minuten oder im Sommer auch für einige Stunden die Windel weg und lassen Sie Ihr Baby in Bauchlage ausruhen oder herumstrampeln.

Zaubernuss zaubert den Ausschlag weg

Die Zaubernuss (Hamamelis virginiana) wirkt entzündungshemmend und sorgt oft schon nach wenigen Tagen für ein Verschwinden des Ausschlags. Sie gehört zu den echten Klassikern in der Behandlung von Windeldermatitis.

Für eine Hamamelistherapie verwenden Sie am besten Salben, die Sie mehrmals täglich während des Windelwechsels in dünner Schicht auftragen. Lassen Sie die Salbe für etwa fünf Minuten einwirken, bevor Sie Ihrem Baby die neue Windel überziehen. Sollte sich binnen weniger Tage nicht eine deutliche Besserung zeigen, empfiehlt sich der Umstieg auf Ringelblumensalbe, deren Wirkstoffe bei einigen Kindern besser anschlagen als die der Zaubernuss.

Sanfte Salben und möglichst häufig frische Luft: Das hilft, um die Haut an Babys Po gesund zu erhalten.

Hamamelissalbe gibt es relativ preiswert in Apotheken. Man kann sie aber auch problemlos selbst herstellen.

Zubereitung: Schmelzen Sie 60 Gramm Bienenwachs und 90 Gramm Schmalz mit etwas Öl in einem Wasserbad. Dann geben Sie eine gute Handvoll Hamamelisblätter (aus der Apotheke) hinzu, lassen alles aufkochen und seihen die Mischung dann ab. Schließlich fügen Sie noch 90 Milliliter Mandelöl hinzu und rühren alles, bis es abgekühlt ist. Diese Salbe wird von der Haut sehr gut aufgenommen.

Wundheilende Zinkpaste

Feuchtigkeitsabsorbierende Zinkpaste (bestehend aus 25 Prozent Zinkoxid, 25 Prozent Weizenstärke und 50 Prozent Vaseline) fördert die Wundheilung und trocknet das entzündete Hautareal aus. Man trägt sie nur dünn auf. Wenn man sie mit etwas Paraffinöl (maximal zehn Prozent) vermischt, wird die Paste streichfähiger, sodass man sie leichter auftragen kann und der Babypopo geschont wird. Zinkpasten empfehlen sich zur Prophylaxe und zur Anwendung im Anschluss an eine Behandlung mit Hamamelissalbe. Die beiden Salben sollten aber nicht gleichzeitig angewendet werden.

Rotbuschtee gegen Allergien

Der südafrikanische Rotbuschtee ist vor allem dann angezeigt, wenn der Windelausschlag durch allergische Reaktionen verur-

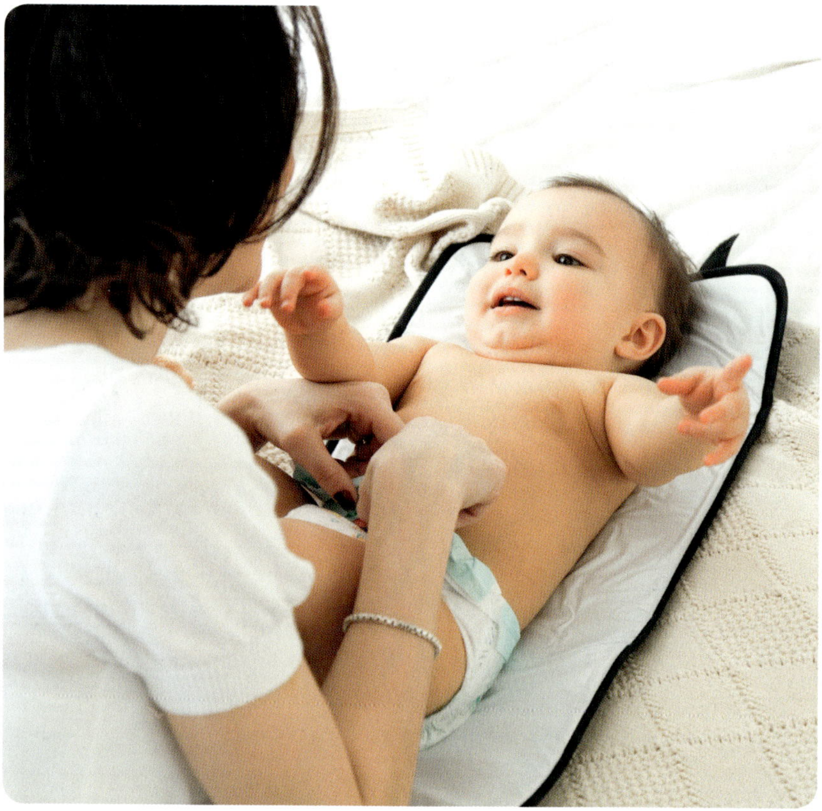

Wechseln Sie die Windel Ihres Babys regelmäßig, so fühlt es sich wohler und der Po wird geschont.

sacht oder verstärkt wird. Die Polyphenole im Rotbusch wirken entzündungshemmend und dämpfen die Reaktionen des Immunsystems. Im Unterschied zu Schwarz- und Grüntee enthält er kein Koffein, außerdem schmeckt er weniger herb, sogar leicht fruchtig, sodass die meisten Kinder ihn gern trinken. Man kann ihn dem Baby vermischt mit Muttermilch in der Flasche zu trinken geben. Alternativ können Sie als stillende Mutter auch den Tee trinken (mindestens einen Liter pro Tag) und dann über das Stillen die Inhaltsstoffe des Rotbuschs an den Säugling weitergeben.

Zubereitung: Einen gehäuften Teelöffel mit einer Tasse (200 Milliliter) kochendem Wasser überbrühen, fünf Minuten ziehen lassen, danach abseihen.

Farbenspiele

Blautöne in der Umgebung des Babys lindern den empfundenen Juckreiz, grelles Gelb hingegen kann ihn verstärken. Achten Sie deshalb darauf, dass Kleidung und Umgebung des Kindes möglichst wenig schreiendes Gelb, dafür aber umso mehr kühles Blau enthalten.

Vorbeugen – so bleibt der Babypopo gesund

- **Milde Genüsse:** Die stillende Mutter sollte saure und scharfe Speisen meiden, denn sie beeinflussen den Säuregehalt der Babyexkremente.
- **Frischluft:** Gönnen Sie dem entzündeten Babypopo möglichst oft frische Luft. Lassen Sie das Baby immer wieder einmal ohne Windel entspannen.
- **Immer frisch:** Wechseln Sie die Windeln nach Bedarf zumindest tagsüber regelmäßig, spätestens jedoch nach drei bis vier Stunden.
- **Locker lassen:** Vermeiden Sie Wärmestaus, indem Sie die Windel möglichst locker, auf keinen Fall zu straff anlegen.
- **Ganz pur:** Den intensiven Kontakt der Haut mit Pflegeprodukten, die Duft- oder Konservierungsstoffe enthalten (Reinigungstücher, Salben, Cremes, aber auch Seife), vermeiden! Lediglich Zinkpasten in Verbindung mit etwas Jojobaöl sind erlaubt.
- **Ganz gründlich:** Reinigen Sie beim Windelwechsel sorgfältig den Genital- und Analbereich sowie die Innenseiten der Oberschenkel, vor allem in den Hautfalten. Schmutz und Salbenreste beseitigen Sie am besten mit Mandel- oder Olivenöl. Achten Sie auf einen trockenen Babypopo, auch die Oberschenkel sollten gründlich getrocknet werden. Am besten eignet sich dazu ein Föhn, eingestellt auf niedriger Stufe.
- **Schön sauber:** Die unmittelbar mit der Babyhaut in Kontakt kommende Kleidung immer wieder waschen. Die 60-Grad-Wäsche reicht völlig aus, denn Keime werden dabei in der Regel komplett zerstört. Verwenden Sie aber nur parfümfreie Waschmittel.

Windpocken

Symptome

Die Krankheit beginnt oft mit Kopf- und Gliederschmerzen. Tags darauf bilden sich an Rumpf und Kopf, später auch an den Gliedmaßen annähernd linsengroße, oft juckende rote Flecken, aus denen später Knötchen entstehen, in deren Zentrum sich reiskorngroße, meist gedellte Bläschen bilden, die schließlich platzen und verkrusten. Die Haut erinnert dann an einen „Sternenhimmel". Die Krankheit verläuft meist gutartig und dauert in der Regel drei bis fünf Tage.

Windpocken treffen überwiegend Kinder im Vorschulalter und führen bei der Mehrzahl der Infizierten zu einer lebenslangen Immunität.

Es stellt schon eine große Herausforderung für die kleinen Patienten dar, die Windpocken nicht aufzukratzen. Helfen Sie am besten, indem Sie Ihr Kind immer wieder einmal durch schöne Beschäftigungen vom quälenden Juckreiz ablenken.

Ursachen

Ausgelöst werden Windpocken durch die extrem infektiösen Varizella-Zoster-Viren. Sobald sie in einen Körper gelangen, dessen Immunsystem nicht auf sie eingestellt ist, liegt ihre Infektionsquote bei 90 Prozent. Und die Wahrscheinlichkeit, dass sie es hineinschaffen, ist hoch. Denn sie verteilen sich, wie schon der Name der Erkrankung sagt, „wie der Wind". Beispielsweise beim Niesen oder Husten. Bei günstigen Luftströmungen, wie etwa in zugigen Korridoren oder U-Bahn-Haltestellen, überwinden die Viren dann auch schon mal Distanzen von bis zu zehn Metern. Da spielt es auch keine Rolle mehr, dass sie im Freien schon nach zehn Minuten absterben und daher etwa auf einer Türklinke kein sonderliches Infektionsrisiko mehr darstellen.

Zudem steigt das Ansteckungsrisiko auch wieder dadurch, dass die Erreger lange Zeit subversiv im Untergrund arbeiten. Was konkret heißt: Wenn die Hautpocken als typisches Symptom zu sehen sind, ist das betreffende Kind schon seit zwei Tagen hochansteckend. Durchaus möglich also, dass ein Kind bereits als kleine

Keine ursächliche Therapie

Die Windpockenviren lassen sich medikamentös nicht wirklich bekämpfen. Sogenannte Virostatika können zwar ihre Vermehrungswut eindämmen, doch der letztendliche Effekt ist gering – und die Nebenwirkungen sind beträchtlich. Diese Therapieoption sollte man daher nur bei immunschwachen Kindern in Betracht ziehen.

„Windpocken-Schleuder" im Kindergarten sitzt, bevor man ihm auch nur das Geringste ansieht.

Bewährte Hausmittel

Waschungen mit Kamillentee

Kamille lindert den Juckreiz.

Zubereitung: Für eine Waschung füllen Sie eine Schüssel mit kaltem Wasser und geben dann zehn Tropfen Kamillentinktur (aus der Apotheke) hinzu. Tauchen Sie ein Handtuch hinein. Nach dem Auswringen reiben Sie damit den Körper des Kindes ab – von den Extremitäten ausgehend zur Körpermitte. Die Anwendung sollte nicht länger als fünf Minuten dauern, das Kind soll nicht anfangen zu frieren! Führen Sie die Waschung am besten im geheizten Bad durch. Anschließend ziehen Sie das Kind wieder an, ohne es zuvor abzutrocknen.

Hindern Sie Ihr Kind daran, die Bläschen aufzukratzen!

Durch starkes Kratzen können die Bläschen geöffnet und durch andere Keime infiziert werden, wodurch bleibende Narben entstehen können. Reden Sie daher Ihrem Kind gut zu, dem Juckreiz zu widerstehen. Belohnen Sie es, wenn Sie sehen, dass es sich beim Kratzen zurückgehalten hat! Kleineren Kindern ziehen Sie am besten Handschuhe oder Fäustlinge über.

Farbtherapie

Bestimmte Farben wirken über das Unbewusste des Kindes beruhigend, sodass das Jucken weniger empfunden wird. Das gilt vor allem für die Farbe Blau. Sorgen Sie deshalb dafür, dass Kleidung, Bettwäsche, Handtücher und Waschlappen Ihres Kindes Blautöne enthalten.

Homöopathie

- **Sulfur D3**, wenn das Jucken bei der Austrocknung der Bläschen allzu stark sein sollte. Dosierung: Dreimal täglich fünf Globuli im Mund zergehen lassen!
- **Belladonna D6** hilft, wenn die Krankheit von Fieber begleitet sein sollte. Dreimal täglich fünf Globuli.
- **Magnesium phosphoricum D6** nach Abklingen des Fiebers zur Stärkung. Dosierung: Dreimal täglich fünf Globuli bis zum Ende der Krankheit.

Vorbeugen – so schützen Sie Ihr Kind vor Windpocken

Seit einigen Jahren kann man **gegen Windpocken impfen,** und das wird auch von der Ständigen Impfkommission empfohlen (siehe auch Seite 44). Doch unter Medizinern ist das durchaus umstritten. Ob es allerdings stattdessen sinnvoll ist, das Kind bewusst zu einer „Windpocken-Party" mit bereits infizierten Kindern zu schicken, damit es die – meistens harmlos verlaufende – Erkrankung hinter sich bringen und einen Immunschutz aufbauen kann, ist ebenfalls fragwürdig. Man soll die Verbreitung infektiöser Keime nicht auch noch unterstützen, sie sind ohnehin stark genug.

Zahnen

Symptome

Ein echtes Baby-, aber absolut kein Mini-Problem: Die Zähne unserer Kleinsten müssen eben durchs Zahnfleisch brechen, um sich zeigen zu können. Das kann, vor allem bei den Eckzähnen, zu Spannungen, Rötungen, Schwellungen und Schmerzen führen. Der Speichelfluss ist erhöht – und natürlich ist das Kind unruhig und „schreiaktiv" und nimmt fortwährend die Finger in den Mund.

„Vielleicht bekommt es Zähne?" Eine naheliegende Vermutung, wenn das Baby plötzlich sehr unruhig wird und häufiger als sonst quengelt oder weint.

Ursachen

Die Milchzähne durchstoßen das Zahnfleisch, dadurch kommt es zu Gewebezerreißungen, die je nach Schweregrad zu Schmerzen und Entzündungen führen können. Das war's dann aber auch schon. Der Volksmund kennt zwar Begriffe für das Zahnen, die nichts Gutes vermuten lassen, wie etwa Zahnfieber, Zahndurchfall, Zahnhusten, Zahnausschlag und Zahnkrämpfe. Doch tatsächlich führt das Zahnen weder zu Fieber noch zu Krämpfen oder anderen schwerwiegenden Beschwerden, sondern es findet eben gerade zu jener Zeit (in den ersten zwei Lebensjahren) statt, in der das Kind überdurchschnittlich häufig von anderen Krankheiten heimgesucht wird. Ein Zusammenhang mit den genannten Krankheiten besteht in der Regel jedoch nicht.

Schon vor der Geburt

Eigentlich beginnt das Zahnen schon, wenn das Kind noch gar nicht auf der Welt ist. Bereits zwischen der fünften und sechsten Schwangerschaftswoche keimen die Zähne, ein neugeborenes Baby hat bereits 20 Milchzähne im Kiefer, die begierig auf ihren Durchbruch warten. Sichtbar wird dann der erste Zahn in der Regel zwischen dem vierten und achten Lebensmonat.

Psychische Hintergründe

Frühkindliche Erlebnisse entscheiden darüber, in welchen Bahnen unser späteres Schmerzempfinden verlaufen wird, ob wir eher empfindlich oder robust gegenüber Schmerzen sein werden. Dies gilt auch für den Mund- und Kieferbereich. Je mehr Probleme wir als Baby mit dem Zahnen hatten, desto sensibler werden wir als Erwachsene auf Zahnschmerzen reagieren.

Nicht verzagen: Auch wenn diese Zeit für Baby und Eltern anstrengend ist, das Ende ist absehbar! Bieten Sie Ihrem Kleinen möglichst oft Kühlung und Linderung an und trösten Sie es.

Bewährte Hausmittel

Salbei stillt den Schmerz

Salbei wirkt schmerzstillend und entzündungshemmend. Er zählt zu den bewährten Hausmitteln beim kindlichen Zahnen. Allerdings haben Tinkturen, Öle und Tees aus Salbei beim Zahnen den Nachteil, dass sie vom Kind oft nicht akzeptiert werden. Darüber hinaus bleiben sie nicht lange genug mit dem Zahnfleisch in Kontakt, weil sie zu rasch vom Speichel fortgespült werden. Die Anwendung erfolgt daher am besten über die Salbei-Zahnungsgels aus der Apotheke: Aperisan® oder Polypharm-Zahnungsgel® (enthält neben Salbei ein synthetisches Schmerzmittel). Tragen Sie sie mehrmals täglich mit einem Wattestäbchen auf die betroffenen Stellen auf.

Kühlen heißt Lindern

Um die Entzündung am Zahnfleisch zu mildern, kühlen Sie die Kiefer des Babys mit einem in Leitungswasser gekühlten Leinenlappen, am besten mehrmals am Tag für etwa drei bis fünf Minuten.

Die Alternative: Geben Sie Ihrem zahnenden Baby einen kalten Beißring (am besten aus dem Kühlschrank) zum Kauen. Das Kauen erleichtert durch seine „Beißreize" den Durchbruch des Milchzahns, die Kälte lindert die Entzündung im Zahnfleisch.

Homöopathie

- **Chamomilla D6** ist ein altbewährtes Mittel gegen die Beschwerden beim Zahnen. Dosierung: Dreimal täglich fünf Tropfen auf die Mundschleimhaut geben, zu Beginn des zweiten Lebensjahres acht Tropfen.

- **Ein homöopathisches Gemisch aus Chamomilla D20, Aconitum D10 und Magnesium phosphoricum D6** wird von manchen Kinderärzten beim Zahnen empfohlen. Die Wirkstoffe müssen zu gleichen Teilen gemischt werden, lassen Sie sich das am besten von einem Apotheker zubereiten.

Vorbeugen – so bleiben die Kinderzähne gesund!

Mit dem ersten Zahn muss die Zahnpflege beginnen! Hier sind anfangs noch die Eltern gefordert. Sofern aber das Baby die Zahnbürste halten kann, sollte es auch aktiv ins Geschehen eingreifen können. Der Griff der Bürste sollte möglichst so lang sein, dass er genug Platz für die Kinderhand und die dirigierende Elternhand hat. Wissenschaftliche Studien der letzten Jahre zeigen überdies, dass schon beim ersten Zahn ein Tropfen fluoridhaltiger Kinderzahnpasta zum Einsatz kommen darf, um den Zahnschmelz zu härten.

Bleibt die Frage, wie Kinder am besten das Zähneputzen lernen. Vorsorgeexperten empfehlen, hierbei nach der KAI-Reihenfolge vorzugehen. Dieses Kürzel steht für: Kauflächen, Außenflächen,

Schon gewusst?

20 Milchzähne bahnen sich in den ersten Lebensjahren den Weg durchs Zahnfleisch. Ihre Pflege muss unbedingt schon mit dem ersten Zahn beginnen. Denn das Milchgebiss muss insgesamt doch ziemlich lange halten: Nicht wenige Kinder verlieren ihren ersten Zahn erst im Alter von acht Jahren, die Backenzähne des Milchgebisses harren oft noch sehr viel länger im Mund aus. Karies am Milchgebiss kann sich zudem leicht auf die nächste, endgültige Zahngeneration übertragen. Zähneputzen ist daher auch bei Kleinkindern ein unverzichtbares Ritual.

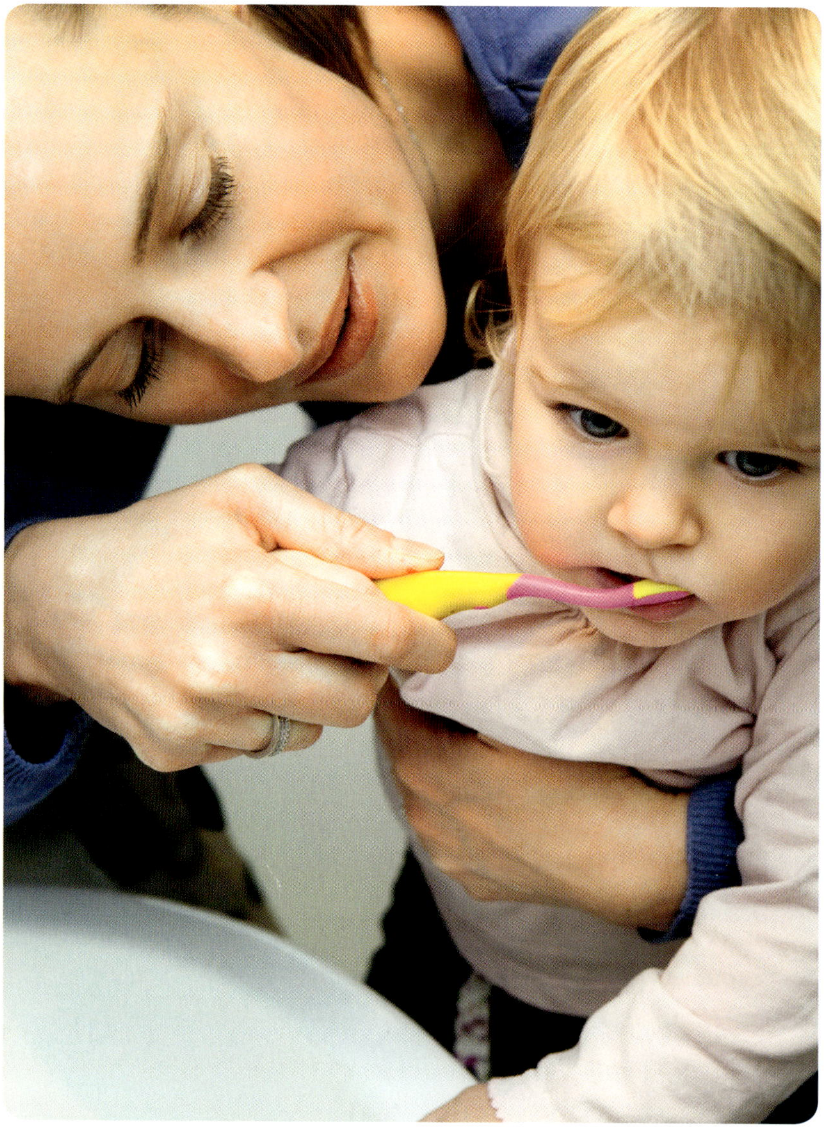

Zahnpflege von Anfang an: Zeigen Sie Ihrem Kind schon möglichst zeitig, wie die Zähne geputzt werden. Mit guter Zahnpflege beugen Sie vielen späteren Problemen erfolgreich vor.

Innenflächen. Demnach können Zwei- bis Vierjährige das „K" gut bewältigen und mit geraden Bewegungen über die Kauflächen bürsten. Bei Kindern über vier Jahren kommt dann das „A" hinzu. Sie können schon einen großen Kreis malen und mit der gleichen

Bewegung die Außenflächen der zusammengebissenen Zähne bürsten. Im Schulalter, wenn die Kinder schreiben lernen und dadurch die Feinmotorik trainieren, ist schließlich das „I" dran. Bis dahin sollten die Eltern auf jeden Fall noch nachputzen.

Das Zähneputzen erfolgt in den ersten zwei Lebensjahren einmal, später zweimal täglich. Am besten gemeinsam mit Mama oder Papa, denn Kinder lernen nun einmal am einfachsten durchs Vorbild! Das Kind kann anfangs auf dem Schoß der Eltern sitzen. Mama oder Papa putzen zunächst die Zähne nach dem KAI-Prinzip. Das Kind merkt so, wie die Bewegungen ablaufen, und probiert es dann selbst. Besonders wichtig ist der Putzdurchgang vor der Bettruhe, die dann weder durch Essen noch durch Trinken unterbrochen werden sollte. Denn selbst das Trinken von bloßem Wasser destabilisiert das Mundmilieu, das sich während der Nacht aufgebaut hat!

Links und Adressen

Rund ums Baby

Mehr über SAFE, die „Sichere Ausbildung für Eltern", erfahren Sie unter: **www.safe-programm.de**

Informationen zu PALME, einem präventiven Elterntraining für alleinerziehende Mütter, finden Sie unter: **www.palme-elterntraining.de**

Hilfe für Schreibabys und deren Eltern, Informationen, Tipps und Kontaktadressen zu Schreiambulanzen finden Sie unter: **www.Schreibaby.de** und unter **www.emotionale-erste-hilfe.org**

Auf der Suche nach einer Hebamme, die die Familie auch nach der Geburt im ersten Lebensjahr des Kindes betreut, werden Sie hier fündig: **www.Familienhebamme.de**. Über den Button „Adressen" bekommen Sie Kontakt zu Familienhebammen in den einzelnen Bundesländern.

Zum Thema Impfungen

Allgemeine Informationen über Impfungen finden sich auf der Website der Ständigen Impfkommission (STIKO) beim Robert-Koch-Institut (**www.rki.de**). Die Seite bietet auch verschiedene Fragen-Antworten-Kataloge, in denen auf die Bedenken von Eltern eingegangen wird.

Der Verein „Ärzte für individuelle Impfentscheidung" gibt keine Empfehlungen, klärt aber recht differenziert über die einzelnen Impfungen auf: **www.individuelle-impfentscheidung.de**

Entlastung für Eltern kranker Kinder

Hilfe für Eltern mit einem kleinen Kind bietet auch **www.wellcome-online.de**. Gegen einen geringen Unkostenbetrag kommt ein- bis zweimal wöchentlich eine Kindersitterin ins Haus. Die Kinderfrau kommt nur für die Betreuung des Kindes ins Haus, nicht fürs Kochen und Putzen.

Auf kurzfristige Hilfe ausgerichtet ist der bundesweit tätige „Notmütterdienst". Die Helferinnen springen ein, wenn ein Elternteil ein Geschwisterkind in die Klinik begleiten muss oder selbst krank ist und ins Krankenhaus oder zur Kur muss. Die Betreuerinnen übernehmen alle Arbeiten, die sonst die Eltern erledigen. Sie helfen älteren Kindern bei den Hausaufgaben, kochen und erledigen normale Putzarbeit. Sie bringen das Kind zu den nachmittäglichen Aktivitäten. Sofern die Kinder unter zwölf Jahre alt sind, übernimmt die Krankenkasse gesetzlich versicherter Eltern die Kosten: **www.nmd-ev.de**

Auf eine längerfristige Beziehung angelegt ist ein „Leihoma-Dienst". Er ist für alleinerziehende Eltern und Paare gedacht, die berufstätig sind. Das Kind trifft die Ersatzoma oder den Ersatzopa ein- oder mehrmals wöchentlich und verbringt nachmittags mit ihr oder ihm Zeit. Die Hausaufgaben werden gemeinsam erledigt, man geht schwimmen oder ins Museum. Wird das Kind krank, ist die Leihoma oder der Leihopa eine vertraute Person, die vom Kind akzeptiert wird und für Mama und Papa einspringen kann: **www.leihomas-leihopas.de** und **www.aktivpaten.de**

Literaturtipps

Tipps, wie Sie Kinder beim Einnehmen der Medizin unterstützen, finden Sie in folgenden Büchern:

Renz-Polster, Herbert et al.: **Gesundheit für Kinder: Kinderkrankheiten verhüten, erkennen, behandeln.** Kösel-Verlag (3. Auflage, 2008)

Tsalos-Fürter, Ellen; Bartoli y Eckert, Petra: **Geschichten vom Kranksein.** Verlag an der Ruhr (2013)

Weil, Nathalie, Godard, Delphine: **Hatschi, Pups und Aua. Das große Buch der Körpersensationen.** Klett Kinderbuch (2011)

Einige Informationen, die Ihnen helfen, Ihr krankes Kind zu verstehen, finden Sie in folgenden Büchern:

Dahlke, Rüdiger; Käsemann, Vera: **Krankheit als Sprache der Kinderseele.** Goldmann Verlag (2010)

Hopf, Hans: **Wenn Kinder krank werden: besser verstehen – einfühlsamer helfen.** Klett Cotta (2007)

Renz-Polster, Herbert: **Kinder verstehen. Born to be wild. Wie die Evolution unsere Kinder prägt.** Kösel-Verlag (2013)

Weitere Bücher zum Thema Volksmedizin und Hausmittel

Aleksandrowna, Natalja; Butzke, Bernd: **Russische Volksmedizin. Alltagsbeschwerden von A–Z natürlich und sanft heilen.** Verlag Nymphenburger (2011)

Jarvis, D. C.: **Folk Medicine.** Laing Press (2012)

Kerckhoff, Annette; Weber, Edith: **Hausmittel aus aller Welt – Frauen berichten.** Werkstatt Ethnologie Berlin e. V., Essen (2012)

Scott, Julian; Barlow, Teresa: **Herbs in the treatment of children.** Churchill-Livingstone, Edinburgh (2003)

Wichtl, Max: **Teedrogen und Phytopharmaka.** Wissenschaftliche Verlagsgesellschaft (2002)

Wolters, Bruno: **Agave bis Zaubernuss. Heilpflanzen der Indianer Nord- und Mittelamerikas.** Freund, Urs (1996)

Zittlau, Jörg; Helfferich, Michael: **Heilpflanzen unserer Heimat.** Ludwig Verlag (1999)

Zittlau, Jörg; Kriegisch, Norbert; Heinke, Dagmar: **Die besten Hausmittel von A bis Z.** Südwest Verlag (2012)

Außerdem empfehlenswert:

Hoffmann, Martine et al.: **„Doch nicht unser Kind…“: Unterstützung für Eltern krebskranker Kinder.** Schattauer (2013)

Sabersky, Annette, Zittlau, Dr. Jörg: **Echte Wurst hat kein Gesicht. Wie Kinder wieder Spaß an gutem Essen finden.** Heyne (2014)

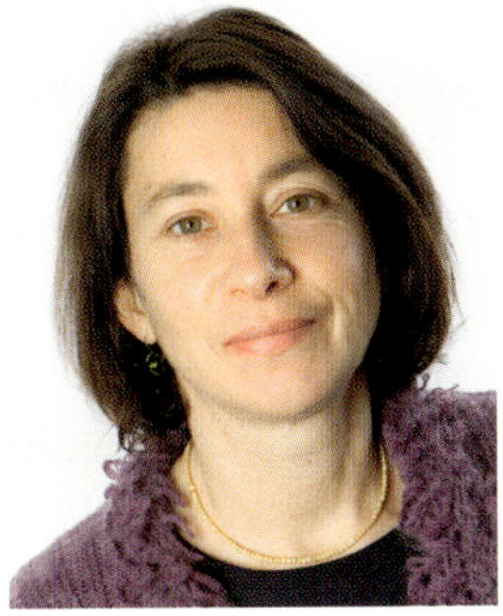
© Cordula Kropke

Annette Sabersky ist Ernährungswissenschaftlerin, Journalistin und Autorin zahlreicher Bücher zum Thema Elternwissen und Ernährung. Jahrelang war sie als Redakteurin beim Öko-Test-Magazin tätig. Seit mehr als 15 Jahren ist sie selbstständig und beschäftigt sich schwerpunktmäßig mit Fragen zur Kindergesundheit und Ernährung, insbesondere der Qualität von Lebensmitteln. Seit 2013 veröffentlicht sie auf www.Bio-Food-Tester.de eigene Testergebnisse. Annette Sabersky lebt und arbeitet in Hamburg und hat zwei Kinder.

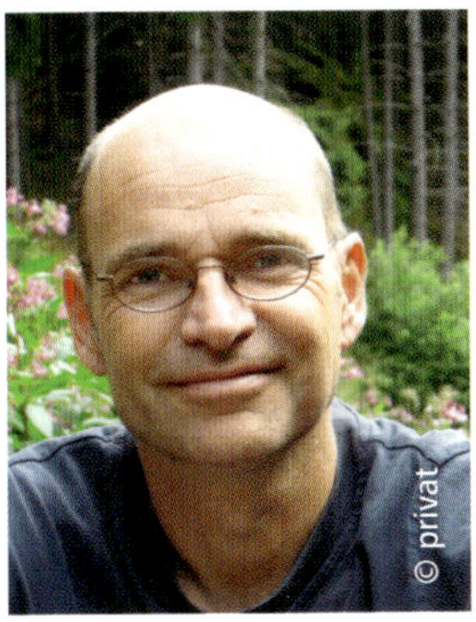
© privat

Dr. Jörg Zittlau studierte Philosophie, Biologie sowie Sportmedizin und arbeitete in Lehre und Forschung, bis er 1992 zum Wissenschaftsjournalismus wechselte. Von ihm sind bereits zahlreiche Bestseller zu Naturheilverfahren, Psychologie und Ernährung erschienen. Dr. Jörg Zittlau hat zwei Kinder und lebt in Bremen.

Impressum

1. Auflage 2014

Hinweis: Das vorliegende Buch ist sorgfältig erarbeitet worden. Dennoch erfolgen alle Angaben ohne Gewähr. Weder Autoren noch Verlag können für eventuelle Nachteile oder Schäden, die aus den im Buch gegebenen Hinweisen resultieren, eine Haftung übernehmen. Die Verlagsgruppe Random House weist ausdrücklich darauf hin, dass bei Links im Buch zum Zeitpunkt der Linksetzung keine illegalen Inhalte auf den verlinkten Seiten erkennbar waren. Auf die aktuelle und zukünftige Gestaltung, die Inhalte oder die Urheberschaft der verlinkten Seiten hat der Verlag keinerlei Einfluss. Deshalb distanziert sich die Verlagsgruppe hiermit ausdrücklich von allen Inhalten der verlinkten Seiten, die nach der Linksetzung verändert wurden und übernimmt für diese keine Haftung.

Redaktionsleitung: Silke Kirsch

Projektleitung: Esther Szolnoki

Redaktion: Ina Raki

Umschlaggestaltung und -konzeption: zeichenpool, München, unter Verwendung eines Fotos von plainpicture/Normal und Illustrationen von shutterstock/veraholera

Layout: Reinhard Soll

DTP/Satz: Ute Fründt

Bildnachweis: 123 RF, Niederau: 54/55 (Ilona Nagy-Bagoly), 201 u. (Ruslan), 223 r. (Andrey Shupilo), 245 (Rhonda Roth),
Corbis Images, Düsseldorf: 10/11 (KidStock/Blend Images), 63 (Patrick Lane Photographie), 106 (Heide Benser),
doc-stock, Frankfurt: 280 (BSIP)
ddp images, Hamburg: 123 (INSADCO/Michael Godowitsch),
F1 online, Frankfurt: 15 (Radius images), 23 (Fradaric Cirou/Photo Alto),
Fotolia, New York: 32/33 (Doris Heinrichs), 81 (Kathrin39), 100 (Barbara-Maria Damrau), 142 (Petro Feketa),
Getty Images, München: 59 (Sabine Fritsch/Stock 4B), 66 (Alexandra Grablewski), 73 (Daly and Newton), 111 (Photo Alto/Sandro Di Carlo Darsa), 185 (Kristina Kontoniemi), 190 (zebrick), 201 o. Ryan McVay, 268 (Jay Relly), 272 (Jamie Grill),
iStockphoto Calgary, Canada: 46 (Yarnica), 86 (shorrocks), 91 (robynmac), 95 (Kristian Sekulic), 179 (luoman), 207 (Rim Dream), 216 (Matka Wariatka),
Masterfile, Düsseldorf: 30 (Â©ableimages)
Mauritius Images, Mittenwald: 51 (United Archives), 83 (Image BROKER/Ulrich Niehoff), 232 (André Pöhlmann) 248 (Alamy),
Picture Alliance, Frankfurt: 152 (Iris Kazmarczyk/Chormorange), 164 (Arco Images)
Shutterstock, New York: 76 (Photographee.eu), 79 (Ermolaev Alexander), 145 (Caryll), 158 (Fede Candoni Photo), 167 (Monika Gniot), 174 (Gladskikh Tatiana), 190 (zebrik), 194 (deniaphoto), 223 (Gabriela Insuratelu, 234 (TAGSTOCK1),
Südwest Verlag, München: 36 (Fancy), 41 (PhotodiscCD18), 139 (Creative Collection), 249 (photodiscCD18), 257 (Fancy), 261 (photodiscCD83), 266 (Joachim Heller),
Superbild, Taufkirchen: 28 (B-Boissonnet/BSIP),
Vario Images, Bonn: 20 (Johner Bildbyra), 133 (Cultura)

Reproduktion: Regg Media GmbH, München

Druck und Verarbeitung:
Těšínská tiskárna, Český Těšín
Printed in the Czech Republic

MIX
Papier aus verantwortungsvollen Quellen
FSC® C005833

Verlagsgruppe Random House FSC® N001967
Das für dieses Buch verwendete FSC®-zertifizierte Papier *Profimatt* liefert Sappi, Ehingen.

ISBN 978-3-517-08994-2